गर्भसंस्कार

Amazing Journey of Pregnancy

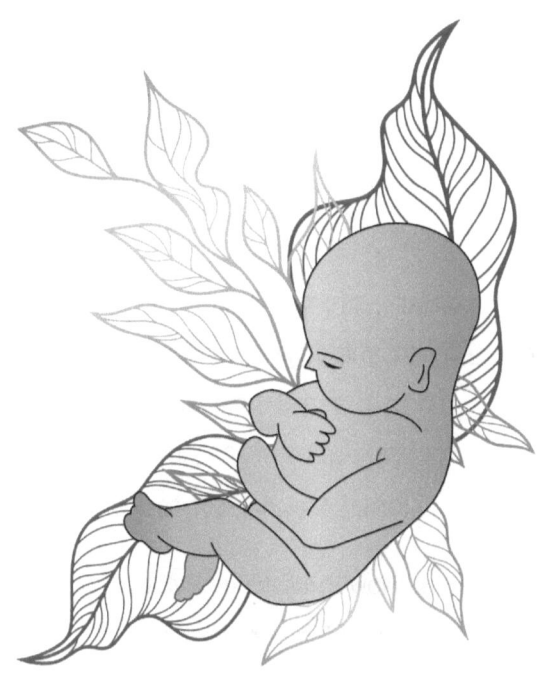

ज्ञान, विज्ञान व आधुनिक समजेच्या आरशातून

A Happy Thoughts Initiative

गर्भसंस्कार

AMAZING JOURNEY OF PREGNANCY

By WOW Publishings Pvt. Ltd.

प्रकाशक : वॉव पब्लिशिंग्ज् प्रा. लि., पुणे
मुद्रक : ट्रिनिटी अॅकॅडमी फॉर कॉर्पोरेट ट्रेनिंग लि., पुणे
प्रथम आवृत्ती : जून २०२२
पुनर्मुद्रण : सप्टेंबर २०२२, मे २०२५

ISBN : 978-93-90607-03-7

© Wow Publishings Pvt. Ltd.
All Rights Reserved 2022

© सर्वाधिकार सुरक्षित

'वॉव पब्लिशिंग्ज् प्रा. लि.'द्वारे प्रकाशित हे पुस्तक अशा अटीवर विकण्यात येत आहे, की प्रकाशकाच्या लेखी पूर्वअनुमतीविना ते व्यापाराच्या दृष्टीने अथवा अन्य प्रकारे उसने, भाड्याने अथवा विकत, अन्य कोणत्याही प्रकारच्या बांधणीत अथवा अन्य मुखपृष्ठासह देता येणार नाही; तसेच अशाच प्रकारच्या अटी नंतरच्या ग्राहकावर बंधनकारक न करता आणि वर उल्लेखिलेल्या कॉपीराइटपुरत्या मर्यादित न ठेवता या पुस्तकाच्या कोणत्याही स्वरूपाच्या विनिमयास, तसेच कॉपीराइटधारक व वर उल्लेखिलेले प्रकाशक दोघांच्याही लेखी पूर्वअनुमतीविना इलेक्ट्रॉनिक, मेकॅनिकल, फोटोकॉपी, रेकॉर्डिंग इत्यादी प्रकारे या पुस्तकाचा कोणताही अंश पुनःप्रस्तुत करण्यास, जवळ बाळगण्यास अथवा सुधारित स्वरूपात प्रस्तुत करण्यास मनाई आहे.

'गर्भ संस्कार' या मूळ हिंदी पुस्तकाचा मराठी अनुवाद

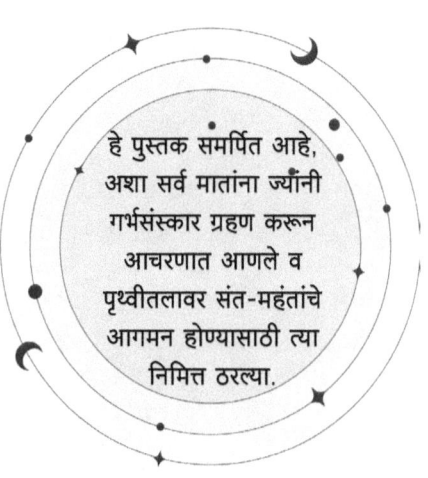

हे पुस्तक समर्पित आहे,
अशा सर्व मातांना ज्यांनी
गर्भसंस्कार ग्रहण करून
आचरणात आणले व
पृथ्वीतलावर संत-महंतांचे
आगमन होण्यासाठी त्या
निमित्त ठरल्या.

अनुक्रमणिका

प्रस्तावना	ही गोष्ट सर्वकाही सूचित करते	९
अध्याय १	नवीन पाहुण्याची तयारी वस्तूंपेक्षा विचार चांगले हवेत	१५
अध्याय २	गर्भधारणेपूर्वींचे संस्कार समज व विचाररूपी प्रसाद	१९
अध्याय ३	कोण येत आहे मोह, आसक्ती व अपेक्षांपासून दूर राहा	२५
अध्याय ४	गर्भधारणेची तयारी कशी असावी शुद्ध विचार व पवित्र भावना ठेवा	३१
अध्याय ५	संस्कार धारण करण्याचा ताण घेऊ नका जाग येताच उजाडते	३५
अध्याय ६	गर्भावर वातावरणाचा परिणाम एपीजेनेटिक व जेनेटिक	४०
अध्याय ७	आईच्या भावना व गर्भसंस्कार आपल्या वृत्ती ओळखा	४६
अध्याय ८	मूळ स्वभावाची समज तिन्ही गुणांपलीकडे	५२
अध्याय ९	परिस्थितीचे वास्तव बघण्याची कला मदत न करणे हीसुद्धा मदतच आहे	५९
अध्याय १०	सर्वांना माफ करा, मन स्वच्छ करा सुखी नात्यांची गरज	६५
अध्याय ११	प्रत्येक संतान, संत संतान नियतीच्या इच्छेत सुख माना	७०

अध्याय १२	**प्रत्येक मूल अद्वितीय आहे** विविधतेचा स्वीकार	७४
अध्याय १३	**विपुलतेची भावना** कृपेच्या पावसात भिजा	७९
अध्याय १४	**गर्भस्थ बाळावर सद्गुणांचे संस्कार** सुंदर भविष्याचा पाया रचा	८४
अध्याय १५	**गर्भस्थ शिशूशी अर्थपूर्ण संवाद** तो सर्व ऐकतो	८९
अध्याय १६	**लिंगभेदाचा शिशूवर परिणाम** अस्वीकृतीची भावना	९३
अध्याय १७	**मनाचे आरोग्य** ध्यान विधी	९८
अध्याय १८	**समाधान आणि कृतज्ञतेचे संस्कार** संत संतान निर्माण भाग- १	१०३
अध्याय १९	**'दया- करुणा' सर्वमंगल संस्कार** संत संतान निर्माण भाग- २	१०८
अध्याय २०	**तुमचा पेनड्राइव्ह कसा असावा** स्वतः रिक्त व्हा व मुलाला वेदनामुक्त करा	११४
अध्याय २१	**गर्भावस्थेशी संबंधित कर्मकांडे व धारणा** जे कराल ते जाणीवपूर्वक करा	१२०
अध्याय २२	**गर्भावस्थेत आहाराकडे लक्ष** आपल्या शरीराचे ऐका	१२६
अध्याय २३	**गर्भावस्थेत घेण्याची काळजी** काय करावे, काय करू नये	१३२
अध्याय २४	**प्रसूतीची पूर्वतयारी** आवश्यक योजना तयार करा	१३६
अध्याय २५	**प्रसूतीसाठी मनाची पूर्वतयारी** मनाच्या सहकार्यासाठी सराव	१४१

अध्याय २६	कल्पनाशक्तीचा वापर व नाभी ओम् ध्यान वर्तमानात राहण्याचे तंत्र	१४६
अध्याय २७	प्रसूतीमुळे स्त्रीचा नवीन जन्म आईचे नवे रूप भाग-१	१५१
अध्याय २८	आई तुझी किती रूपे आईचे नवे रूप भाग-२	१५५
	परिशिष्ट	१६१
परिशिष्ट १	प्रश्नोत्तरे	१६३
परिशिष्ट २	गर्भावस्था व योग	१७४
परिशिष्ट ३	गर्भसंस्कार - चिकित्सा	१८२
परिशिष्ट ४	गर्भावस्थेतील आहार	१८६
परिशिष्ट ५	रिसर्च सर्वेक्षण अहवाल	१९१
	तेजज्ञान फाउंडेशनची माहिती	१९४-२००

सूचना (Disclaimer)

- हे पुस्तक मानसिक, वैचारिक व आध्यात्मिक पद्धतीने गर्भसंस्काराची समज देण्यासाठी व या विषयाबद्दल जागृती आणण्याच्या हेतूने प्रकाशित केले आहे. म्हणून सर्वांत प्रथम हे पुस्तक पूर्णपणे वाचा व समजून घ्या.

- हे पुस्तक कोणत्याही प्रकारचा शारीरीक आजार बरा करण्याचा दावा करत नाही. जर तुम्ही आता एखाद्या आजाराने ग्रस्त असाल, तर या पुस्तकाचा आधार घेऊ शकता. पण त्याआधी डॉक्टरांशी अवश्य संपर्क करा व योग्य सल्ल्यानुसार उपचार सुरू करा.

- या पुस्तकात सांगितलेल्या उपचारांचाच फक्त लाभ घ्या, असे या पुस्तकात अजिबात सांगितलेले नाही. तुम्ही नियमितपणे घेत असलेल्या औषधांचे प्रमाण कमी-जास्त अथवा बंद करण्यासाठी डॉक्टरांचा सल्ला अवश्य घ्या.

- या पुस्तकात दिलेली माहिती योग्य व निखळ रूपात प्रकाशित करण्यासाठी प्रकाशकाद्वारे पूर्णपणे प्रयत्न केला गेला आहे. तरीसुद्धा संपादन कार्य, प्रिंटिंग संबंधातील त्रुटी अथवा चुका यासाठी लेखक किंवा प्रकाशक जबाबदार नाहीत.

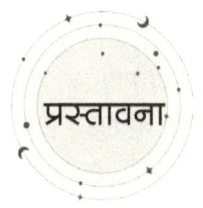

प्रस्तावना

ही गोष्ट सर्वकाही सूचित करते

एक शेतकरी होता. गेल्या काही वर्षांत त्याच्या शेतात चांगले पीक आले नव्हते. त्यांच्या आजूबाजूला असलेल्या शेतकऱ्यांच्या शेतात मात्र चांगले पीक येत होते. सालाबादप्रमाणे तो या वर्षीही इतर शेतकऱ्यांबरोबर शहरातील बाजारात गेला. शेतात पेरण्यासाठी तो बियाणे घेऊन आला. पेरणीच्या दिवशी इतर सर्व शेतकरी मोठ्या आनंदाने आपापल्या शेतात बियाणे पेरत होते. हा शेतकरीसुद्धा बियाणे पेरण्यासाठी आपल्या शेतावर गेला. पण त्याचा चेहरा उतरलेला होता. त्याच्या मनात भीती, शंका व अविश्वासाने घर केले होते.

त्याचवेळी तिथून एक साधूमहाराज जात होते. थोडा वेळ थांबून ते शेतकऱ्यांचा आनंद न्याहाळत होते. त्यांच्या लक्षात आले, की सर्व शेतकरी मोठ्या आनंदाने व उत्साहाने पेरणी करत आहेत. जणू काही एखादा उत्सवच साजरा करत आहेत. पण एक शेतकरी मात्र दुःखी वाटत

होता. साधूमहाराज त्याच्याजवळ गेले व त्यांनी त्या शेतकऱ्याला विचारले, 'काय झालं? तू इतर शेतकऱ्यांप्रमाणे पेरणी का नाही करत? हा दिवस तर तुमच्यासाठी एखाद्या उत्सवासारखा असतो. पण तू इतका दुःखी का आहेस?'

यावर शेतकरी उत्तरला, 'साधू महाराज, का कोणास ठाऊक पण मला आतून आनंद वाटत नाही, खरंतर माझी जमीनही इतरांच्या जमिनीसारखी सुपिक आहे. इतरांच्या जमिनीला जेवढे ऊन मिळते, पाणी मिळते, तेवढेच माझ्या जमिनीलाही मिळते. माझ्या कष्टातही कमरता नाही. मी खूप कष्ट करतो. पण का कोणास ठाऊक, माझ्या शेतात पीक काही चांगले येत नाही. मला वाटते, बियाणे देणारा दुकानदार माझा सूड घेत आहे. बियाणांमध्येच काही उणीव आहे म्हणून माझ्या शेतात चांगले पीक येत नाही. एकदा तर मी दुसऱ्या दुकानातून बियाणे खरेदी केले व परिणाम तोच होता. मला वाटतं, मला कोणाचा तरी शाप भोवत आहे.'

हे ऐकून साधूंनी काही वेळ डोळे बंद केले, ते ध्यानमग्न झाले. थोड्यावेळाने डोळे उघडून ते म्हणाले, 'शाप-बिप काही नाही. सर्व काही ठीक आहे. तू चिंता करू नकोस. मी तुला 'बीजगर्भ-संस्कार'चे तंत्र शिकवेन. जर तू त्या सर्व बीजगर्भ संस्कारांचे पालन केले तर तुझ्या बियाणांमध्ये दिव्य शक्ती प्राप्त होईल. मग बघ, इतरांपेक्षा तुझ्या शेतात जास्त पीक येईल. फक्त तुला विश्वासाने सर्व संस्कारांचे पालन करावे लागेल.'

'कोणते संस्कार महाराज? मला काय करावं लागेल?' मोठ्या उत्सुकतेने शेतकऱ्याने विचारले.

साधू महाराज म्हणाले, 'फार काही नाही. जे मी तुला सांगेन ते तू करत राहा. काही नियम पाळावे लागतील. काही मंत्रांचा जप करावा लागेल व काही विधी करावे लागतील.'

शेतकरी चिंताग्रस्त झाला. म्हणाला, 'पण महाराज माझ्याकडे आता काहीच पैसे उरले नाहीत. हे सर्व मला कसे जमेल?'

हे ऐकून साधू महाराज हसले व म्हणाले, 'बीजगर्भ संस्कार ग्रहण करण्यासाठी पैशांची गरज नाही तर तुझी बुद्धी, विश्वास, प्रेम व श्रम यांची गरज आहे. पण एक अट आहे, इतर शेतकऱ्यांप्रमाणे तुलाही तेवढ्याच आनंदाने व विश्वासाने शेतात बियाणे पेरायचे आहे.'

साधू महाराजांचे म्हणणे शेतकऱ्याला पटले व तो यासाठी तयार झाला. त्याने आनंदाने शेतात बियाणे पेरले. पुढचे तीन महिने साधू महाराज जे सांगत ते तो खूप श्रद्धेने करू लागला. हळूहळू बीज अंकुरले, वाढू लागले व एके दिवशी त्याचे शेत हिरवेगार दिसू लागले. शेतकऱ्याला खूप आनंद झाला. त्याने साधू महाराजांच्या पायावर लोळण घेतली व म्हणाला, ''महाराज, तुम्ही मला वाचवलंत, तुमच्यामुळे माझ्या बियाणांना दिव्य शक्ती प्राप्त झाली व केवढा चमत्कार झाला. या वर्षी माझ्या शेतात जणू सोनेच उगवले आहे.''

हे ऐकून साधू महाराज हसू लागले व म्हणाले, ''अरे! इतर शेतकऱ्यांकडे असलेले बियाणे व तू पेरलेले बियाणे एकच आहे. ते तूच आणले आहेस. बियाणांत आधीपासूनच दिव्य शक्तीचे भांडार असते. त्यांच्यात एक अभूतपूर्व जीवन दडलेलं असतं. बीजगर्भ संस्कारांचा परिणाम खरंतर तुझ्यावर झाला आहे. जो काही बदल घडला, तो बियाणात नाही तर तुझ्यात घडला. तुझे विचार, भावना, वाणी व क्रियेत बदल झाला. मी तुला जे सांगत गेलो ते करता-करता तू बदललास व त्याचा परिणाम तुझ्या शेतावर झाला. बीजगर्भ संस्कार करण्यापूर्वीचे जीवन व आत्ताचे जीवन बघ. तुला तुझ्यात व आजूबाजूच्या गोष्टीत पडलेला फरक दिसतो का?''

शेतकऱ्याने त्याच्या वर्तमान स्थितीवर मनन केले असता त्याला आश्चर्य वाटू लागले. गेल्या तीन महिन्यांत त्याची विचार करण्याची पद्धतच बदलून गेली होती. त्याचे विचार जास्त सकारात्मक झाले होते. इतर शेतकरी व परिवाराबरोबरचे त्याचे संबंध सुधारले होते. मनातली भीती, चिंता, विकार बऱ्याच अंशी कमी झाले होते. त्याचा स्वतःवरचा व ईश्वरावरचा विश्वास वाढला होता. शेतातील काम तो मोठ्या प्रेमाने, आनंदाने व ईश्वराला धन्यवाद देत करत होता. तो आजूबाजूच्या लोकांची, त्यांच्या पिकांची, गुणांची स्तुती करू लागला होता. त्याला मदत करणाऱ्याचे तो मनापासून आभार मानत होता. थोडक्यात तो एक चांगला माणूस बनला होता.

साधू महाराजांनी त्याला समजावले, 'मुला, अंकुरित होणं हा बीजाचा गुणधर्मच आहे. बाह्यतः कोणतेही व्यवधान नसेल तर हे काम सरळपणे, सहजपणे व स्वभावतःच होते. मी फक्त व्यवधान दूर केले, जे पिकांच्या वाढीसाठी अडथळा आणत होते. आश्चर्य म्हणजे हे व्यवधान बाहेर नव्हते तर ते तुझ्याच मनात होते. बीजगर्भ संस्कारांमुळे ते दूर झाले व बीज जोमाने अंकुरित होऊन त्याच्यातील पूर्ण क्षमतेसह वाढले.'

गर्भसंस्कारामुळे असेच घडते. सर्वसाधारणपणे प्रत्येक आई-वडिलांची अशीच मानसिकता असते, की गर्भसंस्कार शिकल्यामुळे होणाऱ्या बाळावर त्याचा प्रभाव पडेल, त्याची बुद्धी तीक्ष्ण होईल, त्याच्यात सर्व चांगले गुण, चांगल्या सवयी येतील व त्याची वर्तणूक चांगली राहील. तो आई-वडिलांचे ऐकेल, जीवनात प्रगती करेल व घराण्याचे नाव काढेल. यासाठी गर्भावस्थेत असतानाच बाळावर संस्कार करण्यासाठी आई-वडील तयार होतात. यालाच 'गर्भसंस्कार' म्हटले जाते.

या पुस्तकाद्वारे तुम्हीसुद्धा असेच संस्कार प्राप्त करणार आहात, जे गर्भावस्थेत असलेल्या शिशूच्या माध्यमातून तुम्हाला एक नवीन समज व दृष्टिकोन प्रदान करतील. आपल्या जीवनाचे खरे उद्दिष्ट समजण्यासाठी ही एक सुवर्णसंधी ठरेल.

गर्भधारणा झाल्यानंतर सामान्यतः आई-वडील गर्भसंस्कार घेण्याचा विचार करू लागतात. परंतु गर्भधारणा होण्यापूर्वी गर्भसंस्कार जाणून घेणे चांगले असते. गर्भसंस्कार जाणून घेऊन स्वतःमध्ये बदल घडवून आणणे व स्वतःला नवीन येणाऱ्या छोट्या पाहुण्यासाठी अनुकूल बनवणे, हेच योग्य आहे. त्यामुळे आई-वडील स्वतःच्या शुद्ध विचारांनी, योग्य समजेद्वारा, सकारात्मकतेने येणाऱ्या बाळाचे आवाहन करू शकतील. अशा प्रकाराने होणारे बाळ 'संतसंतान' (संतांसारखे गुण असणारे अपत्य) होऊन जन्म घेईल. त्याच्यात श्रीराम, श्रीकृष्ण, भगवान बुद्ध, संत कबीर, संत मीराबाई, जनाबाई, मुक्ताबाई, मदर टेरेसा होण्याची उच्चतम शक्यता निर्माण होईल. हे घडण्यासाठी प्रत्येक आई-वडिलांनी जुने संस्कार पुसून टाकून नवीन शुद्ध संस्कार प्राप्त करून घ्यायला हवेत.

हे पुस्तक याच उद्देशाने लिहिले आहे. बाळाच्या जन्मापूर्वी जे मार्गदर्शन आवश्यक आहे, त्याची पूर्तता या पुस्तकाद्वारे केली गेली आहे. त्याद्वारे तुम्हाला जी समज प्राप्त होईल ती तुमच्या माध्यमातून गर्भामध्येही रुजेल. असे झाले तर तुमच्या कुटुंबात सकारात्मकता, प्रेम, आनंद व उत्सवाचे वातावरण सतत राहील.

या पुस्तकात गर्भसंस्कारासाठी आवश्यक असणारी समज अथवा जाणीव एका गोष्टीच्या रूपात गुंफली आहे. काळाची गरज लक्षात घेऊन ती अतिशय सोप्या भाषेत सांगितली आहे. आपल्या पूर्वजांनी गर्भसंस्काराच्या रूपात जे ज्ञान दिले होते तेच हे ज्ञान आहे. फक्त प्राचीन ज्ञान एका नवीन साच्यात घालून नव्या पद्धतीने प्रस्तुत केले आहे, जेणेकरून ते आत्मसात करणे सोपे व्हावे.

केवळ परंपरा म्हणून जे ज्ञान थोपले जाते, त्यामुळे मन दुखावले जाते व असंख्य प्रश्न मनात निर्माण होतात. पण जे ज्ञान आपली गरज भागवते ते सहजपणे स्वीकारले जाते. हाच प्रयत्न पुस्तकाद्वारे केला गेला आहे. गर्भधारणेनंतरच्या काळात तुम्हाला ज्या गोष्टी जाणणे गरजेचे आहे व ज्या तुम्ही मानणे आवश्यक आहे, अशा सर्व गोष्टींचे संकलन या पुस्तकात केले आहे.

या पुस्तकामुळे तुमची गर्भसंस्कार प्राप्त करण्याची यात्रा सहज, सरळ व सुखद होईल अशी आशा आहे. धन्यवाद.

हॅपी थॉट्स.

स्तुती, कृतज्ञता, दया, करुणा तसेच
सर्व मंगल भावना स्वतःमध्ये विकसित करून
येणाऱ्या बाळातही ती रुजवा, म्हणजे
जन्माला येणारे बाळ दिव्य होईल.

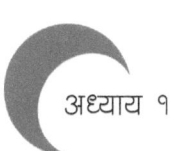
अध्याय १

नवीन पाहुण्याची तयारी
वस्तूंपेक्षा विचार चांगले हवेत

सूर्यास्त होऊ लागला होता. संध्याछाया दाटून आल्या होत्या. पक्ष्यांची घरट्याकडे परतण्याची लगबग सुरू होती. रस्त्यावरच्या वाहनांचा वेग व गोंगाट दर्शवत होता, की प्रत्येकाला दिवसभराच्या व्यस्ततेनंतर घरी जाण्याची ओढ लागली होती.

सलोनीसुद्धा घराच्या लहानशा बाल्कनीत अस्वस्थपणे येरझरा घालत पतीची, विशालची वाट पाहत होती. आज दोघेजण एक नवीन फ्लॅट बघायला जाणार होते. सलोनीला आत्ताच्या फ्लॅटपेक्षा मोठा फ्लॅट हवा होता. सोसायटीसुद्धा मोठी असावी, अशी तिची इच्छा होती. सोसायटीमध्ये मुलांना खेळण्यासाठी झोपाळे, बगिचा असावा असे तिला वाटत होते. घरापासून शाळाही जवळ असावी असे वाटे.

सध्याचे घर तसे काही फार लहान नव्हते. दोन खोल्या व एक बाल्कनी असणारे हे घर दोघांना पुरेसे होते. घराचे भाडेसुद्धा कमी होते. शिवाय विशालचे ऑफीस घरापासून जवळ होते. तो पायीच ऑफीसला जाई. म्हणून विशालला हेच घर आवडत होते. पण सलोनी मात्र घर बदलण्यासाठी हटून बसली होती.

सलोनीच्या हट्टामागे एक विशेष कारण होते. दोघांनी बाळाच्या आगमनासाठी योजना आखली होती. गर्भधारणा होण्यापूर्वी मोठ घर घ्यावे जेणेकरून येणाऱ्या मुलासाठी मोठी जागा असेल, खेळण्यासाठी बगीचा व झोका असेल असे सलोनीला वाटत होते.

तसा तिचा हट्ट चुकीचा नव्हता. आपल्या मुलाचे पालन-पोषण चांगल्या वातावरणात व्हावे, असे प्रत्येक पालकाला वाटते. पण विशाल सलोनीच्या या हट्टाशी सहमत नव्हता. हे घर लहान असले तरी आपण आपल्या मुलाचे संगोपन चांगल्या प्रकारे करू शकतो, त्यासाठी घर बदलण्याची आवश्यकता नाही, असे त्याला वाटत होते.

घर बदलले की खर्च अजून वाढेल, या विचाराने विशाल अस्वस्थ होता. मोठ्या सोसायटीतील घराचे भाडे त्याला परवडणार नव्हते. शिवाय तिथून ऑफीस लांब असल्याने येण्याजाण्यासाठी वेळ व पैसा जास्त लागणार होता. लहान मूल घरात आल्यावर खर्च वाढणार होता. विशाल आर्थिक नियोजन करून वागणारा माणूस होता. त्यामुळे सलोनीचा हट्ट त्याला महागात पाडणारा होता व तो अनावश्यक आहे, असे वाटत असल्याने दोघांमध्ये नेहमी वाद होत असे.

विशालच्या आईने विशालला खूप समजावले. कोणत्याही परिस्थितीत सलोनीला आनंदात ठेवायचे व तिला मानसिक त्रास होऊ द्यायचा नाही, असे विशालच्या आईला वाटत होते. येणाऱ्या बाळावर आईच्या मनःस्थितीचा प्रभाव पडू नये असे तिला वाटे. म्हणून अनिच्छेने विशाल नवीन घरात राहायला जाण्यासाठी तयार झाला. सलोनीच्या निर्णयापुढे त्याला माघार घ्यावी लागली.

सलोनीलाही विशालचे म्हणणे पटत होते. पण तिचे लहानपण खुरटलेल्या अवस्थेत गेले होते. त्यांचे घर लहान असल्यामुळे तिला तिच्या इच्छा माराव्या लागल्या होत्या. घरात राहणारी जास्त माणसे, भाऊ-बहिणी यामुळे सगळ्याच गोष्टींचा अभाव होता. घरातला एखादा लहानसा कोपरासुद्धा हक्काचा नव्हता, की जिथे बसून ती आराम करेल. लहान असल्याने मोठे बहीण-भाऊ तिला नेहमी धुडकावत असत. त्यांचे घर एका छोट्या गल्लीत होते. गल्लीतील मुले त्या अरुंद रस्त्यावर नेहमी क्रिकेट खेळत, त्यामुळे मुलींना घराबाहेर जाणे शक्य नसे.

त्यामुळे आपल्या मुलाला अशा वातावरणात वाढवायचे नाही, असे तिने त्याचवेळी ठरवले होते. आपल्याला लहानपणी जे मिळाले नाही ते आपल्या मुलाला भरपूर द्यायचे असे मनोमन तिने ठरवले होते. चांगले घर, मोकळे वातावरण,

खेळण्यासाठी मैदान, चांगली शाळा अशा सर्व सुविधांनी परिपूर्ण असे सुखी जीवन आपल्या मुलाला मिळावे, अशी तिची इच्छा होती. मुलाला कोणत्याही गोष्टीची कमतरता पडू द्यायची नव्हती. आपल्याला जे मिळाले नाही ते सर्व त्याला मिळावे, असे तिला वाटे.

विशाल येत नाही असे पाहून सलोनी बाल्कनीतून हॉलमध्ये आली. खुर्चीवर बसून भिंतीवर टांगलेली बालगोपाळाची प्रतिमा न्याहाळू लागली. हा फोटो तिच्या सासूने दिला होता. बाळगोपाळाच्या फोटोकडे प्रेमाने पाहत जा, असा सल्लाही दिला होता. असे केल्याने येणारे बाळ भगवान कृष्णाप्रमाणे दिव्य गुणांनी परिपूर्ण असते, असे तिने सांगितले होते. सासूचे म्हणणे ग्राह्य धरून सलोनी कृष्णाचा फोटो नेहमी न्याहाळत राही व मनातल्या मनात प्रार्थना करी, की 'हे ईश्वरा! मला तुझ्यासारखी दिव्य गुणांनी परिपूर्ण असलेली संतती दे. मी त्याला खूप प्रेम व सुख-सुविधा देईन.'

आजही ती अशीच प्रार्थना करीत होती आणि अचानक दरवाजाची घंटा वाजली. सलोनीने धावत जाऊन दरवाजा उघडला. विशाल आला होता व तो आज खूप थकला होता. सलोनीला आशा वाटत होती, की उशीर झाला तरी हरकत नाही पण ठरल्याप्रमाणे नवीन घर बघायला जावे. सकाळपासून या क्षणाची ती प्रतीक्षा करत होती.

'सलोनी, मी आज खूप दमलो आहे. डोकंही दुखत आहे. आज बॉसने खूप काम दिले आहे. रात्रीसुद्धा घरातूनच काम करावे लागणार आहे. त्यामुळे आज घर बघायला नको जायला, नंतर जाऊ.' विशाल विनवणी करत होता. खरोखरच त्याची अवस्था बिकट झाली होती. कुठेही जाण्याची त्याला इच्छा होत नव्हती. त्याचे बोलणे ऐकून सलोनी नाराज झाली व ती रागावली.

म्हणाली, 'कित्येक दिवस बघते आहे, की तुम्हाला इतर सर्व कामे करायला वेळ आहे. फक्त माझ्या कामासाठी तुमच्याकडे वेळ नाही. हे कामही तितकेच महत्त्वाचे आहे, हे तुमच्या लक्षात कसे येत नाही?'

'काय महत्त्वाचे आहे? या सोसायटीत मुले जन्माला येत नाही का? ती मुले दुःखात आहेत का? आणि अजून गर्भधारणा झाली नसताना घर बदलण्याची घाई कशाला?' थकलेला विशाल तावातावाने बोलला.

'आत्ताच इतकी कारणे देत आहात मग नंतर तरी कसे ऐकणार? एकदाच सांगते, लक्ष देऊन ऐका, एवढ्याशा लहान जागेत मी मुलाला सांभाळणार नाही.

जोपर्यंत तुम्ही मोठे घर घेत नाही तोपर्यंत मी गर्भधारणा होऊ देणार नाही.' रागारागाने सलोनी आत निघून गेली.

घरात फक्त दोघेजण होते, तरीही शांतता पसरली होती. भिंतीवर टांगलेल्या फोटोतील बाळकृष्ण मात्र हसत होता.

मनन बिंदू:

- आपल्या मुलाला सर्व चांगल्या गोष्टी देण्याची प्रत्येक आई-वडिलांची इच्छा असते. पण फक्त मोठे घर किंवा चांगली सोसायटी असणे पुरेसे असते का?
- आपला अहंकार इतका वाढू देऊ नये, की त्यामुळे वर्तमानात असणाऱ्या आनंदाकडे दुर्लक्ष होऊन भविष्याच्या चिंतेने वेळ व्यर्थ वाया जाईल, जो परत कधी येत नाही.
- कोणत्या हट्टापायी आपण आपला आनंद पणाला लावतो हे पाहा.

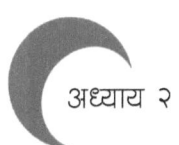
अध्याय २

गर्भधारणेपूर्वीचे संस्कार
समज व विचाररूपी प्रसाद

संध्याकाळी अस्ताला गेलेला सूर्य पुन्हा नियोजित वेळी सोनेरी किरणांची सकाळ घेऊन आला. पण विशाल व सलोनीच्या घरात मात्र रात्रीचीच शांतता पसरली होती. विशाल उठून तयार झाला व काही न खाताच ऑफीसला निघून गेला. सलोनीची मानसिक स्थिती अजूनही बिघडलेलीच होती. ती बेडरूममधून बाहेर हॉलमध्ये येऊन बसली. काही वेळ सासूच्या निर्देशानुसार बाळगोपाळाच्या फोटोकडे पाहत तिने प्रार्थना केली. पण हे करत असताना तिचे लक्ष मात्र दुसरीकडेच होते. मनात विशालबद्दलचा राग अजूनही धुमसत होता. म्हणून प्रार्थना करतेवेळी तिच्या मनात नकारात्मक भाव होते.

बराच वेळ ती घरातल्या घरात अस्वस्थपणे येरझरा घालत होती. तेवढ्यात दारावरची घंटी वाजली. तिच्या शेजारी राहणारी गायत्रीकाकू आली होती. तिच्या घरी कसली पूजा होती, त्याचा प्रसाद देण्यासाठी ती आली होती. निराश मनाने सलोनीने प्रसाद घेतला. गायत्री वयस्कर, अनुभवी स्त्री होती. सलोनीला पाहताच घरात काही घडल्याचे तिच्या लक्षात आले. कारण नेहमी हसमुख असणाऱ्या सलोनीचा चेहरा आज उतरलेला दिसत होता.

तेवढ्यात तिचे लक्ष बाळकृष्णाच्या फोटोकडे गेले. तिच्या लक्षात

आले, की बाळकृष्णाचा असा फोटो अशावेळीच घरात लावला जातो जेव्हा ते जोडपे छोट्या पाहुण्याची वाट पाहत असतात. तिच्या चेहऱ्यावर हसू उमटले.

"तुझे खूप-खूप अभिनंदन सलोनी. सकाळी-सकाळी चांगली बातमी समजली. आता माझ्या लक्षात आलं, की तुझा चेहरा असा उतरलेला का? सुरुवातीला मनाची अवस्था अशी होत राहते. ही सर्वसामान्य गोष्ट आहे. तू चिंता करू नकोस. सर्वकाही ठीक होईल."

"असं काही नाही काकू," सलोनी लाजत उत्तरली.

"हे बघ, माझ्यापासून काही लपवण्याची गरज नाही. नुसत्या विचाराने माझं मन आनंदानं फुलून आले आहे, की माझ्याशी खेळणारा कोणीतरी येणार आहे. तुझ्या मुलाबरोबर राहून माझे म्हातारपण सुखाचे होईल." गायत्रीकाकू खूप आनंदून गेल्या होत्या.

"काकू, माझं ऐका तरी..."

"आता मला काही ऐकायचे नाही. आजपासून तुझी काळजी घेण्याची जबाबदारी माझी. तुला जे खावंसं वाटेल ते मला सांग. मी पटकन तुझ्यासाठी करून आणेन. मुलाचा सांभाळ करण्याची काळजी करू नकोस. मी आहे ना! मी तुझी व तुझ्या बाळाची नीट काळजी घेईन."

गायत्री काकूंना एवढे आनंदी झालेले पाहून सलोनीचे मन भरून आले. काकू चांगल्या शेजारीण होत्या. गरज पडल्यास त्या हमखास मदतीला यायच्या. सध्या त्या एकट्याच राहत होत्या. त्यांच्या पतीचे निधन झाले होते. मुलगा परदेशात राहत होता. असे असूनही त्या कधी दुःखी दिसल्या नाही. त्या नेहमी आनंदी असत, शेजाऱ्या-पाजाऱ्यांना मदत करत, मुलांना मोफत शिकवत. त्यांनी स्वतःला सेवाकार्यात वाहून घेतले होते. क्षणभर सलोनीच्या मनात आले, की जर इथून आपण दुसरीकडे राहायला गेलो तर काकूंसारख्या शेजारणीला मुकू. या विचाराने ती थोडी विचलित झाली.

सलोनीने प्रेमाने गायत्रीकाकूंचा हात धरला व त्यांना सोफ्यावर बसवले. सलोनीने हसत-हसत सांगितले, "काकू, आता अशी काही गोष्ट नाही. पण आम्ही मुलाला जन्म द्यायचा विचार नक्की करत आहोत. असं काही घडलं तर तुम्हालाच प्रथम सांगेन."

''असं असताना तुझा चेहरा इतका का उतरलाय? तू तर आता आनंदात राहायला हवं.''

सलोनीने घडलेले सर्व गायत्रीकाकूंच्या कानावर घातले. सलोनी म्हणाली, ''गर्भधारणा होण्यापूर्वी माझ्या मनात मी काही गोष्टींचे नियोजन केलं आहे. येणाऱ्या बाळासाठी चांगलं घर हवं, खेळण्यासाठी बाग-बगीचा, झोपाळा हवा. चांगले शिक्षण घेता यावं, यासाठी शाळा चांगली हवी. लहानपणी मला ज्या सुख-सुविधा मिळाल्या नाहीत त्या सर्व बाळाला मिळाव्यात असं मला वाटतं. पण विशालला याची काही गरज वाटत नाही. त्याला वाटतं, मी फारच पुढचा विचार करते व गरजेपेक्षा जास्त अपेक्षा ठेवते. यावरून आमचे नेहमी खटके उडतात. काकू, आता तुम्हीच सांगा, की येणाऱ्या बाळाच्या भल्यासाठी आधीच तयारी करणं, काही गोष्टींचं नियोजन करणं चुकीचं आहे का?''

सलोनीचे विचार ऐकून गायत्रीकाकू थोडा वेळ शांत बसल्या व नंतर म्हणाल्या, ''नाही, यात चुकीचं काहीच नाही. येणाऱ्या बाळासाठी तयारी हवीच. अचानक असं काही नको. लहान मूल म्हणजे काही सामान नाही की आणलं आणि ठेवून दिलं. ते तर ईश्वराचं स्वरूप आहे, दिव्य चेतना आहे. ज्याप्रमाणे पूजा करताना शुद्ध भावनेनं ईश्वराचं आवाहन करतो, त्याप्रमाणे बाळाचं आवाहनसुद्धा तितक्याच पवित्र व शुद्ध भावनेनं करायला हवं. एखाद्या विशेष पाहुण्याची जशी तयारी करतो, तशी त्याची तयारी करायला हवी.''

''तेच तर मी म्हणतेय. तयारी पूर्ण झाल्यानंतरच मी गर्भधारणेचा विचार करणार आहे. पण विशाल माझ्या अशा विचारांना अवाजवी समजतो. त्यांना महत्त्व देत नाही.'' सलोनीने आपली बाजू ठामपणे मांडली.

''ते ठीक आहे. पण मला सांग, तू हा बाळकृष्णाचा फोटो का लावलास?'' गायत्रीकाकूंनी विचारले.

''वास्तविक माझ्या सासूबाईंनी मला सांगितलं आहे, की जर मी दररोज बाळकृष्णाच्या रूपाचं ध्यान केलं तर माझं बाळही कृष्णासारखं दिव्य गुणांनी युक्त असेल.''

''बरोबर आहे. निसर्गाचा नियमच आहे, की ज्या गोष्टींकडे आपण लक्ष देतो त्या गोष्टी आपल्या जीवनात येतात. ज्या गुणांकडे लक्ष केंद्रित करतो, ते गुण आपल्यात येतात. बरं, मला सांग तू काय प्रार्थना करतेस?''

मी अशी प्रार्थना करते, की ''हे बालगोपाळ, माझ्या मुलामध्ये तुझे दिव्य गुण येऊ दे. त्याच्यात प्रेम, साहस, करुणा, बुद्धिमत्ता, आरोग्य, सत्य, शांती, सरलता, निष्कपटपण असे गुण असावेत. तुझ्यासारखे मनोहर रूप असावे, त्याच्या हसण्याने कानात अमृत गेल्यासारखे वाटावे, त्याच्या येण्याने आमचे घर आनंदाने भरून जावे.''

सलोनीची प्रार्थना ऐकून गायत्रीकाकू हसल्या व म्हणाल्या, ''खूपच छान प्रार्थना आहे. प्रत्येक आईला वाटतं, की तिचे मूल ईश्वरीय गुणांनी समृद्ध असावे, ईश्वराचे प्रतिरूप असावे. पण ही तर झाली तुझी इच्छा, की तुला कसं बाळ हवं. पण तू कधी याचा विचार केला आहेस का, की तुझ्या बाळाला कसे आई-वडील हवेत? तो सूक्ष्म, शुद्ध जीव जो तुझ्या घरी बाळरूपात येणार आहे, तो कोणत्या तयारीत असेल? त्याची तुमच्याकडून काय अपेक्षा असेल?''

हे ऐकून सलोनी एकदम सुन्न झाली. तिने असा विचार कधी केलाच नव्हता. तिला अवाक् झालेले पाहून गायत्रीकाकू पुढे म्हणाल्या, ''अगं, भावी संतान जिथे कुठे असेल त्यानेही आपल्या भिंतीवर आदर्श आई-वडिलांचा फोटो लावला असेल व तो ही प्रार्थना करत असेल, की ''हे ईश्वरा, मला असे आई-वडील हवेत जे शारीरिक, मानसिक दृष्ट्या निरोगी असतील, जे प्रेम, आनंद, करुणा, शांती, समजूतदारपणा व वात्सल्याची मूर्ती असतील. ज्यांच्या घरात नेहमी प्रेम, आनंद, शांती, सद्भावना वास्तव्य करत असतील. जे एकमेकांशी कधी भांडत नसतील. नेहमी हसतमुख राहतील असे आनंदी माता-पिता हवेत.''

हे ऐकून सलोनी घाबरली. ''खरंच असे असेल का? असेल तर आम्ही आनंदी आई-वडील नाही आहोत.'' कारण त्या दोघांत नेहमी कशावरून तरी वाद होतच होते. विचारांत मतभेद होते. या कारणांवरून बाळाने आपल्याला नाकारले तर काय होईल, त्याने आपल्याकडे यायला नकार दिला तर? या विचारांनी सलोनीला दरदरून घाम फुटला. चेहऱ्यावर चिंतेचे सावट दिसू लागले. तिची अशी स्थिती झालेली पाहून गायत्रीकाकू हसू लागल्या.

''अगं, इतकी का घाबरलीस? मी तुला घाबरवण्यासाठी असं सांगितलं नाही. भावी मुलासाठी जी तयारी करत आहात, ती अर्धवट राहू नये यासाठी मी तुला हे सांगितलं. तुम्हाला कसं मूल हवंय हे तुम्ही सांगितलंत पण त्या बाळाला कसे आई-वडील हवेत याचीसुद्धा तयारी करायला हवी ना?''

सलोनी गायत्रीकाकूंच्या पायाशी येऊन बसली. म्हणाली, ''काकू, मी असा विचार कधी केलाच नाही. आदर्श संतान प्राप्त व्हावे अशी माझी इच्छा होती. त्याला सर्व प्रापंचिक सुख-सुविधा देण्याचा विचार मी करत होते. पण आज माझ्या लक्षात आलं की फक्त एवढे पुरेसे नाही. गर्भ धारण करण्यापूर्वी स्वतःवरसुद्धा काम करावं लागेल. स्वतःची पात्रता वाढवावी लागेल. पण कशी? तुम्ही तर अनुभवी आहात. तुम्हीच काही मार्ग सुचवा.''

''घाबरू नकोस. सर्व काही व्यवस्थित होईल. स्वतःवर काम करायचं ठरवलंस ना मग अर्ध काम झालंच! वास्तविक 'गर्भसंस्कार' या विषयावर अनेकदा सांगितलं जातं. गर्भावस्थेत असताना बाळावर कोणते संस्कार करावेत, जेणेकरून तो चांगला माणूस बनेल याविषयी नेहमी चर्चा होते. पण गर्भ धारण करण्यापूर्वी कोणते संस्कार केले जावेत, याविषयी बोललं जात नाही. कारण यासाठी कष्ट घ्यावे लागतात. आपले विचार, सवयी बदलाव्या लागतात आणि हे अवघड असतं. आपले लक्ष नेहमी इतरांना शहाणं करण्यावर असतं, स्वतःला शहाणं करण्यावर नाही.''

सलोनीला गायत्रीकाकूंची गोष्ट न गोष्ट पटत होती. फक्त घर बदलून गर्भधारण करण्याचा विचार ती करत होती. पण अजून तिला खूप काही शिकायचे, समजून घ्यायचे बाकी होते. एका आनंदी बाळासाठी आनंदी आई बनायचे होते.

''काकू, आजपासून तुम्ही माझ्या गुरुस्थानी आहात. तुम्ही सांगाल त्याप्रमाणे मी माझ्यावर काम करेन.'' सलोनीने गायत्रीकाकूंच्या मांडीवर डोकं ठेवले.

''ठीक आहे. उद्यापासून मी तुझे गर्भसंस्काराचे क्लास घेते. सोसायटीमध्ये अजून एक मुलगी आहे व ती गरोदर आहे. तिलासुद्धा गर्भसंस्कार समजून घेण्याची इच्छा आहे. तुम्हा दोघींना मी एकाच वेळी शिकवेन. शक्य झालं तर तुमच्याबरोबर तुमच्या पतींनाही आणा. गर्भधारणेपूर्वी आवश्यक असणारे संस्कार दोघांनी जाणून घेणे आवश्यक आहे.

''पण असं का?''

''मी ते उद्या सांगेन.''

''ठीक आहे. तुम्ही म्हणाल तेव्हा मी तयार आहे.'' सलोनी एखाद्या लहान मुलाप्रमाणे म्हणाली. तिची बिघडलेली मानसिक स्थिती सावरली होती. ती आता उत्साहित झाली होती.

गायत्रीकाकू घरी गेल्या. पण जाताना असा प्रसाद देऊन गेल्या, की जो सलोनीच्या व तिच्या भावी मुलाच्या भविष्याला सुखद वळण देणार होता. हा प्रसाद होता जाणिवेचा, नव्या विचारांचा व तो सलोनीने ग्रहण केला होता. आता सलोनी उत्कटतेने दुसऱ्या दिवसाची वाट पाहत होती.

मनन बिंदूः

- प्रार्थना करताना मनातले भाव नकारात्मक नाही ना, याकडे लक्ष द्या. नकारात्मक भाव असतील तर या भावनेने केलेली प्रार्थना ईश्वराला नाही तर स्वतःला धोका देण्यासारखी आहे.

- ज्या गोष्टींकडे आपण लक्ष देतो ती आपल्या जीवनात येते हा निसर्गाचा नियम आहे. ज्या गुणांवर आपण लक्ष केंद्रित करतो ते गुण आपल्यात येतात. म्हणून नेहमी चांगल्या गुणांवर व सकारात्मक विचारांवर लक्ष केंद्रित करायला हवे.

- ज्याप्रमाणे आपण आपले भावी संतान दिव्य गुणांनी परिपूर्ण असावे, निरोगी हसतमुख असावे, अशी प्रार्थना करतो त्याप्रमाणे आपले भावी संतानसुद्धा आपल्या विश्वासासाठी प्रार्थना करत असते. म्हणून सुखी संसाराचा पाया असणारे गुण आपण अंगीकारायला हवेत.

- गर्भसंस्काराविषयी अनेक वेळा माहिती दिली जाते, की गर्भावस्थेत असताना गर्भावर कोणते संस्कार करायला पाहिजेत, पण गर्भधारणा घेण्यापूर्वी स्त्रीने व तिच्या पतीने कोणते संस्कार अंगीकारायला हवेत, यावर मनन होणे गरजेचे आहे.

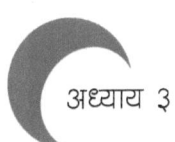

अध्याय ३

कोण येत आहे

मोह, आसक्ती व अपेक्षांपासून दूर राहा

मनाला एक नवीन सकारात्मक दिशा मिळाली, की ते जुन्या चिंता विसरून भविष्याचे नवीन चित्र तयार करण्यात व्यस्त होते. सलोनीच्या बाबतीतही हेच घडत होते. काल ती नवीन घर शोधण्याच्या चिंतेने, विशालशी झालेल्या भांडणामुळे त्रस्त झाली होती, पण आज ती सर्व विसरून विशालच्या येण्याची वाट पाहत होती. कधी एकदा गायत्रीकाकूंनी सांगितलेल्या गोष्टी त्याला सांगेन, असे तिला झाले होते. काकूंच्या बोलण्याचा तिच्या मनावर सकारात्मक परिणाम झाला होता व तिला खात्री वाटू लागली, की ती येणाऱ्या मुलाचे संगोपन व्यवस्थित करू शकेल, त्याला योग्य वातावरणात वाढवू शकेल.

सलोनीमध्ये घडलेले सकारात्मक परिवर्तन पाहून विशाललाही आनंद झाला. ऑफीसमधून आल्यावर तो आनंदाने सलोनीबरोबर गायत्रीकाकूंकडे जाण्यास तयार झाला. माझ्यामुळे नाही तरी कमीत कमी काकूंमुळे सलोनीच्या दृष्टिकोनात फरक पडेल असा विश्वास त्याला वाटू लागला. सलोनीलासुद्धा अशीच अपेक्षा होती. काकूंमुळे विशालच्या विचारांत फरक पडावा असे तिला वाटत होते.

दुसऱ्या दिवशी ठरलेल्या वेळी दोघेही काकूंच्या घरी गेले. सोसायटीत राहणारे अजून एक दांपत्य त्यांच्या अगोदरच तिथे येऊन बसलेले होते. महिलेचे नाव मधू होते व ती तीन महिन्यांची गर्भवती होती. मधूचा पती मनीषला पाहून विशाल थबकला. काही दिवसांपूर्वीच दोघांमध्ये पार्कींगवरून वाद झाला होता व दोघेही एकमेकांवर रागावले होते. गायत्रीकाकूंनी सर्वांचे स्वागत केले व त्यांनी सांगायला सुरुवात केली.

गायत्रीकाकू- आधी मला सांगा, तुम्हाला गर्भसंस्कार का जाणून घ्यायचे आहेत? ते समजून घेण्यामागे तुमचा नेमका काय उद्देश आहे?

मधू- 'मी गर्भसंस्कारांबद्दल बरेच ऐकले आहे. तुम्ही आम्हाला त्याविषयी सर्व माहिती सांगा. म्हणजे ती जाणून घेऊन गर्भस्थ बाळावर संस्कार करता येतील. बाळ गर्भात असतानाच संस्कार केले तर ते तीक्ष्ण बुद्धी असणारे हुशार व हसतमुख होईल. जन्माला आलेले बाळ चिडचिडे, रडके, त्रासदायक असू नये, असे मला वाटते. आज्ञाधारी मुलांप्रमाणे त्याने आई-वडिलांचे ऐकावं.' हे ऐकून काकू हसू लागल्या व म्हणाल्या, 'गर्भसंस्कार जाणून घेण्याचा उद्देश असा आहे होय? म्हणजे मुलाने तुमच्या मनाप्रमाणे झोपावे, रडावे, खावे, अभ्यास करावा, वर्गात नेहमी पहिल्या क्रमांकाने उत्तीर्ण व्हावे असे वाटते?'

ऐकल्यावर मधूचे डोळे चमकले व ती म्हणाली, 'होय काकू.' 'आता मला सांग, तू इतरांच्या मर्जीप्रमाणे जीवन जगू शकतेस का? प्रत्येक काम ते सांगतील त्याप्रमाणे करशील का?''

काकूंनी विचारलेल्या प्रश्नावर मधू निरुत्तर झाली. पण तिचा पती मनीष हसून म्हणाला, 'काकू, असा काही 'पत्नीसंस्कार' असेल तर मला सांगा. मी नक्कीच तो शिकेन.' मधू रागाने मनिषकडे बघू लागली.

काकू- हे बघा, गर्भसंस्कार जाणून घेण्यापूर्वी काही प्रश्नांची उत्तरे माहीत असणे अतिशय आवश्यक आहे.

- जे बाळ तुमच्या घरी येणार आहे, ज्याच्यावर संस्कार करण्यासाठी तुम्ही खूप उत्सुक आहात, ते वास्तविक कोण आहे?
- ते तुमच्या घरी का येणार आहे?
- ते तुमच्याच घरी का येणार आहे?

- तुमचा व त्याचा काय संबंध आहे?
- तुमचा त्याच्यावर काय अधिकार आहे?

या प्रश्नांची उत्तरे जर पति-पत्नींनी आधीच समजून घेतली तर त्याचे जीवन सुकर होते. नाहीतर अज्ञानामुळे ते स्वतःही दुःखी राहतात व मुलांनाही दुःख देतात.

मूल जन्माला येताच किंवा गर्भात असतानाच आई-वडील त्याच्यावर 'माझे' असे बिरुद लावून टाकतात. हीच सर्वांत मोठी चूक आहे. 'हा माझा मुलगा आहे' असे शिक्कामोर्तब होताच त्या मुलाकडून अपेक्षा करू लागतात. आत्ताच मधूने सांगितले, की तिचा मुलगा सुंदर, निरोगी, हुशार, बुद्धिमान, आज्ञाधारी असावा, त्याने तिचे सर्व ऐकावे, तिच्या मर्जीनुसार त्याने उठावे, झोपावे, खावे, प्यावे...

अशातच जर मुलगा आई-वडिलांच्या इच्छेनुरूप झाला नाही, त्याला स्वास्थ्यासंबंधी काही तक्रारी उद्भवल्या, त्याचे विचार, सवयी, वागणूक आई-वडिलांपेक्षा वेगळी असेल तर आई-वडील हे स्वीकारू शकत नाहीत. आयुष्यभर ते दुःखी राहतात. स्वतःच्या ढाच्यात ते मुलाला बसवू पाहतात, पण ते शक्य होत नाही.

भगवान बुद्धाचेच जीवन पाहा. त्यांचे वडील राजा शुद्धोधनाची महत्त्वाकांक्षा होती, की आपल्या मुलाने चक्रवर्ती सम्राट व्हावे, महान राजा म्हणून त्याला ओळखले जावे. पण मुलाची दिव्य योजना काही वेगळीच होती. त्याचे विचार, चिंतन, वर्तन वडिलांच्या महत्त्वाकांक्षेच्या विपरीत होते. शुद्धोदन याचा स्वीकार करू शकले नाहीत. त्यांनी सिद्धार्थचा मार्ग बदलवण्यासाठी पूर्णपणे प्रयत्न केले. पण काय झाले? सिद्धार्थला सत्यप्राप्तीसाठी गपचूप घर सोडावे लागले. त्यामुळे त्यांचे वडील व पूर्ण परिवार आयुष्यभर दुःखात राहिले व सिद्धार्थलाही खूप संघर्ष करावा लागला.

विचार करा, जर सिद्धार्थच्या आई-वडिलांनी त्याच्यावर 'माझे' असे लेबल लावले नसते, त्याच्या दिव्य योजनेचा आनंदाने स्वीकार केला असता, तर किती चांगले झाले असते. ईश्वराद्वारा ठरवले गेलेले कर्तव्य आहे असे त्यांनी मानले असते तर त्यांनी त्याला सर्व सुविधा पुरवल्या असत्या, त्याची दिव्य योजना पूर्ण करण्यात सहयोग दिला असता. असे झाले असते तर सिद्धार्थवर घर सोडण्याची वेळ आली नसती व त्याची जीवनयात्रा सुलभ झाली असती.

संत तुलसीदासांबाबतीतही असे सांगितले जाते, की ते जन्मतः इतर मुलांपेक्षा

वेगळे होते. त्यामुळे त्यांच्या वडिलांनी नवजात बालकाचा त्याग केला होता. मूळ नक्षत्रावर त्यांचा जन्म झाल्याने आई-वडिलांच्या दृष्टिने ते कष्टप्रद होते. तरीही तुलसीदासांनी कसे भक्तिपूर्ण जीवन व्यतीत केले व उच्च अभिव्यक्ती केली हे तुम्ही सर्वजण जाणता. पण असे असले तरी ते वडिलांच्या अपेक्षेप्रमाणे नव्हते म्हणून त्यांचे लहानपण कष्टमय गेले. जर त्यांच्या वडिलांना त्या वेळी माहीत असते, की त्यांच्या घरात एका महान व्यक्तित्वाने जन्म घेतला आहे, तर त्यांचा त्यांच्या मुलाकडे बघण्याचा दृष्टिकोन कसा झाला असता, त्यांनी कसा प्रतिसाद दिला असता, ते आपल्या मुलाशी कसे वागले असते?

सलोनी- तुमचे म्हणणे अगदी बरोबर आहे काकू. आई-वडील त्यांच्या समजेनुसार, दृष्टिकोनानुसार मुलाकडून अपेक्षा ठेवतात.

गायत्रीकाकू- बरोबर. पण प्रत्येकवेळी आई-वडिलांचा दृष्टिकोन बरोबरच असतो असे नाही. गर्भ धारण करण्यापूर्वीच योग्य समज व दृष्टिकोन प्राप्त करण्याची जबाबदारी आई-वडिलांची आहे. म्हणजे त्यांच्या चुकीच्या विचारांचा व दृष्टिकोनांचा वाईट परिणाम अबोध बालकावर होणार नाही.

मनीष- बरोबर आहे तुमचं. आजकाल मूल जन्माला येण्यापूर्वीच त्याचे आई-वडील त्याला डॉक्टर/इंजिनियर बनवायचे ठरवतात. खरं सांगायचं तर मलासुद्धा माझ्या मुलाने माझ्यासारखं चार्टर्ड अकाउंटंट बनावं व भविष्यात दोघांनी मिळून कंपनी स्थापन करावी, असं वाटत होतं. पण गौतम बुद्धाचे उदाहरण ऐकून मला माझी चूक समजली. मी माझी इच्छा माझ्या मुलांवर कशी थोपू शकतो? मुलगा काही वेगळे बनण्याच्या हेतूने पृथ्वीवर येऊ शकतो.

गायत्रीकाकू- बरोबर बोललात. आता आपण आधी विचारलेल्या प्रश्नांची उत्तरे समजून घेऊ.

- तुमच्या गर्भात असणारे बालक फक्त शरीर नाही, जे स्त्री-पुरुष यांच्या समागमातून तयार होते. तो एक जीवात्मा असतो.
- तो कोणाची व्यक्तिगत संपत्ती नसून एक स्वतंत्र जीव आहे. त्याचा स्वतःचा असा स्वभाव, संस्कार, अनुभव, स्मृती व कर्म आहेत.
- त्याचे पृथ्वीवर येण्याचे काही कारण आहे, त्याची स्वतःची अशी दिव्य योजना आहे व तुम्ही त्याच्या जन्माच्या दिव्य योजनेचा एक भाग आहात.

- चैतन्य, चेतना, सोर्स किंवा सेल्फ, तुम्ही कोणतेही नाव द्या, त्याला कोणाच्या गर्भात जायचे आहे, हे तो स्वतः ठरवतो. आई-वडिलांना वाटतं, त्यांनी गर्भ धारण केला आहे. वास्तविक सोर्स स्वतः गर्भाची निवड करतो व तो धारण करतो.
- सोर्स विशिष्ट कारणाने जन्म घेतो. उदाहरणार्थ, त्याला एखादी पूर्वनिर्धारित दिव्य अभिव्यक्ती करायची असेल किंवा काही कर्मबंधनांतून मुक्त व्हायचे असेल. नियतीने त्याच्यासाठी निर्धारित केलेली भूमिका साकार करण्यासाठी तो जगाच्या रंगमंचावर येतो.
- आई-वडिलांचा मुलावर तेवढाच हक्क असायला हवा, जेवढा माळ्याचा बागेवर. माळी स्वतःच्या कुवतीनुसार बागेची भरपूर देखभाल करतो व बाकी सर्व ईश्वरावर सोपवतो. झाडांना वेळेवर पाणी, खत, प्रेम देणं एवढंच त्याच्या हातात असते पण झाडाला किती फुले, फळे येणार, ते किती वर्षं जगणार हे नियती ठरवते.
- जीवात्मारूपी मुलाला पूर्णपणे उमलू देण्याचे, त्याच्या अभिव्यक्तीसाठी अनुकूल वातावरण निर्माण करण्याचे व निःस्वार्थ प्रेम देण्याचे कर्तव्य फक्त पालकांनी केले पाहिजे. त्याला पूर्णपणे सहयोग द्यायला पाहिजे. त्याला स्वतःच्या मोहात, अपेक्षांत व आसक्तीत अडकवता कामा नये. ज्या पालकांनी या कर्तव्याचे पालन केले, त्यांच्या मुलांनी पृथ्वीवर कमाल करून दाखवली.

गायत्रीकाकूंचे बोलणे ऐकून सगळे गप्प झाले. मुलाच्या बाबतीत नवीन विचार, दृष्टिकोन ऐकून सर्वांना धक्का बसला. त्यांचे चेहरेच हे सांगत होते. आत्तापर्यंत त्यांची समजूत होती, की मुलगा त्यांचा आहे व तो त्यांच्यासाठी, त्यांना आनंद देण्यासाठी येणार आहे. पण गायत्रीकाकूंनी त्यांचे विचारच पूर्णपणे बदलून टाकले.

गायत्रीकाकू- आज इतकी माहिती पुरे. आज ज्या काही गोष्टींचा विचार-विमर्श केला त्यावर घरी जाऊन मनन करा. तुमच्या आजूबाजूला असणाऱ्या मुलांकडे व स्वतःकडे याच दृष्टिकोनातून बघा. तुमच्या आई-वडिलांची तुमच्याकडून कोणती अपेक्षा होती, जी तुम्हाला बंधनकारक वाटत होती, यावर मनन करा. तुम्ही तुमच्या मुलाला असेच बंधनात टाकणार का?

जेव्हा येणाऱ्या मुलाचा तुम्ही एक स्वतंत्र जिवात्मा म्हणून स्वीकार कराल, तेव्हा त्याच्यासाठी केल्या जाणाऱ्या प्रार्थना, विचार, भाव व अपेक्षा बदलून जातील.

तुमची पालकत्वाची भावनाच बदलून जाईल. त्यामुळे फक्त मुलाचेच नाही तर तुमचेही जीवन बदलून जाईल. ही नवीन जाणीव आत्मसात केल्यानंतर मुलाबद्दल जे निर्णय घेतले जातील ते योग्य असतील, व्यक्तिगत स्वार्थापलीकडे जाऊन निःस्वार्थ असतील. असे झाले तर मूल संतसंतान ठरेल व जीवनात भरभरून आपली अभिव्यक्ती करेल.

मनन बिंदू:

- मनाला नवीन सकारात्मक दिशा द्या. म्हणजे ते जुन्या चिंता विसरून भविष्याचे नवीन चित्र रेखाटण्यात व्यस्त राहील.
- गर्भधारणा होताच 'माझे बाळ' असे शिक्कामोर्तब केले जाते व त्याच्याकडून आई-वडील अपेक्षा करू लागतात. तुम्ही असे करू नका व मुलासाठी योग्य निमित्त व्हा.
- जो जीव तुमच्या शरीररात वाढत असतो, तो फक्त शरीर नसतो तर ते एक जिवंत चैतन्य असते. म्हणून ते माझी व्यक्तिगत संपत्ती नसून एक स्वतंत्र जीवन आहे, ही समज स्वतःमध्ये विकसित करा. त्याची स्वतःची अशी दिव्य योजना आहे व मी त्याला पृथ्वीवर आणण्यासाठी फक्त निमित्त आहे, हे लक्षात ठेवा.
- कोणत्या गर्भात प्रवेश करायचा, हे स्रोस स्वतः निवडतो, आई-वडील नाही. माळ्याचा जेवढा बागेवर हक्क असतो, तेवढाच आई-वडिलांचा मुलावर असायला हवा.

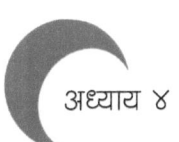

अध्याय ४

गर्भधारणेची तयारी कशी असावी

शुद्ध विचार व पवित्र भावना ठेवा

गायत्रीकाकूंनी घेतलेल्या गर्भसंस्कारच्या पहिल्या शिकवणीनेच सर्वांचे डोळे उघडले. काकूंनी सांगितल्याप्रमाणे सलोनीला जाणवले, की दुसऱ्या दिवशी बाळकृष्णाच्या फोटोसमोर उभे राहून प्रार्थना करताना तिचे भाव थोडे बदलले होते. प्रार्थना बदलली होती. सुरुवातीला ती प्रार्थना करत होती, ''आमच्या मुलामध्ये तुझे दिव्य गुण उतरू दे.'' त्याऐवजी सलोनीने प्रार्थना केली, **''जे मूल आमच्या घरात येणार आहे ते तुझ्या दिव्य गुणांनी परिपूर्ण असावे.''** आमचे, माझे यासारखे बंधनयुक्त शब्द आप आपोआपच निघून गेले होते.

समज प्राप्त होताच भाव व विचार बदलतात असेच काकूंनी सांगितले होते. सलोनीला जाणवले, की भावी मुलासाठी तिने प्रेम साहस, करुणा, बुद्धिमत्ता, स्वास्थ्य हे गुण मागितले, पण स्वतःच्या मुलासाठी नाही तर येणाऱ्या दिव्य मुलाला स्वतःची अभिव्यक्ती करता यावी म्हणून. आज प्रार्थना करताना तिने अजून एक गोष्ट जोडली. ती म्हणाली, ''हे ईश्वरा, आम्हाला अशी समज प्राप्त व्हावी, जिच्यामुळे तुझी ठेव जी आमच्या घरी येणार आहे त्याची काळजी घेता यावी, त्याला पूर्णपणे सहकार्य करता यावे, त्याची दिव्य योजना पूर्ण होण्यासाठी अनुकूल व पोषक वातावरण देता यावे, जेणेकरून

तो त्याची तू निवडलेली दिव्य योजना पूर्ण करू शकेल.'' अशी प्रार्थना केल्यामुळे सलोनीला खूप छान वाटले. एक प्रकारची शांतता जाणवली. स्वतःची महत्त्वाकांक्षा, अपेक्षाच तिच्या आनंदाच्या मार्गात अडथळा होती, हे तिच्या लक्षात आले.

दुसरीकडे मधू थोडी त्रासली होती. तिला वाटत होते, की गर्भावस्थेचा तीन महिन्यांचा कालावधी आपण जुन्या विचारांतच घालवला आहे. त्यामुळे त्याचा प्रतिकूल परिणाम मुलावर झालेला नसावा. आपापले अनुभव घेऊन दुसऱ्या दिवशी पुन्हा सर्वजण गायत्री काकूंच्या घरी जमले. त्यांनी आजची शिकवणी सुरू केली.

गायत्रीकाकू- आज मी गर्भसंस्कार म्हणजे काय, तो शब्द कुठून आला, त्याचा अर्थ काय, या सर्व गोष्टी संक्षिप्त रूपात सांगणार आहे. आधी 'संस्कार' हा शब्द समजून घेऊ. संस्कार शब्दाचा मूळ अर्थ आहे 'शुद्धीकरण'. योग्य वेळी योग्य गुणांचा विकास करून स्वतःला शुद्ध ठेवणे.

सोप्या भाषेत सांगायचं तर संस्कार म्हणजे आपले गुण, विचार, सवयी हे सर्व मिळून तयार होतो आपला स्वभाव. जेव्हा एखाद्याला नवीन काही शिकवले जाते व तो ती गोष्ट ग्रहण करतो, तेव्हा त्याला म्हणतात संस्कार ग्रहण करणे.

ठरावीक वेळी पुढच्या पिढीला काही गुण, सवयी संस्काराच्या रूपात देण्याची भारतीय संस्कृतीची परंपरा सुरुवातीपासून आहे. माणसाच्या जन्मापासून मृत्यूपर्यंतच्या विकासयात्रेला सोळा संस्कारांमध्ये विभाजित केले आहे. जस-जशी जीवनयात्रा पुढे जाते, तस-तसे वेळोवेळी सोळा संस्कार धारण करावे लागतात. त्यामुळे जीवन उत्तम रीतीने सुरू राहते व त्याचा संपूर्ण विकास होतो. पूर्वीच्या काळी पारंपरिक पद्धतीने संस्कार धारण केले जात होते व त्यानुसार जीवन जगत होते.

यांमध्ये सर्वांत पहिला संस्कार आहे, गर्भधारण संस्कार. या संस्कारांतर्गत गर्भ कसा धारण करायचा, गर्भावस्थेत कसं राहायचं यासंदर्भातील समज व नियम आहेत. शेवटचा संस्कार आहे अंत्येष्टी संस्कार. गर्भधान संस्कार घेऊन जो जीवात्मा या जगात येतो, तो अंत्येष्टी संस्कार झाल्यावर हे जग सोडतो व पुढची यात्रा सुरू करतो.

शास्त्रांनुसार जीव गर्भात आल्यापासून ते त्याच्या मृत्यूपर्यंत म्हणजे अंत्येष्टी संस्कारापर्यंत संपूर्ण जीवनात अधे-मधे वेगवेगळ्या सोळा*

तळटीपः सोळा संस्कार- गर्भधान संस्कार, पुंसवन संस्कार, सीमांतोन्नयन संस्कार, जातकर्म, नाम करण संस्कार, अन्नप्राशन संस्कार, मुंडन संस्कार, विद्यारंभ संस्कार, कर्णवेध संस्कार, यज्ञोपवीत संस्कार, वेदारंभ संस्कार, केशांत संस्कार, समावर्तन संस्कार, विवाह संस्कार, अंत्येष्टी संस्कार.

संस्कारांच पालन करावे लागते.

आज आपण इथे संस्कार समजून घेण्यासाठी एकत्र जमत आहोत. गर्भात येणाऱ्या मुलाप्रति आपली काय समज असायला हवी, याबाबत काल जाणून घेतले. गर्भ कसा धारण करायचा, हे आज समजून घेऊ. मधू, तुला गर्भधारणा झाली आहे. सलोनी, तुला हे शिकायचे आहे.

गर्भधारण करणे हा गर्भसंस्काराचाच एक भाग आहे. हे एक खूप पवित्र कर्म आहे. कामवासना म्हणून याकडे बघायचे नाही, ना करायचे आहे. आपल्या घरात एका जीवात्म्याचे आगमन व्हावे यासाठी गर्भ धारण करतेवेळी आपले विचार शुद्ध व पवित्र असावेत. आपले शरीर प्रकृतीच्या महान कार्यासाठी निमित्त ठरणार आहे, अशी समज त्यामागे असावी. आपल्याद्वारे ईश्वर नवीन पिढी जगात आणणार आहे. याला ईश्वरीय कार्य समजून त्यात जबाबदारीची भावना असायला हवी.

गर्भसंस्काराचा उद्देश सोप्या शब्दांत सांगते, जेव्हा आपण प्रवास करण्यासाठी बसमध्ये चढतो, तेव्हा आपले लक्ष उपलब्ध असलेल्या जागांमध्ये सर्वांत आरामदायी व चांगली जागा मिळवण्याकडे असते. त्याचप्रमाणे जीवात्मा जेव्हा गर्भाची निवड करतो, तेव्हा तो अशा आईचा गर्भ निवडतो जिच्या बरोबर राहून त्याची जीवन यात्रा सुखद व सार्थ ठरेल, पृथ्वीवर येण्याचा त्याचा उद्देश पूर्ण होईल. येणाऱ्या बाळासाठी अनुकूल गर्भ बनवून उपलब्ध करून देणे, जो त्याच्या यात्रेत सहयोगी होईल, हाच गर्भसंस्काराचा उद्देश आहे.

शिशूने गर्भात येणे ही आकस्मिक घटना ठरू नये. ती पूर्णपणे नियोजित व मानसिक तयारी असताना व्हावी. त्यासाठी पति-पत्नीने मानसिक व शारीरिक दृष्ट्या संपूर्णपणे तयार व्हायला हवं. कारण गर्भधारणेनंतर पालकांच्या मानसिक व शारीरिक स्वास्थ्याचा परिणाम मुलावर आधी होतो. म्हणून गर्भधारणेपूर्वी आपल्या खाण्या-पिण्याच्या सवयी सुधारल्या पाहिजेत. विचार सकारात्मक व योग्य असायला हवेत. पति-पत्नीमध्ये एखाद्या गोष्टीवरून वैमनस्य, मतभेद असतील तर गर्भधारणेपूर्वी त्यावर बोलून तोडगा काढला पाहिजे. कारण कोणत्याही प्रकारचा तणाव मुलाच्या शारीरिक व मानसिक विकासावर चुकीचे परिणाम घडवतो.

घरातले वातावरण चिंता, तणाव, आजारपणविरहित असावं. घरात आनंद, पावित्र्य, शांती, स्वास्थ्य व सद्‌भावना असावी. आई-वडील दोघेही येणाऱ्या मुलाकडे लक्ष देण्यासाठी सक्षम असावेत व त्यासाठी त्यांची मानसिक तयारी असावी.

गायत्रीकाकू समजावत होत्या पण मधूचे लक्ष नव्हते. ती कोणत्यातरी विचारात हरवून गेली होती. तिला कशाची तरी चिंता वाटत होती. म्हणून काकूंनी आपले बोलणे मध्येच थांबवले. आधी मधूशी बोलणे गरजेचे होते. कशामुळे तरी ती त्रासली होती.

🍃 मनन बिंदू :

- संस्कार शब्दाचा मूळ अर्थ आहे 'शुद्धीकरण.' म्हणून योग्य वेळी, योग्य गुणांचा विकास करून स्वतःला शुद्ध करा. कारण आपले गुण, विचार व सवयी हे सर्व मिळून आपला स्वभाव बनतो.

- माणसाला जन्मापासून मृत्यूपर्यंतच्या यात्रेमध्ये सोळा संस्कार धारण करावे लागतात. यांतील सर्वांत पहिला संस्कार असतो- गर्भधारण संस्कार.

- गर्भधारणा एक पवित्र कर्म आहे. याकडे वासना म्हणून पाहू नये वा तसे आचरणही करू नये. आपल्या घरात पवित्र जीवाचे आगमन व्हावे यासाठी गर्भधारणेच्या वेळी विचार शुद्ध व पवित्र भावनेने भरलेले असावेत.

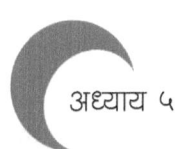

अध्याय ५

संस्कार धारण करण्याचा ताण घेऊ नका
जाग येताच उजाडते

जेव्हा आपण एखादी नवी, सकारात्मक समज ग्रहण करत असतो, तेव्हा आपल्याला खूप आनंद होतो. पण नवीन काही शिकत असताना अधून-मधून भीती वाटते, कधी दुःख होते तर कधी अपराधी वाटू लागते. भीती अशासाठी की जे काही आपण शिकत आहोत ते आपण आचरणात आणू शकू का? दुःख अशासाठी वाटते की या गोष्टी आपण आधीच का शिकून घेतल्या नाहीत. जीवन किती सुकर झाले असते. अपराधबोध जागा होतो, की अज्ञानापोटी आपण किती चुका केल्या.

मधूच्या बाबतीत असेच काहीसे घडत होते. गायत्रीकाकू ते समजून घेण्याचा प्रयत्न करत होत्या.

गायत्रीकाकू- काय झालं मधू? त्रासली आहेस का? काय समस्या आहे?

मधू- काकू, तुम्ही सांगितलं, की गर्भधारणा पूर्ण तयारीनिशी व योजनाबद्ध रीतीने व्हायला हवी. आम्हाला शारीरिक, मानसिक, भावनात्मक रूपाने तयार होऊन शुभ प्रार्थना व पवित्र भावना असताना जीवात्म्याचे आवाहन करायला हवे. पण आम्ही तर असे काहीच केले नाही. आम्हाला

याचे काही ज्ञान नव्हते व आम्ही त्याचा विचारही केला नाही, खरं सांगायचं तर माझी गर्भधारणा पूर्वनियोजित नव्हती. अचानक सारं घडलं. मानसिक दृष्ट्या आम्ही दोघेही यासाठी तयार नव्हतो. म्हणून गर्भाच्या बाबतीत सुरुवातीला खूप नकारात्मक भाव होते. गर्भधारणा म्हणजे एखादं ओझं वाटत होतं व त्यामुळे आम्ही त्रस्त झालो होतो. घरातल्या लोकांनी समजावल्यानंतर हळूहळू आम्ही तयार झालो. गर्भधारणेचा स्वीकार करण्यात बराच वेळ गेला. तुम्ही सांगितलेल्या गोष्टी ऐकून आता भीती वाटू लागली आहे व अपराधी असल्यासारखं वाटत आहे, की आमच्या आत्तार्यंतच्या विचारांचा व जाणिवेचा आमच्या मुलावर किती चुकीचा प्रभाव पडला असेल.

मनीषः बरोबर आहे काकू. मुलाचे सुरुवातीचे तीन महिने किती तणावात गेले, अशा विचाराने खूप दुःख होत आहे. खरं सांगू, या दरम्यान आमच्या दोघांतही खूप वाद झाले. आम्ही एकमेकांवर राग काढला, नैराश्य सहन केले. परस्परांना नकोशा असलेल्या गर्भाबाबत जबाबदार धरले. आज मला या गोष्टीची खूप लाज वाटत आहे. एका नवीन जीवाला जगात आणणं, हे मोठ्या जबाबदारीचं काम आहे व ते ईश्वरीय कार्य आहे. हे कार्य किती पावित्र्याने, शांततेत व आनंदाने करायला हवे होते, पण जे करायला नको होतं तेच नेमकं आम्ही केलं.

मधू व मनीष खूप उदास झाले होते. त्यांच्याकडे पाहून सलोनी व विशालसुद्धा उदास झाले. त्यांनाही आपल्यातली भांडणे, मतभेद आठवायला लागले. पण काकू मात्र हसत होत्या.

गायत्रीकाकू- तुम्ही सर्वांनी एक म्हण ऐकली असेल, 'जाग आली की उजाडते.' म्हणजे डोळे उघडले, की नवीन दिवसाची सुरुवात होते. गर्भसंस्काराबद्दलची समज प्राप्त करून तुमच्या जीवनात ज्ञानाचा सूर्य उगवला आहे, असे समजा. आता झाल्या गोष्टीचे दुःख कशाला?

मधू व मनीष अजूनही शांत होते.

गायत्रीकाकू- मी तुम्हाला एक गोष्ट सांगते. एक कपड्यांचा व्यापारी होता. तो घोड्यावर कपडे लादून बाजारात जाऊन कपडे विकत होता. त्याने आपल्या एका कापडी पिशवीत खूप नाणी जमा केली होती. उंदराने ती पिशवी कुरतडली. पिशवीला एक भोक पडलं. घोड्यावरून जात असताना वाटेत त्या पिशवीतून एक-एक नाणं पडू लागलं. तो रोज नाणी मोजत होता. नाणी कमी झालेली पाहून त्याला वाईट वाटे. फाटलेली पिशवी शिवून उरलेली नाणी तरी वाचवावीत, हे

काही त्याच्या लक्षात आलं नाही. हळूहळू सर्व नाणी पडून गेली. आता तुम्ही त्या व्यापाऱ्याला मूर्ख ठरवाल ना? जी नाणी हरवली त्याबद्दल रडत राहिला पण जी वाचवू शकला असता त्याबद्दल ना काही विचार केला ना कृती. म्हणूनच सांगते, जे घडलं ते घडलं. त्याची चिंता कशाला करायची? जे उरलं आहे ते सुरक्षित ठेवण्यातच शहाणपणा आहे.

आतापर्यंत गर्भावस्थेचे तीनच महिने झाले आहेत. अजून पुढचे बरेच दिवस बाकी आहेत. त्यानंतर जेव्हा मुलाचा जन्म होईल, तेव्हापासून त्याचे संपूर्ण जीवन बाकी असेल. गर्भसंस्काराची जी समज तुम्ही प्राप्त करणार आहात ती आयुष्यभर बरोबर राहणार आहे. गर्भधारणेपूर्वी, गर्भावस्थेतही व प्रसूतीनंतर ही...

सलोनी- तुम्ही बरोबर बोलताय काकू. मला वाटत होतं, की होणाऱ्या मुलासाठी गर्भसंस्कार शिकण्याची गरज आहे, जेणेकरून आम्ही त्याला बदलवू शकू, चांगले घडवू शकू. पण आता वाटतंय, की हे आमच्यासाठी आहे. आम्ही आमच्या विचारांत, वर्तणुकीत बदल घडवून चांगले काही करू शकू. आम्ही योग्य असलो तर येणारे मूलही आपोआपच योग्य गोष्टी शिकेल.

गायत्रीकाकू- बरोबर मुद्दा पकडलास सलोनी. आपल्याला असं वाटतं, की आपण मुलाला चांगल्या गोष्टी शिकवायच्या आहेत पण वास्तव असं असतं, की जीवन कसं जगायचं हे तो आपल्याला शिकवतो. तो आपली विचार करण्याची पद्धत, जीवन जगण्याची पद्धत बदलण्यासाठी येतो. गर्भसंस्कार शिकून घेऊन त्याच्यात दिव्य गुण आणू असं आपल्याला वाटतं. पण तो तर ईश्वराचाच अंश आहे, दिव्य गुणांची खाण आहे. आपल्यामध्ये दिव्य गुण जागृत व्हावेत, आपण निःस्वार्थ प्रेम, धैर्य, आनंद, शांती, क्षमा, सद्भावना यांसारखे गुण ग्रहण करावेत, आपले जीवन संपूर्णपणे जगू शकावे यासाठी तो निमित्त बनून येत असतो.

मनीष- बरोबर आहे. पण आता आम्ही जो वेळ वाया घालवला आहे, त्याची भरपाई कशी करायची?

गायत्रीकाकू- हॅपी हॅट घालून म्हणजे आनंदाची टोपी घालून.

असं म्हणून काकू हसल्या.

मधू- ही टोपी बाजारात मिळते का?

गायत्रीकाकू- अगं, ही आनंदाची टोपी आहे. ती बाजारात मिळत नसते. ही

आपल्या अंतरंगात असते. फक्त ती प्रत्येक वेळी वापरायची असते. जेव्हा तुम्ही ही टोपी घालता, तेव्हा तुम्हाला भूतकाळातील चुकांबद्दल अपराधी वाटत नाही, त्याचे दुःख होत नाही व भविष्याचीही चिंता वाटत नाही. तुम्ही स्वतःला नियतीच्या हवाली करता व म्हणता, ''तुला जे वाटते चांगले त्यातच माझे चांगभले.''

आपला लगाम नियतीच्या हातात सोपवून निश्चिंत होणे. नेहमी असा विचार करायचा की ईश्वर सर्व प्राणिमात्रांची काळजी घेत आहे, त्यामुळे तो आमची व आमच्या बाळाचीही काळजी घेणारच. त्यानंतर आपली सर्व कामे याच अवस्थेत राहून स्वीकार भावनेने करायची. हीच पद्धत आहे आनंदाची टोपी वापरण्याची!

जी वेळ निघून गेली आहे, त्याचे दुःख करत बसायचे नाही. मुलाला शिकवण्याचा, स्वतः शिकण्याचा ताण घ्यायचा नाही. गर्भावस्थेविषयी भीती, नकारात्मकता मनातून काढून टाकायची आहे. वर्तमानात राहून मनमोकळेपणाने, सहजतेने सर्वकाही करायचे आहे. नियतीला तुमच्याकडून जे करवून घ्यायचे आहे, ते ती करवून घेणारच. वर्तमानात आनंदी राहायचे आहे. मुलाला सर्वश्रेष्ठ वातावरण देण्याची ही किल्ली आहे. असे करण्याने तुम्हीही आनंदी राहाल व मूलही आनंदी असेल.

मनीष- ऐकलंस ना मधू? तुला या सर्व गोष्टींचे पालन करायचे आहे.

गायत्रीकाकू- फक्त मधूलाच नाही तर मनीष, तुलाही या गोष्टींचे आनंदाने पालन करायचे आहे. विशाल, तुलाही या गोष्टी लागू आहेत.

विशाल- पण काकू, मी तर ऐकलंय की आईच्या विचारांचा व वागण्याचा मुलावर जास्त प्रभाव पडतो. आम्ही तर ऑफीसला किंवा व्यापार-धंद्यासाठी घराबाहेर असतो. मुलाबरोबर जास्त काळ नसतो. मग आम्ही का पालन करायचे?

गायत्रीकाकू- तुमच्यापैकी कोणी एपीजेनेटिकविषयी ऐकले आहे का?

गायत्रीकाकूंनी प्रश्न विचारताच चौघेही एकमेकांकडे पाहू लागले. अजून त्यांना खूप काही समजून घ्यायचे बाकी होते.

🍃 मनन बिंदू:

- जेव्हा तुम्ही एखादी नवी, सकारात्मक गोष्ट शिकत असता तेव्हा आनंदाबरोबर मनात भीती व दुःखही येते. अशावेळी मनाला सांगा, जागे होताच उजाडते. जे घडून गेलं ते सोडून द्या. त्याची चिंता करण्यापेक्षा जे येणार आहे त्याला सुरक्षित ठेवण्यातच शहाणपणा आहे.

- गर्भधारणेची समज मिळण्यासाठी थोडा वेळ लागला तरी चिंता करू नका. पुढे मिळणारा वेळ व बाळाचे संपूर्ण जीवन तुम्ही योग्य समज व संस्कारांनी समृद्ध करू शकता.

- हॅपी हॅट म्हणजे आनंदाची टोपी, जी आपल्या अंतरंगातच असते. ती नेहमी वापरा. भूतकाळातील चुकांबद्दल अपराधीपणा बाळगू नका किंवा दुःखही करू नका. तसेच भविष्याचीही चिंता करू नका. स्वतःला नियतीच्या हाती सोपवा व म्हणा, 'तुला जे वाटेल चांगले त्यातच माझे चांगभले, 'तुझी इच्छा तीच माझी इच्छा.''

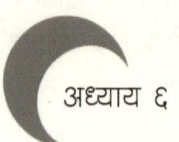

अध्याय ६

गर्भावर वातावरणाचा परिणाम
एपीजेनेटिक व जेनेटिक

गर्भात वाढणारे मूल एखाद्या कोऱ्या कागदाप्रमाणे असते असे म्हटले जाते. त्याच्यावर संस्कार लिहिता येतात. म्हणजे त्याला आपल्या मनाप्रमाणे गुण, स्वभाव, वृत्ती किंवा विचार देता येतात. पण कसे लिहिले जातात संस्कार? मुलात कसे उतरतात? सगळेजण विचारात गढलेले पाहून गायत्रीकाकूंनी या विषयावर बोलायला सुरुवात केली.

गायत्रीकाकू- तुम्ही एखादी डायरी किंवा वही ज्यावर रोज काहीतरी लिहिले जाते, ती उघडून बघा. डायरीचे एखादे पान कोरे असते पण त्याच्या आधीच्या पानावर काहीतरी लिहिलेले असते. ते कोरे पान लक्ष देऊन पाहा. काय दिसेल? ते पूर्णपणे कोरे असेल का आधीच्या पानावर लिहिलेल्या शब्दांचे ठसे त्यावर उमटलेले असतील?

विशाल- मला पेनाने दाबून लिहायची सवय आहे. म्हणून माझ्या वहीतील कोऱ्या पानावर आधीच्या पानावर लिहिलेल्या शब्दांचे ठसे उमटलेले दिसतात.

गायत्रीकाकू- बरोबर, आधीच्या पानावरचे ठसे कोऱ्या पानावर येतात. त्याचबरोबर आधीच्या पानाच्या आधी लिहिलेल्या पानांचे ठसेही अस्पष्टपणे

दिसत असतात. कधी-कधी हे ठसे इतके ठळक असतात, की शाईने लिहिलेले नसले तरी वाचता येतात. अशा प्रकारे एखादा लेखक पानावर न लिहिताही ठशांच्या रूपात काही लिहितो. हे ठसे पुसले जात नाहीत, पण अस्पष्ट होतात. अशा पानांवर काही लिहिले गेले तर ठसे अंधुक होऊन दिसत नाहीत.

मनीष- हो बरोबर, असंच होतं.

गायत्रीकाकू- याचा अर्थ आपण दोन प्रकारे लिहू शकतो. एक प्रत्यक्ष लिहून किंवा अप्रत्यक्षपणे ठशांचा स्वरूपात लिहून. हाच फरक आहे एपीजेनेटिक व जेनेटिकमध्ये. गर्भस्थ बाळाचा साचा पूर्वस्मृतींमुळे तयार होतो, जो त्याच्याशी संलग्न असतो. त्याचा स्वभाव, गुण, वृत्ती ठरवण्यामध्ये या पूर्वस्मृतींचा सहभाग असतो. गर्भात असताना अजून दोन प्रकारांनी साचा घडवला जातो. एक म्हणजे सरळपणे ज्याला आनुवंशिकता किंवा जेनेटिक प्रोग्रामिंग म्हटले जाते.

आनुवंशिकतेबाबत तुम्ही ऐकले असेल. मुलामध्ये आई-वडिलांचे व पूर्वजांचे काही गुण जीन्सच्या माध्यमातून येतात. हे गुण शारीरिक, मानसिक अथवा भावनिक असू शकतात. या आनुवंशिक गुणांमुळेच मुलाचे रूप किंवा बुद्धी त्याच्या आई-वडिलांसारखी किंवा कुटुंबातील इतर सदस्यांशी मिळती-जुळती असते. मुलामध्ये काही वैशिष्ट्ये तर कधी आजारपणासारखी न्यूनत्वेही येऊ शकतात. मानसिक व भावनिक स्थिती आनुवंशिकतेमुळे येते. आनुवंशिकता म्हणजे कोऱ्या पानावर शाईने लिहिले गेलेले शब्द असे समजा.

सलोनी- योग्य आहे तुमचे. सर्वजण सांगतात, की मी वडिलांसारखी दिसते व बुद्धिमत्ता आईसारखी आहे.

विशाल- हे उलटं झालं असतं तर किती बरं झालं असतं! तू दिसायला आईसारखी व बुद्धीने वडिलांसारखी झाली असतीस, मी किती सुखी झालो असतो.

सलोनी मोठ्या उत्साहाने सांगत होती पण विशालची हळू आवाजात बडबड सुरू होती. सलोनीने दटावताच त्याने नजर वळवली. सर्वजण हसू लागले.

मधू- संस्कार लिहिण्याची दुसरी पद्धत सांगा ना काकू.

गायत्रीकाकू- दुसऱ्या पद्धतीला एपीजेनेटिक्स म्हटले जाते. आपल्या संस्कृतीत सुरुवातीपासून असे मानले जाते, की मुलावर फक्त आनुवंशिकतेचा किंवा आई-वडिलांचा प्रभाव पडत नाही तर संपूर्ण वातावरणाचा प्रभाव पडतो. तो ज्या कुटुंबात,

समाजात, परिस्थितीत, विचारांच्या प्रभावात वाढतो, त्या प्रत्येक गोष्टीचा परिणाम त्याच्यावर होत असतो. यालाच आधुनिक विज्ञानाच्या भाषेत एपीजेनेटिक किंवा वातावरणाचा प्रभाव ग्रहण करणे असे म्हणतात.

आपल्या पूर्वजांना याचे ज्ञान आधीपासूनच होते. म्हणून आई-वडिलांच्या शारीरिक, मानसिक व भावनिक शुद्धतेबरोबरच संपूर्ण वातावरणाच्या, विचारांच्या शुद्धतेकडे लक्ष देण्यास सांगितले जायचे, तसेच पावित्र्य जपण्याचेही खूप महत्त्व होते. कारण आजूबाजूच्या गोष्टींचा सकारात्मक किंवा नकारात्मक परिणाम होत असतो. सकारात्मक परिणाम वाढावा व नकारात्मक परिणाम नाहीसा व्हावा यासाठी गर्भसंस्काराद्वारे प्रयत्न केला जात होता.

मध्यंतरीच्या काळात या जुन्या परंपरा विसरल्या गेल्या. पण आता सर्वजण जागरूक झाले आहेत. अनेक शोध लावल्यानंतर आता चिकित्सा विज्ञानानेही याचा स्वीकार केला आहे. गर्भात वाढणाऱ्या बाळाला तेवढेच ज्ञान असते, जेवढे गर्भातून बाहेर आलेल्या बाळाला. बाळाची इंद्रिये व संवेदना गर्भात असतानाच कार्यरत होतात. ते ऐकू शकते, त्याला जाणीवही होत असते, ग्रहण करू शकते. खरंतर ते गर्भात असतानाच आपल्या स्मृती, आईच्याद्वारे व वातावरणाद्वारे येणारी माहिती गोळा करू लागते. हा पाया गर्भात असतानाच तयार होऊ लागतो. अभिमन्यूने गर्भात असतानाच चक्रव्यूहात प्रवेश करण्याची पद्धत जाणून घेतली होती. हे याचे अगदी चपखल उदाहरण आहे. गर्भस्थ बाळ माहिती संग्रहित करते. त्यावरून त्याचे व्यक्तिमत्त्व, आचार-विचार व वर्तणूक निर्माण होऊ लागते.

मनीष- हो, मीसुद्धा या संदर्भात अनेक लेख वाचले आहेत. जी मुले गर्भावस्थेत असताना संगीतमय वातावरणात राहतात, त्यांना सुरुवातीपासूनच संगीताची समज असते. त्यांना संगीत आवडते. त्याप्रमाणे हिंसक वातावरणात वाढणाऱ्या गर्भस्थ बाळामध्ये हिंसा, भीती, राग यांसारखे विकार जन्मजात येतात.

गायत्रीकाकू- बरोबर आहे. कारण संपूर्ण वातावरणाचा त्यांच्या व्यक्तिमत्त्वावर प्रभाव पडतो. एकाच कुटुंबात राहणाऱ्या, एकाच आईच्या पोटी जन्मलेल्या दोन मुलांच्या आचार-विचारात, वागणुकीत फरक का असतो, याचा कधी विचार केलात का? कारण त्यांच्या वाढीमध्ये फक्त आईचाच नाही तर वातावरणातील इतर अनेक गोष्टींचा परिणाम होतो. गर्भावस्थेत असताना आई वेगवेगळ्या दोन वातावरणात राहिलेली असू शकते. दोन्ही वेळा गर्भावस्थेत असताना वातावरणाचा

प्रभाव आईच्या मनोदशेवर वेगवेगळा असू शकतो व त्याचा प्रत्यक्ष वा अप्रत्यक्ष परिणाम गर्भस्थ बाळावर पडू शकतो.

जास्त दूर कशाला? आपल्या प्राचीन ग्रंथात भक्त प्रल्हाद हे उत्तम उदाहरण आहे. भक्त प्रल्हाद तुम्हाला माहीत असेलच. त्याचे वडील हिरण्यकश्यपू राक्षस कुळाचे राजा होते व त्यांची वृत्ती असुरी होती. ते भगवान विष्णूच्या विरोधात होते. एकदा देवांनी हिरण्यकश्यपूला युद्धात पराभूत केले. देवांना सर्व राक्षसांना मारून टाकायचे होते. त्या वेळी हिरण्यकश्यपूची पत्नी गरोदर होती. नारदमुनींनी तिचे संरक्षण करण्याच्या हेतूने आपल्या आश्रमात तिला आश्रय दिला. त्यामुळे गर्भस्थ शिशूचे बाह्य वातावरण पूर्णपणे बदलून गेले. आधी तो राक्षसांमध्ये, हिंसक प्रवृत्तींच्या वातावरणात राहत होता व आता तो परम शांती, भक्ती, नारायणाच्या नामोच्चरणाने पवित्र अशा वातावरणात वाढू लागला.

त्यामुळे जन्मतः प्रल्हादामध्ये नारायण भक्तीचे बीज अंकुरीत झाले होते. जर त्याच्या आईच्या राहण्याच्या वातावरणात फरक पडला नसता तर हे अशक्य होते. असंही असू शकतं, की प्रल्हादाच्या पूर्वस्मृती भक्तीमय असतील व अनुकूल वातावरणात त्या जागृत झाल्या असतील.

मधू– गर्भावर जर सगळ्याच गोष्टींचा प्रभाव पडत असेल तर सारे ज्ञान, नियम, कायदे-कानून फक्त आईसाठी का बनवले गेले आहेत? तिलाच का सांगितल जातं की असं कर, असं करू नको, इथे जाऊ नको, हे ऐक, ते ऐकू नको...

गायत्रीकाकू– याची तीन कारणे आहेत. पहिले कारण अज्ञान. लोकांना वाटतं, की मुलावर फक्त आईमुळे परिणाम होतो. म्हणून तिलाच सर्व बंधने पाळायला, सत्संगात जायला सांगितले जाते.

दुसरे कारण त्यांना स्वतःला सुधारणे अवघड वाटते. कारण त्यासाठी कष्ट घ्यावे लागतात. म्हणून सर्वजण मिळून जबाबदारी फक्त आईवर टाकतात.

याचे तिसरे व योग्य कारण म्हणजे जर गर्भस्थ शिशू कोरे पान असेल, तर आई त्या आधीचे शब्दांनी भरलेले पान आहे. आई बाळाच्या जास्त जवळ असते व बाळावर तिचेच जास्त ठसे उमटतात. गर्भस्थ शिशूचे अवचेतन मन आईच्या अवचेतन मनाशी जुळलेले असते. फक्त खाणे-पिणेच नाही तर ती जे विचार करते, जशी तिची भावनिक स्थिती असते, तसा थेट प्रभाव बाळावर होतो. आईनंतर दुसरा नंबर वडिलांचा असतो. वडिलांच्या संवेदना, ऊर्जा यांचा प्रभाव मुलावर पडतो.

अशा तऱ्हेने आजूबाजूच्या सर्व माणसांचा थोडा-बहुत परिणाम मुलावर नक्कीच पडतो.

आईचा प्रभाव मुलावर जास्त पडत असल्याने तिलाच गर्भसंस्कार घेण्याची जबाबदारी दिली जाते. आईमध्ये अशी शक्ती असते, की जी आजूबाजूच्या वातावरणामुळे निर्माण झालेले नकारात्मक प्रभाव स्वतःच्या सकारात्मक मनन द्वारा मुलावर पडू देत नाही.

पण लक्षात घ्या, ही शक्ती अशी अचानक मिळत नाही. असं होत नाही, की तुम्ही गर्भवती झालात आणि अचानक तुमचे विचार सकारात्मक झाले, तुम्ही चिंता करणं सोडून आनंदात राहू लागल्या. या गोष्टी स्वभावतः यायला हव्या. तहान लागल्यावर विहीर खणणे मूर्खपणाचे आहे. तहान लागण्यापूर्वीच पाण्याची व्यवस्था करून ठेवायला हवी. म्हणजे गर्भधारण होण्यापूर्वी स्वतःवर काम करून सकारात्मक, स्वस्थ, आनंदी जीवनशैली आत्मसात करायला पाहिजे.

सलोनी- बघा, मुलावर वातावरणाचा परिणाम होतो, म्हणून मी ही सोसायटी सोडून दुसऱ्या चांगल्या सोसायटीत राहायला जाऊ असे म्हणत होते.

विशालकडे बघत आवेशाने सलोनी उद्गारली.

विशाल- पण तुला काय माहीत, की तिथले वातावरण चांगले आहे. सर्वांत जास्त प्रभाव आईचा पडतो. त्यासाठी तू स्वतःला आधी सुधार.

तेवढ्याच आवेशाने विशाल म्हणाला. गायत्रीकाकू हसू लागल्या.

गायत्रीकाकू- भौतिक वातावरणापेक्षा आंतरिक वातावरणाचा म्हणजे विचार व भावनांचा परिणाम मुलावर जास्त होतो, याबद्दल दुमत नाही. बाह्य वातावरणापेक्षा आंतरिक वातावरण शुद्ध करण्याचे काम प्रथम केले पाहिजे. हे काम फक्त सलोनीने करायचे नसून विशालनेही करायचे आहे.

विशाल- तुम्ही म्हणाल तसे करू. आता पुढे आम्ही काय करायचे?

गायत्रीकाकू- याबद्दल आता उद्या बोलू. आज घरी जाऊन फक्त आपल्या भावना, मनःस्थिती व विचारांचे अवलोकन करून कल्पना करायची आहे की जर आपण गर्भस्थ शिशू असलो तर या वातावरणात राहणे आपल्याला आवडेल का?

मनन बिंदू:

- गर्भस्थ बाळ व जन्मलेले बाळ दोघांमध्ये सारखेच ज्ञान व बुद्धी असते. बाळाची इंद्रिये, संवेदना गर्भात असतानाच कार्य करू लागतात. तो तुमच्या गोष्टी ऐकू शकतो, जाणीव करू शकतो, म्हणून आई-वडिलांनी आजूबाजूच्या वातावरणातून फक्त सकारात्मक भाव अंगीकारले पाहिजे.

- गर्भस्थ शिशूचे अवचेतन मन आईच्या अवचेतन मनाशी जोडलेले असते, म्हणून बाळावर आधी आईचा ठसा उमटतो. त्यामुळे आईवर गर्भसंस्कार समजून घेण्याची जबाबदारी टाकली जाते. आजूबाजूच्या वातावरणातून येणारे नकारात्मक प्रभाव सकारात्मक मननाद्वारे थोपवून मुलाला संस्कारी बनवण्याची शक्ती आईमध्ये असते.

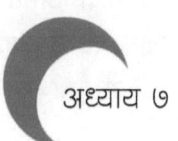
अध्याय ७

आईच्या भावना व गर्भसंस्कार
आपल्या वृत्ती ओळखा

आपले मन नेहमी इतरांची चिरफाड करण्यात मशगुल असते. 'तो मला असं म्हणाला... त्याचा स्वभाव चांगला नाही... जगात सगळी वाईट माणसं आहेत... सगळीकडे भ्रष्टाचार माजलाय...' इत्यादी. सामान्यपणे मनाला बाह्यतः सगळे चुकीचे चालू आहे, असे वाटते. सतत त्याला कमतरता जाणवत असते. पण जेव्हा ते स्वतःच्या अंतरंगात डोकावून बघते, तेव्हा लक्षात येते, की ते तर वाईट गोष्टींची खाण आहे.

गायत्रीकाकूंच्या सांगण्यावरून सलोनी, विशाल, मधू व मनीष आज आपल्या अंतरंगात डोकावून पाहत होते. आपल्या विचारांचे, भावनांचे सूक्ष्मपणे अवलोकन करत होते. येणाऱ्या बाळाला चांगले वातावरण, उत्तम गर्भसंस्कार देण्याइतकी आपली मानसिक व भावनिक अवस्था आहे का, यावरही त्यांचे मनन सुरू होते. मननाद्वारे मनात निर्माण झालेले प्रश्न घेऊन ते सर्वजण काकूंच्या घरी नवीन शिकवणीसाठी जमले. आईच्या भावनांचा गर्भावर काय परिणाम होतो, हे त्यांनी सांगण्यास सुरुवात केली.

गायत्रीकाकू- शिशूला संस्कार देण्याची म्हणजे त्याला चांगले विचार, गुण, वृत्ती, स्वभाव व बुद्धिमत्ता देण्याची प्रक्रिया गर्भावस्थेत असतानाच

सुरू करता येते. यांत आईची भूमिका महत्त्वाची असते. आईच्या भावना, ती करत असलेलं चिंतन, विचार यांमुळे मुलाचा साचा तयार होतो. साध्या शब्दांत सांगायचं तर मूल आईच्या भावनांची सावली होऊन जगात येते. विटा तयार करताना त्या भट्टीत टाकण्यापूर्वी विटांवर काही आकृती किंवा नाव टाकले जाते, नंतर त्या भट्टीत भाजल्या जातात. भाजलेल्या विटांवर ते नाव कायमचे कोरलेले राहते. त्याचप्रमाणे आईच्या भावना संस्कार बनून मुलाच्या अंतर्मनात कायमस्वरूपी राहतात व जन्म ल्यानंतरही त्या त्याच्याबरोबर स्थायी रूपात असतात. म्हणून गर्भकाळात भावनांची दखल घेऊन त्यातील चुका सुधारणे हे महत्त्वाचे काम आहे.

घरात एखादी स्त्री गर्भवती असेल तर घरातील ज्येष्ठ मंडळी, नातलग तिला सल्ले देऊ लागतात, की ''आता आनंदात राहा, वाईट विचार करू नकोस, खाण्या-पिण्याकडे लक्ष दे. नेहमी चांगले विचार कर. रामायण, गीता, कुराण, बायबल यांसारखे धार्मिक ग्रंथ वाच, सत्संगाला जा.'' गर्भवती स्त्री आपल्या इंद्रियांद्वारे जे ग्रहण करते, त्याचा परिणाम तिच्या शरीरावर होतो, हे त्यामागचे कारण आहे.

ज्या प्रकारचे अन्न ती सेवन करेल, तसा परिणाम तिच्या आरोग्यावर होईल. ज्या गोष्टी ऐकेल, दृश्य बघेल, ज्या गोष्टी ग्रहण करेल, त्या सर्वांचा परिणाम तिच्या मनावर, बुद्धीवर व शरीरावर होईल. गर्भस्थ शिशूवर तिने ग्रहण केलेल्या गोष्टींचा प्रभाव पडेल. याचाच अर्थ, आई आपल्या शरीररूपी पानावर जे लिहील, त्याचा ठसा तिच्या पोटात वाढणाऱ्या शिशूरूपी पानावर उमटेल. गर्भावर होणारे संस्कार त्याच्या व्यक्तिमत्त्वाचा न पुसता येणारा भाग होतो.

गर्भवती स्त्रीला जी कामे करायला सांगितली जातात, त्यात भौतिक स्वरूपातील कामे ती ऐकते. उदाहरणार्थ, खाण्या-पिण्याकडे लक्ष देणे, धार्मिक ग्रंथ वाचणे, सत्संगाला जाणे इ. पण विचार व भावना यांवर इतर कोणी नियंत्रण ठेवू शकत नाहीत. या गोष्टी जबरदस्तीने करता येत नाहीत. विचारांची कसरत चालूच राहते.

सत्संगात जाऊनही एखाद्या गर्भवती स्त्रीच्या मनात तिच्या एखाद्या नातेवाइकांविषयी वाईट भावना येऊ शकते. तिला एखादी वाईट घटना आठवू शकते. जेव्हा एखादा माणूस जबरदस्तीने चांगले चिंतन करण्याचा प्रयत्न करतो, तेव्हा हमखास नकारात्मकता उफाळून येते. म्हणून ध्यान, भक्ती करताना आत दडलेली नकारात्मकता सर्वांत जास्त बाहेर येते. जेव्हा योग्य समज मिळते तेव्हा

आपल्या भावना व विचार बदलतात. नुसत्या सांगण्याने हे बदलू शकत नाही. समज प्राप्त करून कोणतेही कार्य करणे सोपे असते.

विशाल- कोणत्या गोष्टीची समज? ती एकच समज आहे का जी प्राप्त होताच आपल्या भावना व विचार पूर्णपणे बदलतात, शुद्ध होतात.

गायत्रीकाकू- मूळ समज एकच आहे. ती म्हणजे स्वतःची ओळख. 'मी कोण आहे' हे जाणताच बाकी सर्व समस्या, अज्ञान विलीन होते. पण आता या विषयावर मी बोलणार नाही नंतर आपण बोलू. तुम्हाला काल ज्या गोष्टींवर मनन करायला सांगितलं होतं, आपल्या भावनांचं निरीक्षण करायला सांगितलं होतं, ते केलं का? केलं असेल तर असं काय लक्षात आलं, की ज्याचा मुलावर वाईट परिणाम होऊ शकतो?

विशाल- काकू, मला इतरांच्या चुकीच्या वागण्याचा, निष्काळजीपणाचा खूप राग येतो. ते मूर्खासारखे कसे वागू शकतात, असे मला वाटते. मी आमच्या कंपनीत मॅनेजरच्या पदावर आहे. माझ्या हाताखाली काम करणाऱ्या कोणत्याही कर्मचाऱ्याचे चुकीचे वागणे मला सहन होत नाही. ऑफीसमध्येच नाही तर बाहेरही मी इतरांकडून समजुतीने वागण्याची अपेक्षा करतो. ती पूर्ण झाली नाही तर मला खूप राग येतो.

सलोनी- असं काही नाही काकू. यांना तर कारणच लागतं रागावण्यासाठी, बडबडण्यासाठी. समोरचा कितीही समजूतदारपणे वागला तरी हे काही ना काही चूक काढतातच. मला तर वाटतं, हे आमच्या मुलाच्या लहान-सहान चुकांवरूनसुद्धा त्याला डाफरतील, रागावतील. कसे होईल बिचाऱ्याचे?

सलोनीने तक्रार करत म्हटले. विशालने थोड्या रागाने तिच्याकडे पाहिले. यावर काकू नुसत्या हसल्या.

गायत्रीकाकू- याचा अर्थ, तुझी वृत्ती रागीट व परिपूर्णतावादी (perfectionist) आहे. तुझ्या मते एखादे काम वेळेत झाले नाही तर तुला त्रास होतो. सलोनी, तुला काय वाटते?

सलोनी- मला वाटते, मी नियोजन करण्यात कमी पडते. कदाचित मी माझ्या बाळाची चांगली काळजी घेऊ शकणार नाही, असे मला वाटते. मुलाच्या भविष्याबाबत मला असुरक्षितता वाटते. त्याला चांगले घर, चांगले शिक्षण, चांगले पालन-पोषण देऊ शकू की नाही, याबद्दल साशंकता वाटते.

विशाल- यासाठी ती माझ्यावर नोकरी बदलण्यासाठी, मोठे घर घेण्यासाठी दबाव आणते. तुम्हीच तिला समजावा, की सध्याच्या परिस्थितीत नोकरी बदलणे इतके सोपे आहे का? हीच नोकरी टिकून राहावी म्हणून किती धडपड करावी लागते, हे तिला समजतच नाही. यावेळी विशालने सलोनीची तक्रार केली.

सलोनी- खरं सांगू काकू, माझे लहानपण खूप खडतर होते. आम्ही पाच भावंडे होतो. दोन लहान खोल्यांमध्ये राहत होतो. आमच्या आई-वडिलांनी आमच्या गरजा कशाबशा पूर्ण केल्या व आम्हाला आमच्या इच्छा माराव्या लागल्या. माझे लहानपण चांगले गेले नाही, याची खंत अजूनही माझ्या मनात आहे. जर मुलांचा सांभाळ करण्याची साधने नव्हती तर इतकी मुले जन्माला घालायची काय गरज होती? माझ्या मुलाला कोणत्याही गोष्टीचे दुःख होता कामा नये, असे मला वाटते. म्हणून त्याला सुखाचे लहानपण देण्यासाठी आयोजन करावे असे मला वाटते.

गायत्रीकाकू- ठीक आहे सलोनी. तुझी वृत्ती न्यूनत्व शोधण्याची व असुरक्षित वाटण्याची आहे. आता याविषयी बोलू. मधू, तू सांग, तुझ्या भावनांविषयी तू काय निरीक्षण केलेस?

मधू- काकू, माझी सर्वांत मोठी समस्या आहे, की मी कधीही आनंदी राहू शकत नाही. माझ्या डोक्यात नेहमी पूर्वीच्याच गोष्टी पिंगा घालत असतात. मला कोणी काही बोललं, माझ्याशी वाईट वागलं किंवा माझ्याकडे दुर्लक्ष केलं तर त्यांचं असं वागणं मी विसरू शकत नाही. एकटी असले की मला सारखं ते आठवतं राहतं.

गायत्रीकाकू- याचा अर्थ, तू इतरांना सहजासहजी माफ करू शकत नाहीस. घटना विसरू शकत नाहीस. त्या मनात धरून ठेवतेस.

मधू- होय काकू. गर्भावस्थेच्या सुरुवातीला काळात मला खूप उलट्या, मळमळ असा त्रात होत होता. अन्नाचा वास सहन होता नव्हता. मी स्वयंपाक करू शकत नव्हते व काही खाण्याची इच्छाही होत नव्हती. इथे जवळच आमचे दोन नातेवाईक राहतात. माझी त्यांच्याकडून अशा कठीण प्रसंगात सहकार्य देण्याची अपेक्षा होती. त्यांनी माझी काळजी घ्यावी असे मला वाटे. पण त्यांनी ढुंकूनही माझ्याकडे बघितले नाही. त्यांना जेव्हा आवश्यकता होती, तेव्हा आम्ही त्यांना खूप मदत केली होती, त्यांची काळजी घेतली होती. परंतु माझ्यावेळी मात्र माझी काहीच पर्वा केली नाही. आता जेव्हा ते मला भेटतात तेव्हा मला त्यांच्याशी बोलावेसेही वाटत नाही. त्यांचे तोंड पाहण्याचीही माझी इच्छा नाही. मला नाही वाटतं, की मी त्यांना कधी माफ करू शकेन.

मनीष- बाहेरच्यांचे सोडा. ही तर मलासुद्धा कधी माफ करत नाही. कधी आपसांत वाद झाला तर आठवडाभर ती माझ्याशी बोलत नाही. तिची मनधरणी करण्यात माझी मनःस्थिती बिघडते.

गायत्रीकाकू- काही हरकत नाही. लवकरच मधूच्या लक्षात असं काही येईल, ज्यामुळे तिचे वागणे बदलेल. आता तू सांग मनीष, मुलासाठी अयोग्य अशी कोणती गोष्ट तुला तुझ्या मनात सापडली?

मनीष- कोणत्याही प्रकारचा बदल मी लवकर स्वीकारू शकत नाही. आम्ही तुम्हाला याआधीच सांगितलं, की गर्भाचा स्वीकार करण्यातही आमचा खूप वेळ गेला. खूप नकारात्मक विचार आले होते. जीवनात एखादे मोठे परिवर्तन झाले तर मी कसे सांभाळू शकेन, माझ्या जीवनात खळबळ होईल, असे मला वाटते. वास्तविक मला सुरक्षित जीवन असावे असे वाटते. अशातच मूल जन्माला आले तर शंभर प्रकारचे बदल घडतील. माझ्या सवयीमुळे मी माझ्या मुलाला काही त्रास तर होणार नाही ना, अशी मला भीती वाटते.

गायत्रीकाकू- काही त्रास होणार नाही. तुमच्यापैकी कोणालाच काही त्रास होणार नाही. कारण तुम्ही सर्वांनी तुमच्यातील कमतरता ओळखली आहे. जेव्हा न्यूनता दिसू लागते तेव्हा ती दूर करण्यासाठी पावले उचलली जातात. पावले उचलली की न्यूनत्व दूर होते. कमतरता समजली म्हणजे अर्धी लढाई जिंकल्यासारखेच आहे. उरलेली समज मिळाल्यानंतर जिंकू शकाल.

गायत्रीकाकूंच्या बोलण्याने सर्वांच्या चेहऱ्यावर चमक आली. येणाऱ्या मुलामुळे त्यांनाही चांगले शिकायला मिळत होते. त्यामुळे त्यांच्यात उत्साह संचारला होता.

गायत्रीकाकू- माणसातील तीन मूळ गुण जाणून घेऊन समज ग्रहण करण्याची सुरुवात करूया. तुम्ही सत्त्व, रज, तम याविषयी काही ऐकले आहे का?

गायत्रीकाकूंच्या प्रश्नावर सर्वजण एकमेकांकडे पाहू लागले. हे तीनही गुण त्यांच्यात होते पण त्यांना हे माहीत नव्हते.

तेवढ्यात मधूला काही आठवले व ती म्हणाली-

मधू- गर्भधारणा झाल्याचे समजताच माझ्या सासूने मला गीता वाचायला सांगितली. त्यातील एका अध्यायात हे शब्द वाचले होते. पण मला काही समजले नाही.

गायत्रीकाकू- मी हेच सांगत होते. गर्भवती स्त्रीला घरातील ज्येष्ठ लोकांनी काही सांगितले तर भौतिक पद्धतीने एखाद्या कर्मकांडाप्रमाणे ती गोष्ट केली जाते. पण जोपर्यंत त्याच्यामागे असणारी समज मनात उतरत नाही, तोपर्यंत त्याचा काही उपयोग होत नाही. जर तू गीतेसारखा ग्रंथ समजून घेऊन वाचला असतास तर तुझ्या मनात कोणताही प्रश्न किंवा वृत्ती राहिल्या नसत्या. पण जसा वाचायला पाहिजे तसा तू वाचलाच नाही. ग्रंथामध्ये दडलेली समज आत्मसात न केल्यामुळे त्याचा काहीच परिणाम झाला नाही. समजेविना सारे ग्रंथ, सत्संग निष्फळ आहेत. मननाविना हिरेसुद्धा कोळशासमान आहेत.

ठीक आहे. जे झालं ते झालं. आता सर्वांत प्रथम माणसाचे हे तीन गुण समजून घेऊ. हे समजले तर इतरांकडे बघण्याचा दृष्टिकोनच बदलून जाईल.

मनन बिंदू:

- आईच्या भावना संस्काररूपात मुलाच्या अंतर्मनात कायमस्वरूपी कोरल्या जातात. जन्माला आल्यानंतरही त्या स्थायी स्वरूपात राहतात. म्हणून गर्भधारणा झाल्यावर स्त्रियांना खाण्या-पिण्याकडे लक्ष द्यायला सांगितले जाते. चांगले विचार करायला, धार्मिक ग्रंथ वाचायला सांगितले जाते.

- समजून न घेता वाचलेले धार्मिक ग्रंथ म्हणजे मननाविना हिरेसुद्धा कोळशासमान असे होते. म्हणून कोणताही ग्रंथ वाचताना तो पूर्णपणे समजून घेऊन, ज्ञान संपादन करून श्रद्धेने वाचा.

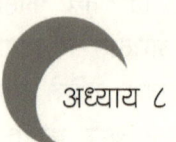

अध्याय ८

मूळ स्वभावाची समज

तिन्ही गुणांपलीकडे

कित्येकदा असे घडते की समोरच्या माणसाची वर्तणूक पाहून मनात विचार येतो, ''असं कसं करू शकतो तो? इतका मूर्ख कसा? मी याच्या जागी असतो तर असं केलं असतं, तसं केलं असतं.''

उदाहरणार्थ, एका ऑफिसमध्ये एका कर्मचाऱ्याचे खूप काम बाकी राहिले होते. पण तो आरामात गप्पा मारत बसला होता. बाहेर लोकांची रांग लागली होती पण त्याला काहीच फरक पडता नव्हता. अशावेळी एखादा माणूस त्याला पाहून चिडतो व म्हणतो, ''हा माणूस असा का करतोय? इतका बेजबाबदार कसा?'' त्यावर तो आळशी कर्मठ माणूस लोकांकडे पाहून म्हणतो, ''घाण्याच्या बैलाप्रमाणे सतत काम करण्याची काय गरज आहे? वेळेचा पगार मिळतो, कामाचा नाही.''

प्रत्येकाच्या मनात इतरांबद्दल असे अनेक प्रश्न असतात. काही प्रश्नांची उत्तरे मिळतात, तर काहींची नाही.

एखाद्या माणसाच्या मनाचा साचा कसा आहे, त्याचा स्वभाव, वृत्ती कशी आहे, ज्यामुळे त्याची वर्तणूक ठरते? मनाचा साचा त्याच्या विचारांवर ताबा ठेवतो का? इच्छा असूनही तो माणूस स्वतःला त्यापासून वेगळे करू

शकत नाही. त्याची वृत्ती त्याला सुरक्षिततेचा भाग वाटते. कितीही दुःख झाले, त्रास झाला, तरी तो त्यातून बाहेर पडू शकत नाही.

गायत्रीकाकू पुढे याच साच्याबद्दल सांगणार होत्या. कारण हे जाणून घेणे व समजून घेणे प्रत्येकासाठी आवश्यक होते. त्यामुळे स्वतःला, इतरांना व मुलाला समजून घेणे त्यांच्यासाठी सोपे होणार होते.

माणसाच्या स्वभावाला गीतेमध्ये 'त्रिगुणी प्रकृती' असे म्हटले गेले आहे. याचा अर्थ, तीन गुण असणारा स्वभाव. स्वभावच माणसाची वर्तणूक, विचार, बुद्धी, भावना व खाणे-पिणे ठरवतो. माणसाचा निसर्गतः बनलेला साचा, प्रोग्रामिंग जाणून घेण्यासाठी सर्वजण उत्सुक होते.

गायत्रीकाकू- कोणताही माणूस इतरांच्या इच्छेनुसार वागत नाही. त्याचा स्वभाव, वृत्ती जशी असेल त्यावरून त्याचे वागणे ठरते. स्वभाव नियती ठरवते. तीन गुणांनी बनलेला असल्याने याला त्रिगुणी म्हटले जाते. हे तीन गुण आहेत सत्त्वगुण, रजोगुण, तमोगुण. प्रत्येक माणसात या तीनही गुणांचा कमी-अधिक प्रमाणात समावेश असतो. म्हणजे वेगवेळ्या प्रमाणात हे गुण सर्वांमध्ये असतात.

काही शरीरांमध्ये एका गुणाचे प्राबल्य जास्त असते व दुसरे दोन गुण गौण असतात. ज्या माणसात जो गुण जास्त असतो, त्याच्या प्रभावामुळे तो तसे कार्य करतो. त्याच गुणाचा त्याच्या विचारावर, बुद्धीवर व भावनांवर पगडा असतो. आधी आपण हे तीन गुण थोडक्यात समजून घेऊ व नंतर त्यावर बोलू. या गुणांची वैशिष्ट्ये जाणून घेतल्यानंतर तुम्हाला तुमचा स्वभाव समजेल व आपण असे का आहोत, हेही लक्षात येईल.

आधी तमोगुणविषयी जाणून घेऊ. तमोगुणाचा मूळ स्वभाव याच्या नावातच दडलेला आहे. तम म्हणजे अंधार. अंधार हा अज्ञान, दुःख, अपराध यांचे प्रतीक आहे. तमोगुण जास्त असणाऱ्या माणसात मद, अहंकार, सुस्ती, झोपाळूपणा, काम न करण्याची वृत्ती, काम टाळण्याची वृत्ती यांसारख्या सवयी असतात. तमोगुणी माणसाला जास्त कष्ट घेण्याची सवय नसते. म्हणून असे लोक कामे टाळतात. त्यासाठी कितीही कारणे सांगावी लागली, नुकसान झाले तरी त्यांना चालते. तमोगुणामुळे माणूस योग्य निर्णय घेऊ शकत नाही.

मनीष, विशाल तुम्ही ऑफिसमध्ये बघितले असेल, की लोक कामे टाळण्यासाठी आजारपणाची, कुटुंबातील सदस्यांना काही त्रास होत असल्याची कारणे

सांगून ऑफिसला उशिरा येतात किंवा खूप सुट्ट्या घेतात. तमोगुण असे वागण्यास भाग पाडतो. तमोगुण सुस्ती टिकून राहावी यासाठी तळलेले, भाजलेले, शिळे अन्न पसंत करतो. अशा माणसाचे विचारही सुस्त असतात. परिणामी कल्पनाशीलता, रचनात्मकता यांवर तमोगुणाचे सावट येते.

आता दुसरे दोन गुण समजून घेऊ. नंतर तुम्ही तुमचा कोणता गुण आहे, ते सांगा. तुमच्यावर कोणता गुण कधी वरचढ होतो, ते सांगा.

गायत्रीकाकू जेव्हा तमोगुणविषयी सांगत होत्या, तेव्हा विशाल खूप बेचैन झाला होता. तो सतत एक पाय हलवत राहिला होता. त्याचे हात सारखे मोबाइलकडे वळत होते. त्याच्या मनात काही विचार सुरू आहेत, हे त्याच्या हावभावावरून लक्षात येत होते. त्याची बेचैनी पाहून काकूंच्या लक्षात आले, की विशाल रजोगुणी आहे. त्यामुळे शांत व संयमाने बसणे त्याच्यासाठी कठीण काम होते.

गायत्रीकाकू- विशाल तुला काय वाटतं? तुझा स्वभाव कसा आहे? तुझ्यात कोणता गुण जास्त आहे?

विशाल- काकू, मी संतुलित माणूस आहे. जसं, असायला हवं तसा मी आहे. कोणत्याही गुणाचे प्राबल्य नाही.

गायत्रीकाकू- ठीक आहे. आता रजोगुणाविषयी जाणून घेऊ. माणसाची क्रियाशीलता रजोगुणामुळे असते. रजोगुणामुळे माणसात इच्छा, आकांक्षा निर्माण होतात व त्यामुळे माणूस त्या पूर्ण करण्यासाठी धावत राहतो. प्रत्येकात थोडा तरी रजोगुण असतोच आणि असायलाच हवा. पण ज्या शरीरात रजोगुणाचे प्रमाण जासत असते, ते शांत बसू शकत नाहीत. त्याचा मूळ मंत्र असतो, 'आता पुढे काय? किंवा आता मी काय करू?' एक काम पूर्ण झालं की ते दुसऱ्या कामाच्या मागे लागतात.

रजोगुणी लोक महत्त्वाकांक्षी व अधिक क्रियाशील असतात. त्यांचा मेंदू त्यांच्या शरीराला आराम करू देत नाही. तो सतत क्रियाशील असतो. अशा लोकांची झोप कमी असते.

अशा लोकांना इतर लोकांचे काम न करता नुसते बसणे सहन होत नाही. ते इतरांनाही पळायला भाग पाडतात. वरिष्ठ अधिकारी रजोगुणी असेल तर त्याच्या हाताखालचे कर्मचारी नेहमी त्रस्त राहतात.

गायत्रीकाकूंनी हसत-हसत असे म्हटल्याबरोबर विशालला आश्चर्य वाटले. त्याला वाटले, या माझ्याबद्दलच सांगत आहेत. ही तर माझी वैशिष्ट्ये आहेत. पण

या अशा प्रकारे सांगतात, की जणू ही माझ्यातील उणीव आहे. ही गोष्ट खरी की माझ्या हाताखाली काम करणारे लोक त्रासून म्हणतात, 'बॉस तर श्वास घ्यायलाही फुरसत देत नाही.' पण कामं तर व्हायलाच हवी ना? नाहीतर टार्गेट पूर्ण कसे करणार? प्रगती कशी होणार? इकडे विशाल विचारात गढून गेला होता. तिकडे गायत्रीकाकू पुढे सांगत होत्या.

सलोनी- काकू, तुम्ही तर यांची सगळी वैशिष्ट्ये सांगितली. हे स्वतः शांत बसत नाहीत व इतरांनी शांत बसलेले यांना सहन होत नाही. आमची जास्त भांडणे याच कारणावरून होतात. घरी आल्यावरही ऑफिसचे काम करत राहतात. त्यांना वाटतं, उद्याचे काम आजच संपवून टाकू, म्हणजे उद्या वाचलेल्या वेळात इतर काही राहिलेली कामे करता येतील.

गायत्रीकाकू- बरोबर. रजोगुणी असाच विचार करतात. उद्या कराल ते आज करा, आज करायचे ते त्वरित करा. त्याउलट तमोगुणी विचार करतो, 'आज करायचे ते उद्या कर, उद्या करायचे ते परवा. इतकी घाई कशाला?' हे ऐकून सगळे हसू लागले.

विशाल- मग त्यात वाईट काय? खरं सांगायचं तर हे जग रजोगुणी लोकांमुळेच सुरू आहे. तमोगुणींनी ते कधीच बुडवून टाकलं असतं. असे म्हणत त्याने कुत्सित नजरेने मनीषकडे पाहिले.

गायत्रीकाकू- हे बघ विशाल, गोष्ट जग चालवण्याची नाही, तर संतुलित जीवनाची आहे. रजोगुणी माणसांचे एक वैशिष्ट्य असतं, की ते स्वतःला कर्ता मानून कर्तेपणाच्या अहंकारात बुडून जातात. त्यांना वाटतं, की आम्ही हे काम केलं नाही तर ते होणारच नाही, जगरहाटी थांबेल. पण असं काही होत नसतं. आज तू तुझी कंपनी सोडलीस तर ती बंद पडणार नाही. ती सुरूच राहील. पण अशा विचारांमुळे रजोगुणी माणूस संतुलित जीवन जगायचे विसरून अतिरिक्त जबाबदाऱ्या ओढवून घेतो. त्यामुळे त्याचे शरीर, मन लगेच थकते. तो ताण, अनिद्रा, राग, चिडचिडेपणा, उच्च रक्तदाब यांसारख्या आजारांना बळी पडतो.

हे ऐकून विशाल गप्प बसला.

गायत्रीकाकू- आता सत्त्वगुण लक्षात घ्या. सत्त्वगुण, रजोगुण व तमोगुणापेक्षा चांगला आहे. याच्या नावावरूनच लक्षात येतं, की यांत शांती, निर्मळपणा, सद्बुद्धी, चांगले चरित्र, चांगले आचरण, सेवा, करुणा यांसारखे गुण असतात. सत्त्वगुणी

माणूस कामाचा आळस करत नाही व त्यात घाई गडबडही करत नाही. तो प्रत्येक काम योग्य व वक्तशीरपणे करतो. तो फक्त स्वतःपुरते बघत नाही. इतरांचाही विचार करतो व स्वतःच्या चांगल्या कार्याप्रति जागरूक असतो.

असे लोक वेळेत झोपतात, वेळेवर उठतात, सात्त्विक आहार घेतात. धर्म, ज्ञान, अध्यात्म अशी सात्त्विक पुस्तके वाचतात. सात्त्विक चिंतन-मनन करतात, सत्संगाला जातात. नेहती चांगल्या लोकांबरोबर राहतात. विकारांचा पगडा स्वतःवर होऊ देत नाहीत. त्यांच्या चांगल्या आचार-विचारांमुळे त्यांच्या आजूबाजूचे लोक त्यांना सन्मान देतात. समाजात यांची प्रशंसा होते.

मधू- काकू, हे सर्व गुण माझ्या वडिलांमध्ये आहेत. ते असेच आहेत. त्यांनी आपले जीवन असेच व्यतीत केले आहे. त्यांचे स्वतःच्या खाण्या-पिण्याकडे व स्वास्थ्याकडे लक्ष असते. त्यांना कोणत्याही गोष्टींचा लोभ नाही.

गर्वाने मधू सांगत होती.

मनीष- मग सत्त्वगुणी माणसात काही उणीव नसते का?

गायत्रीकाकू- असते ना! सत्त्वगुणी असल्याने त्याचे जीवन सुख-शांती व संतुष्टीने भरलेले असते, त्याला प्रशंसा मिळते पण अडचण अशी असते, की या गोष्टींची त्याला सवय जडते. इतरांनी केलेल्या स्तुतीमुळे तो स्वतःला आदर्श समजू लागतो. त्याला आपल्या ज्ञानाचा, चांगुलपणाचा, मान-प्रतिष्ठेचा अहंकार होतो.

सलोनी- सर्व गुणामंध्ये जर काही ना काही त्रुटी असतील, तर मग योग्य अवस्था कोणती? काय बनायचे व कसे?

हे जाणून घेण्यासाठी सर्वजण उत्सुकतेने गायत्रीकाकूंकडे बघत होते.

गायत्रीकाकू- सफल जीवनाची किल्ली म्हणजे या तिन्ही गुणांचे (सत्त्व, रज, तम) संतुलन. तुमच्या मुलामध्ये जर तीनही गुण सुरुवातीपासूनच संतुलित असतील त्याचे जीवन सरळ, सहज व सफल असेल. पण जर त्याचे आई-वडील संतुलित जीवन जगत असतील, तर तो तसा घडेल. म्हणून मूल जन्माला येण्यापूर्वीच जीवनात संतुलित अवस्था प्राप्त करायची आहे म्हणजे त्याचा प्रभाव गर्भावर होऊ लागेल.

आता तुम्ही स्वतःमधले गुण ओळखा व त्यांचे संतुलन करा. हळूहळू तुम्हाला लाभ घेता येईल व गुणांमुळे होणारे नुकसानही टाळता येईल.

मनीष- त्यासाठी काय करायचे?

गायत्रीकाकू- अगदी सोपं आहे, दिवसभरात तुम्ही किती वेळ झोपता, किती वेळ आराम करता, किती काम करता, जी कामे करता ती खरंच आवश्यक असतात, की केवळ वेळ घालवण्यासाठी करता, हे बघायचे आहे. कोणतेही काम करण्यामागे तुमचे भाव कसे असतात, किती वेळ निरर्थक विचार करत बसता किंवा इतरांच्या चुगल्या करता, तुमचा किती वेळ मनोरंजनात (टी.व्ही., मोबाईल, इंटरनेट) वाया जातो इत्यादी.

अशा प्रकारे आपल्या दैनंदिन कामांची सूची तयार करा व त्याचे निरीक्षण करा. आपल्या दिनचर्येत कोणत्या प्रकारचे आचरण जास्त असते व ते कोणत्या गुणांनी प्रेरीत असते? समजा, तुम्ही आवश्यकतेपेक्षा जास्त झोपता, आराम करण्यासाठी कामे टाळता किंवा कामे करण्याचा कंटाळा येता, मनोरंजनात, टी.व्ही., मोबाइल यांमध्ये तुमचा वेळ वाया जातो तर तमोगुणांचा प्रभाव जास्त असल्याने असे घडते. त्यावर तुम्हाला काम करावे लागेल.

विशाल- माझ्यासारख्या रजोगुणीने काय करायला पाहिजे?

गायत्रीकाकू- रजोगुण जास्त प्रबळ असेल तर त्याच्या त्रुटी काय माहीत आहे? रजोगुणीला वाटतं, जर मी काम केलं नाही तर जगातली कामं होणारच नाही. जगरहाटी बंद पडेल.

वास्तविक असे नसते. सगळी कामे वेळेवर पूर्ण होत असतात. या गोष्टी समजण्यासाठी तुला कामाच्यामध्ये थोडं थांबून काही क्षण शांत, मौनामध्ये राहायचे आहे. काही मिनिटांसाठी ध्यानात बसायचे आहे व ठरावीक वेळी स्वतःला कामापासून दूर ठेवायचे आहे.

याखेरीज इतरांवर विश्वास ठेवायलाही शिकायचे आहे. रजोगुणी लोक इतरांवर पटकन विश्वास ठेवत नाहीत. त्यांना वाटते, की जर त्यांनी ते काम नीट केले नाही तर, वेळेत पूर्ण केले नाही तर... म्हणून ते इतरांची कामेसुद्धा स्वतःच करून टाकतात. रजोगुणी स्त्रिया घरातील कामांची जबाबदारी इतरांवर ठेवत नाहीत, स्वतःच सकाळपासून संध्याकाळपर्यंत घरात राबतात आणि वर तक्रार करत राहतात. या सवयीतून मुक्त होण्यासाठी इतरांवर कामाची जबाबदारी सोपवायला हवी व स्वतःच्या आरामाकडे लक्ष द्यायला हवं.

काम करताना अशी भावना असावी, की 'ईश्वर माझ्याकडून हे काम करवून घेत आहे. या कामामुळे अमूक-अमूक फायदा होणार आहे, कोणाचं तरी चांगलं

होणार आहे. हे काम लोकांच्या विकासासाठी शिडीसारखं ठरेल.' इत्यादी. निःस्वार्थ भावनेने काम केले तर रजोगुण संतुलित होतो, सत्त्वगुण वाढतो, त्याचबरोबर कामाची गुणवत्ताही वाढते. सत्त्वगुणीने कायम लक्षात ठेवायचं आहे की कधीही आपल्या चांगुलपणामुळे, सेवाकार्यामुळे, पूजाभक्तीमुळे आपला अहंकार वाढवायचा नाही.

मनीष- काकू, मी काय करायला हवं हे माझ्या लक्षात आलं. आराम, मनोरंजन यासाठी वेळ निर्धारित करायचा आहे. कामे टाळण्याच्या प्रवृत्तीवर काम करायचं आहे.

विशाल- मी पण तुम्ही सांगितलेल्या गोष्टींची अंमलबजावणी करेन. रजोगुणावर ताबा ठेवून तिन्ही गुण संतुलित करण्याचा प्रयत्न करेन.

गायत्रीकाकू- वा! माणसाचा स्वभाव निर्धारित करणारे गुण व त्यांचे परिणाम तुम्ही सर्वांनी समजून घेतले हे छान झालं. तुम्ही त्यावर काम करा व त्यासंदर्भात आपसांत बोला. उद्या अजून एक महत्त्वाचा विषय समजून घेऊ. तुमच्या जीवनात जर त्याचा अंगीकार केलात तर तुमचे पुढचे जीवन खूप सहज, सरळ असेल.

🍃 मनन बिंदू:

- मनन करून जाणून घ्या, की २४ तासांची तुमची दिनचर्या कशी असते? किती वेळ तुम्ही काम करता, मनोरंजनात घालवता व आळसात घालवता? तुम्ही इतरांची निःस्वार्थ भावनेने सेवा करू शकता का?

- माणसाचा स्वभाव तीन गुणांमुळे असतो. त्यावरून त्याची वर्तणूक, विचार, बुद्धी, भावना व खाणे-पिणे ठरते. आपला मूळ गुण ओळखता यावा, हा आपला उद्देश असावा. चांगल्या गुणांचे प्रमाण वाढावे व वाईट गुण कमीत-कमी असावेत.

- जीवन सुखी, स्वस्थ, समृद्ध व रचनात्मक होण्यासाठी सर्व गुणांचे संतुलन असावे. संतुलन म्हणजे जितका आवश्यक आहे तेवढा. त्याच्यापेक्षा जास्त नको व कमीही नको. 🍃

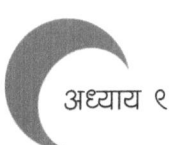

अध्याय ९

परिस्थितीचे वास्तव बघण्याची कला
मदत न करणे हीसुद्धा मदतच आहे

सकाळचे दहा वाजले होते. आज संध्याकाळी गायत्रीकाकू शिकवणी घेणार नव्हत्या. मधू व मनीषच्या लग्नाचा वाढदिवस असल्याने त्यानिमित्त संध्याकाळी एक छोटा समारंभ त्यांनी आयोजित केला होता.

गायत्रीकाकू त्यांना काय भेटवस्तू द्यायची, याचाच विचार करत होत्या. भेटवस्तू अशी हवी, की जी सार्थ व आकर्षक असावी. विचार करत असतानाच फोनची रिंग वाजली. मनीषचा फोन होता.

मनीष- नमस्कार काकू. गडबडीत नसाल तर दोन मिनिटे बोलू का?

काकू- हो, बोल मनीष, काय झालं?

मनीष- काकू, एक अडचण निर्माण झाली आहे. तुम्हीच त्यावर तोडगा काढू शकता. मधूचा तुमच्यावर विश्वास आहे. तिच्या मनात तुमच्याबद्दल आदर आहे. ती आता निष्कारण हट्ट करत आहे व तुम्हीच तिला समजावू शकता.

गायत्रीकाकू- अरे, पण काय झालं? काय घडलं? आज तुमच्या लग्नाचा वाढदिवस आहे ना? मग का भांडताय?

मनीष- भांडण असं नाही. पण मतभेद आहे. तुम्हाला माहीत आहे की आज संध्याकाळी एका छोट्या समारंभाचे आयोजन केले आहे. जास्त लोकांना बोलावले नाही. थोडेच लोक आहेत.

गायत्रीकाकू- मग?

मनीष- तुम्हाला आठवत असेल, मधूने आमच्याजवळ राहणाऱ्या नातेवाइकांबद्दल तुम्हाला सांगितलं होतं. तिच्या गर्भधारणेनंतरच्या सुरुवातीच्या काळात त्यांनी आम्हाला कोणतीच मदत केली नव्हती. आज सकाळी त्यांनी आम्हाला शुभेच्छा देण्यासाठी फोन केला होता. मी फोन घेतला. फोनवर बोलताना मी त्यांना संध्याकाळच्या कार्यक्रमाचे आमंत्रण दिले. इथे आमच्याजवळ राहणारे ते एकमेव नातेवाईक आहेत. त्यांना बोलवू नये, असे माझ्या मनात नव्हते.

गायत्रीकाकू- मग आता अडचण काय?

मनीष- त्यांना बोलावले म्हणून मधू माझ्यावर रागावून बसली आहे. ती म्हणते, की ते लोक समारंभाला आले तर मी येणार नाही. आता तुम्हीच सांगा, मी काय करू? कोणत्या तोंडाने त्यांना येऊ नका म्हणून सांगू. तुम्ही माझी अवस्था समजू शकता. तुम्हीच मला मदत करू शकता.

मनीष कातर स्वरात विनवणी करत होता. गायत्रीकाकूंनी दीर्घ श्वास घेतला. समस्या खरंच कठीण होती.

काकू- तू काळजी करू नकोस. असं काही होणार नाही. ती मोठ्या प्रेमाने त्यांचे स्वागतही करेल व त्यांच्याशी व्यवस्थित बोलेलसुद्धा. मी आज दुपारीच येते. शक्य झालं तर विशाल व सलोनीलाही दुपारीच बोलावून घे. सलोनी व मी मधूला मदत करू तसेच गर्भसंस्काराची एक महत्त्वाची शिकवणही देता येईल.

काकूंशी बोलल्यामुळे मनीषच्या जिवात जीव आला. काकूंचे आभार मानून त्याने फोन ठेवला.

दुपारी गायत्रीकाकू, सलोनी व विशाल मधू व मनीषच्या घरी गेले. गायत्रीकाकूंनी सर्वांसाठी स्वयंपाक करून आणला होता, जेणेकरून मधूला त्रास होऊ नये. जेवता-जेवता काहीतरी कारण काढून त्यांनी बोलायला सुरुवात केली.

गायत्रीकाकू- मधू, तुझी मनःस्थिती आज ठीक नाही का? आज तर तू दुप्पट आनंदात पाहिजे. एक स्वतःकडून तर दुसरे गर्भात वाढणाऱ्या बाळाकडून. तो आज

पहिल्यांदा आई-वडिलांच्या लग्नाचा वाढदिवस साजरा करणार आहे. त्याला वाटत असेल इतक्या आनंदाच्या दिवशी माझी आई उदास का आहे?

मधू- उदास नाही. मला खूप राग आला आहे. जे लोक मला आवडत नाही त्यांनाच मनीषने संध्याकाळी बोलावले आहे. आता तुम्हीच सांगा. त्याने माझी पूर्ण संध्याकाळ खराब केली.

काकू- कोण आहेत ते?

मधू- मी तुम्हाला सांगितलं होतं ना, आमच्या एका नातेवाइकांबद्दल. इथे जवळच ते राहतात. दूर राहून प्रेम असल्याचं दाखवतात पण जेव्हा मला त्यांची गरज होती तेव्हा त्यांनी माझी काळजी घेतली नाही. फोनवरूनसुद्धा कधी माझी चौकशी केली नाही. मला तर त्यांचे तोंड बघायचीही इच्छा नाही आणि तेसुद्धा आजच्या आनंदाच्या दिवशी. आज पहिल्यांदा मी माझ्या बाळाबरोबर हा आनंदाचा दिवस साजरा करणार होते. मला माझ्या आजूबाजूला कोणतीही नकारात्मकता नको.

गायत्रीकाकू- मधू, नकारात्मकता बाहेर असण्यापेक्षा जास्त अंतरंगात असते. मला एक सांग, तू गरोदर राहण्यापूर्वी तुझे त्यांच्याशी संबंध कसे होते?

मधू- चांगले होते. नेहमी गोड बोलायचे. मी नेहमी त्यांना मदत करत होते. त्यांनी मला मदत करावी अशी कधी वेळ आली नव्हती.

गायत्रीकाकू- तुझ्यावर वेळ आली असताना त्यांनी तुला मदत केली नाही याचे काही कारण असू शकते. याचा तू कधी विचार केलास का? तुला वाटते तसे असेल असे नाही. कदाचित त्यांची काही अडचण असेल. तुझ्याकडे दुर्लक्ष करणं हा कदाचित तुझा भ्रम असू शकतो.

मनीष- ही तर तेव्हापासून त्यांच्याशी बोलतच नाहीये. त्यामुळे त्यांची अडचण कशी समजणार? मनीष नाराजीने थोड्या रागातच बोलला. मधू गप्प होती.

गायत्रीकाकू- तुझ्याकडे दुर्लक्ष केलं, हा तुझा भ्रम असू शकतो.

मधू- कसा काय?

गायत्रीकाकू- हे बघ, जेव्हा कधी अशी वेळ येते, तेव्हा स्वतःला तीन प्रश्न विचारायचे- पहिला- मी जो विचार करत आहे तो भ्रम आहे का?

दुसरा- या गोष्टीतील वास्तव काय आहे?

तिसरा- भ्रम व वास्तव यापेक्षा वेगळे सत्य आहे का?

मधू- मला नाही समजले.

गायत्रीकाकू- बऱ्याच वेळा कसलाही शोध न घेता, ठोस पुरावा नसताना आपले मन आपलेच म्हणणे खरे मानते. ते सत्य असतेच असं नाही. तो भ्रमही असू शकतो. म्हणून कोणत्याही गोष्टीची सत्यासत्यता पडताळून बघायला हवी. आपल्याला झालेला हा भ्रम तर नाही ना हे तपासायला हवं.

तू तुझ्या मनाशी एकच सत्याची गाठ बांधून ठेवली आहेस, की ते माझे नातेवाईक आहेत, मी त्यांना नेहमी मदत केली आहे म्हणून त्यांनीही मला मदत करायला हवी. पण असं घडलं नाही. म्हणजे तुला जे वाटतं ते खरं नव्हतं. सत्य कोणत्याही परिस्थितीत सत्यच असतं. म्हणून तो तुझा भ्रमच होता.

मधू- मग सत्य परिस्थिती काय आहे?

गायत्रीकाकू- ते जाणून घेण्यापूर्वी संपूर्ण घटनेची सत्यता पडताळून पाहू. तुला त्यांनी मदत केली नाही ही गोष्ट खरी आहे, कारण काही का असेना. पण खरंच त्यांनी मदत केली नाही हे वास्तव आहे का?

मधू- म्हणजे?

गायत्रीकाकू- आधी मला सांग, त्या वेळी त्यांनी तुला मदत केली नाही तर स्वतःच कसेही करून त्यातून बाहेर आलीस ना?

मधू- हो, ते बरोबर आहे. मला स्वयंपाक करणं अवघड झालं होतं पण मनीषने कसंतरी शिकून स्वयंपाक केला.

मनीष- होय काकू. मी तीन महिन्यात जे काही शिकलो, ते आयुष्यात शिकलो नव्हतो. कणिक मळणे, पोळ्या करणे, आमटी-भात करणे... मनीष हसत-हसत म्हणाला.

गायत्रीकाकू- छान! बघ आता, त्यांनी मदत न करून तुला जी अशी मदत केली ती इतर कोणी केली नसती. त्यांनी तुम्हा दोघांमध्ये अशी क्षमता निर्माण केली आहे, की वाइटातल्या वाईट प्रसंगातही तुम्ही स्वतःची काळजी घेऊ शकाल. मदतीसाठी कोणाकडे हात पसरायची गरज नाही आता.

एखाद्या लहान मुलाला सायकल शिकवताना त्याचे वडील थोड्या वेळाने

सायकलवरचा हात काढून टाकतात. वडिलांचा उद्देश मुलाला मदत न करण्याचा नसतो तर त्याने आत्मनिर्भर व्हावे असे त्यांना वाटते.

अगदी याच पद्धतीने नियती मोठी जबाबदारी टाकण्यापूर्वी आपल्याला त्यासाठी तयार करते. आपली क्षमता वाढावी, आपण कणखर व्हावे, कोणतीही जबाबदारी पेलण्यासाठी सक्षम व्हावे यासाठी ती अशी व्यवस्था करते.

आत्ताशी तुझे तीन महिने पर पडले आहेत. पुढे तुझी प्रसूती होईल, मूल जन्माला आल्यानंतर त्याच्या संगोपनात वेगवेगळ्या अडचणी येतील, काही प्रसंग उद्भवतील. त्यासाठी आत्तापासूनच तुम्ही दोघांनी त्यासाठी तयार व्हायला हवं. इतरांवर अवलंबून राहून तुम्ही मुलाचे संगोपन कसे करणार?

त्यामुळे त्यांनी मदत केली नाही, ही नियतीने केलेली सर्वांत मोठी मदत आहे. तिने तुम्हाला कठीण परिस्थितीत स्वतःला सावरण्यायोग्य बनवले हेच सत्य आहे व ते तुम्ही समजून घ्या.

कधी-कधी एखादा आपल्याला मदत न करून खूप मोठी मदत करत असतो. त्यामुळे आपल्यात एक वेगळी क्षमता निर्माण होते, जी आयुष्यभरासाठी आपल्याबरोबर राहते व आपले सामर्थ्य वाढवते. आता तू स्वयंपाक करताना कधीही मनीषची मदत घेऊ शकते, स्वयंपाक करू शकते... बरोबर ना मनीष?

काकू हसत-हसत म्हणाल्या.

मनीष- खरं आहे काकू. मीही आत ठरवलं आहे, की मला माझ्यातले तमोगुण कमी करून रजोगुण वाढवायचे आहेत. सुरुवात या कामापासून झाली तरी हरकत नाही. मधूला माझी मदतही होईल व माझा आळस कमी होईल.

मनीषचे असे सकारात्मक बोलणे ऐकून मधूच्या चेहऱ्यावर हसू उमटले.

मधू- हे तुम्ही बरोबर म्हणालात काकू. असा विचार मी कधी केलाच नाही. इथे आम्ही दोघेच राहतो. घरातील लोक नेहमी मदतीला येऊ शकत नाहीत. पुढे आम्हाला दोघांनाच परस्परांची काळजी घ्यावी लागणार आहे. माझं तर मनीषने कधीच ऐकलं नसतं याबाबतीत. त्या नातेवाइकांमुळे का होईना, पण मनीषने अनिच्छेने स्वयंपाक घरातील कामे शिकून घेतली.

गायत्रीकाकू- आज जेव्हा ते नातेवाईक येतील, तेव्हा त्यांचे आभार माना. कृतज्ञतेच्या भावनेने त्यांचे स्वागत करा.

हे ऐकून मधू हसली. मनीषने निःश्वास टाकला. पण सलोनीच्या मनात काही चालू होते व ते तिच्या चेहऱ्यावर दिसत होते. तिच्या द्विधा मनःस्थितीचा आढावा घेण्याचा प्रयत्न काकू करू लागल्या.

मनन बिंदू :

- कोणत्याही प्रतिकूल परिस्थितीत स्वतःला तीन प्रश्न विचारा - १) मी जो विचार करत आहे तो भ्रम आहे का? २) या परिस्थितीचे वास्तव किंवा तथ्य काय आहे? ३) सत्य काही वेगळे असू शकते, का जे मला आत्ता माहीत नाही?
- कोणत्याही अडचणीच्या वेळी 'आता काय होईल?' अशी चिंता न करता काहीतरी नवीन शिकायला मिळेल अशा भावनेने कार्य करा.
- कधी-कधी एखादा तुम्हाला मदत न करता सर्वांत मोठी मदत करत असतो. त्यामुळे तुम्ही कठीण परिस्थितीत स्वतःला सावरण्याची क्षमता प्राप्त करता.

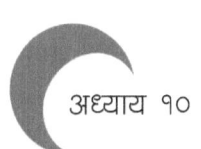
अध्याय १०

सर्वांना माफ करा, मन स्वच्छ करा
सुखी नात्यांची गरज

माणसाचे मन मोठे विचित्र आहे. कधी-कधी त्याला आत्ताच्या घटना आठवत नाहीत. तासापूर्वी कुठे तरी ठेवलेली एखादी गोष्ट तो विसरून जातो. पण काही वर्षांपूर्वी घडलेली घटना मात्र नुकतीच घडल्याप्रमाणे लक्षात ठेवतो. जर घटना दुःखद असेल जास्तच. रोज तीच घटना आठवून पीडेच्या प्रवाहात गटांगळ्या खातो. अशा नकारात्मक घटनेपासून कसे मुक्त व्हावे, ज्याचा नकारात्मक परिणाम येणाऱ्या बाळावर होऊ नये, याविषयी काकू आज सांगण्याचा प्रयत्न करणार होत्या.

गायत्रीकाकू- मधू, मला तुझा अभिमान वाटतो. आज तू तुझा दृष्टिकोन बदलून नकारात्मकता दूर करण्याचा जो प्रयत्न केला आहेस, तो फक्त तुम्हा दोघांसाठीच आवश्यक होता असे नाही; तर गर्भस्थ बाळासाठीही आवश्यक होता. गर्भात वाढणाऱ्या बाळाच्या मेंदूचा विकास गर्भवतीच्या भावनांशी, विचारांशी, आहाराशी व वातावरणाशी जोडलेला असतो. हे प्रत्येक गर्भवती स्त्रीने लक्षात घ्यायला हवे. तिचे जसे भाव असतील, ती जे पाहील, ऐकेल, विचार करेल, त्याचा थेट परिणाम गर्भावर होतो. सात्त्विक भाव असतील तर बाळही सात्त्विक होईल. विचार तामसी असतील तर बाळ तामसिक होईल.

आईची जितका वेळ नकारात्मक भावना असेल, मनात एखाद्याविषयी राग अथवा द्वेष असेल, तिला नैराश्य आलं असेल किंवा ती दुःखात असेल, तितका वेळ गर्भाच्या मेंदूची वाढ हळूहळू होते. आई जितकी आनंदात राहील, सकारात्मकतेने परिपूर्ण असे सात्त्विक जीवन जगेल, तितका गर्भाचा शारीरिक व मानसिक विकास चांगला होईल.

सरळपणे सांगायचं झालं तर जशी आईची अवस्था तशी गर्भाची अवस्था असते. आई खूश तर मूलही खूश, आई दुःखी तर मूल दुःखी. आई घाबरट असेल तर तो गुण मुलातही येतो. म्हणून गर्भाच्या वाढीवर विपरीत परिणाम घडवणाऱ्या कोणत्याही गोष्टीला मनात थारा द्यायचा नाही. त्यासाठीच तू माफ करायला शिकलं पाहिजेस मधू. तू एकदा म्हणाली होतीस ना की तू सहजासहजी इतरांना माफ करू शकत नाहीस. सलोनी, तुलासुद्धा याची गरज आहे.

आपले नाव ऐकून सलोनीला जरा आश्चर्य वाटले.

सलोनी- मलासुद्धा?

गायत्रीकाकू- हो तुलासुद्धा. तुझ्या मनात स्वतःचे लहानपण, आई-वडील, भाऊ-बहिणी यांच्याबद्दल नकारात्मक भावना आहेत. तुला वाटतं, त्यांच्यामुळे तुझं लहानपण वाईट गेलं. तुला ज्या सुख-सुविधा, संधी मिळायला हव्या होत्या त्या मिळाल्या नाहीत. पण तुझ्या लक्षात येतंय का की लहानपणीच्या त्या अनुभवाचा परिणाम तुझ्या वर्तमानावर होतोय. म्हणून तू वर्तमानात आनंदी नाहीस. तुला सारखी कमतरता जाणवत आहे. जास्त हव्यासापोटी तू त्रासलेली असतेस व नंतरही राहशील. हे ऐकून सलोनीने नजर झुकवली.

सलोनी- मग मी काय करू काकू? काही गोष्टी मनात इतक्या रुतून बसल्या आहेत की ज्या माझा पिच्छाच सोडत नाहीत.

गायत्रीकाकू- पण तुला माणसाचा स्वभाव म्हणजे काय हे समजलं आहे ना? माणूस असा का वागतो, त्यामागे अनेक गोष्टींचे परिणाम कारणीभूत असतात. वातावरणाचा, अनुवंशिकतेचा, कुटुंबाच्या एकत्रित विचारसरणीचा, माणसाच्या त्रिगुणी (सत्त्व, रज, तम) स्वभावाचा, त्याच्या पूर्वसंस्कारांचा असे अनेक परिणाम असतात. हा विचार करून तू इतरांना माफ करू शकत नाहीस का? त्यांनी जे केलं त्यामागे फक्त त्यांचीच चूक नव्हती. ते अशा अनेक गोष्टींच्या प्रभावाखाली होते व ते त्यांच्या हातात नव्हते.

तुझ्या आई-वडिलांकडे जे काही होते, त्यात त्यांनी चांगले देण्याचा नक्कीच प्रयत्न केला असणार हे तर खरं ना? तुझ्या दृष्टीने ते कमी असेल पण त्यांनी कधी काही कमी केलं नसेल. म्हणून स्वतःचे बालपण स्वीकार कर. ज्यांच्याविषयी तुझ्या मनात वाईट भावना आहेत त्यांना माफ कर व मनात साचलेल्या गोष्टी काढून टाक. मनात अशा गोष्टींचा कचरा जमा करू नकोस. त्यामुळे त्याचा वाईट परिणाम मुलावर होईल.

हे ऐकून सलोनी शांत बसली.

विशाल- काकू, आमच्या सध्याच्या आयुष्यात काहीच दुःख नाही. जे होतंय ते जुन्य आठवणींमुळे आहे. जर हिने आपला भूतकाळ विसरला तर समस्या आपोआपच निघून जाईल. आम्ही दोघेही आनंदात राहू.

गायत्रीकाकू- फक्त सलोनीनेच नाही तर विशाल, मनीष तुम्हा दोघांच्या मनात ज्यांच्याबद्दल राग आहे, वाईट भावना आहे, त्यांना तुम्ही माफ करायचे आहे. त्याचबरोबर तुमच्यामुळे एखाद्याचे काही नुकसान झाले असेल तर त्यांचीही क्षमा मागायची आहे. तुम्हाला माहीत आहे की वाहतं पाणी नेहमी स्वच्छ असतं. जर पाणी साचून राहिलं तर हळूहळू ते दूषित होऊन विष बनतं, पिण्यायोग्य राहत नाही. याच गोष्टी मनालाही लागू पडतात. मनात विचारधारा सतत प्रवाहित राहायला पाहिजे. ज्या गोष्टी मनात साचून राहतात, त्या मनाला दूषित करतात.

म्हणून पूर्ण जागरूकतेने पाहा, की तुमच्या मनात कोणाविषयी काय विचार, भावना साचून राहिल्या आहेत. 'तो असं म्हणाला... त्याने असं केलं... मी त्याला माफ करणार नाही...' मी याचा बदला घेईन... त्या माणसाचे तोंडही मी बघू शकत नाही... अशा गोष्टी मनात अडकून राहिल्या की त्या अनेक शारीरिक व मानसिक आजारांना जन्म देतात व त्या येणाऱ्या बाळामध्ये संक्रमित होतात. आपले मन, बुद्धी, भावना स्वच्छ असाव्यात यासाठी इतरांना क्षमा करणे आवश्यक आहे. स्वतःकडून होणाऱ्या चुकांबद्दल माफी मागा व विसरून जा. असे केल्याने मन हलके होईल. अनेक वर्षांपासून जे अडकलं होतं, ते निघून गेल्यामुळे हलके वाटेल. तुम्ही तणावमुक्त व्हाल.

मनीष- काकू, इतरांना क्षमा करणं इतपत ठीक आहे पण क्षमा मागायची कशी? त्याची काही विशिष्ट पद्धत आहे का? आणि प्रत्येकाकडे क्षमा कशी मागणार? काय करायचे?

गायत्रीकाकू- एखाद्याकडे सहजपण क्षमा मागता आली तर समोरासमोर येऊन क्षमा मागा. त्याला म्हणा, 'मी जर तुम्हाला कधीतरी, नकळतपणे, माझ्या भावनेमुळे, वाणीमुळे, विचारांमुळे, क्रियांद्वारे काही दुःख दिले असेल तर कृपा करून मला क्षमा करा. इथून पुढे असे होणार नाही याची मी काळजी घेईन.' कमीत कमी जवळच्या नातेवाइकांची अशा प्रकारे क्षमा मागू शकता.

कित्येकदा अशी क्षमा मागणे सहज नसते. कधी-कधी आपल्या चुकांची जाणीव नंतर होते. अशावेळी मनातल्या मनात आपण समोरच्याची क्षमा मागू शकतो व त्याला क्षमा करूही शकतो. असे करण्याने जीवनात आश्चर्यजनक परिणाम दिसू लागतात. जे लोक तुमच्याशी नीट बोलत नव्हते, त्यांची वर्तणूक बदलल्याचे जाणवेल, नातेसंबंध सुधारू लागतील, सहजतेने गोष्टी जीवनात येऊ लागतील, आंतरिक शांती जाणवू लागेल... आणि या सर्व गोष्टी भावी मुलाकडे संक्रमित होतील. त्यालाही क्षमासाधनेचा संस्कार मिळेल.

सलोनी- काकू, आज तुम्ही आमचे डोळे उघडले. मी माझ्या नातेवाइकांकडे नेहमी माझ्याच दृष्टिकोनातून बघितले. त्यांच्या नजरेतून या गोष्टींकडे कधी बघितलेच नाही. ते असं का वागले, त्यांनी कसं केलं असेल, अपुऱ्या साधन-सामग्रीत कसं भागवलं असेल? आणि मला याही गोष्टीचा राग येत होता, की जवळ पैसे नव्हते तर इतकी मुले जन्माला का घातली? पण कदाचित त्या परिस्थितीत इतकी जागरूकता नसेल की दोनच मुले पुरेत. हा त्या काळच्या समाजाचा, वातावरणाचा परिणाम होता. आज मी सर्वांची मनापासून क्षमा मागितली व त्यांनाही क्षमा केली. असे केल्यामुळे खरोखरच अगदी छान व हलकं-हलकं वाटतंय.

विशाल- काकू, मलासुद्धा आज एका माणसाची इथे क्षमा मागायची आहे. मनीष, तू माझ्या गाडीच्या जागी तुझी गाडी लावलीस म्हणून मी उगाचच तुझ्यावर खूप रागावलो. तरी तू मला सांगत होता की फक्त दोन मिनिटांसाठीच लावली आहे व लगेच निघणार आहे. पण माझ्या रजोगुणी स्वभावामुळे माझ्यात संयम नव्हता. मी तुझ्याशी त्या दिवशी वाईट वागलो म्हणून मला क्षमा कर.

मनीष- क्षमा तर मी मागायला हवी. माझ्या तमोगुणी स्वभावमुळेच मी गाडी पुढे जाऊन माझ्या पार्कींगमध्ये लावायला आळस केला व त्यामुळे तुला असुविधा झाली. त्यासाठी मला क्षमा कर.

दोघांनी एकमेकांची क्षमा मागितली व मिठी मारली. सर्वांच्या चेहऱ्यावर हास्य उमटले.

मधू- काकू, माझ्या पोटातल्या बाळाचीही आज क्षमा मागते. माझ्या चुकीच्या भावनांमुळे त्याच्यावर चुकीचा परिणाम घडला. मी त्याला आज वचन देते, की इथून पुढे माझ्या मनात कोणाबद्दलही वाईट भावना येणार नाही. त्याला विकासाची, खूश राहण्याची भरपूर संधी देईन.

गायत्रीकाकू- वा, खूप छान! क्षमा मागण्याचा परिणाम पाहिलात? मन स्वच्छ होतं, नातेसंबंध सुधारतात, चेहरे आनंदी होतात. घरातील लोकांचे चेहरे प्रसन्न असतील तर मूलही आपोआप आनंदी निपजेल. त्यासाठी वेगळे कष्ट करावे लागणार नाहीत.

चला, आता मी निघते. संध्याकाळी परत यायचे आहे. तुमच्यासाठी एक छानशी भेटवस्तू आणायची आहे.

मधू- काकू, तुम्ही आम्हाला आज खूप छान भेट दिली आहे. आम्हाला क्षमा मागायची कला शिकवलीत. ही भेट तर कायम आमच्याजवळ राहणार. ही आमच्याही उपयोगी आहे व मुलाच्याही. यापेक्षा जास्त आणखी काय हवं?

फोनमुळे जी तणावयुक्त सकाळ उगवली होती, ती क्षमेच्या जादूमुळे आनंदाच्या दुपारमध्ये बदलली गेली होती.

🍃 मनन बिंदू :

- गर्भस्थ बाळाच्या मेंदूचा विकास गर्भवती आईच्या भावनेशी, विचारांशी, आहाराशी व वातावरणाशी जोडलेला असतो. तिचे भाव सात्त्विक असतील तर बाळाचेही भाव सात्त्विक असतात. भाव तामसी असतील तर मूल तामसी होते.

- गर्भवती स्त्रीने स्वीकारमंत्राचा लाभ घेऊन, ज्यांच्याबद्दल तिच्या मनात दुर्भावना आहेत त्यांना क्षमा करून जुन्या साचून राहिलेल्या गोष्टी काढून टाकल्या तर मुलावर याचा सकारात्मक परिणाम होईल.

- चुका झाल्या तर क्षमा करून किंवा क्षमा मागून जीवनात आश्चर्यकारक बदल दिसून येईल. त्याचबरोबर भावी मुलाच्या अंतर्मनापर्यंत ही गोष्ट जाईल व त्याच्यावर क्षमासंस्कार होतील.

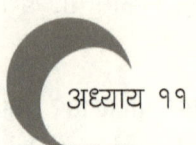

अध्याय ११

प्रत्येक संतान, संत संतान

नियतीच्या इच्छेत सुख माना

आज रविवार होता. गायत्रीकाकूंच्या स्वर्गवासी पतीचा आज जन्मदिवस होता. आजच्या दिवशी त्या अनाथाश्रमात जाऊन तिथल्या मुलांबरोबर जन्मदिवस साजरा करत होत्या. त्यांच्यासाठी भेटवस्तू, केक व खाऊ घेऊन जात होत्या. संपूर्ण दिवस त्या त्यांच्यासमवेत घालवत असत. सुट्टीचा दिवस असल्याने त्यांनी सलोनी, विशाल, मधू व मनीष यांनाही बरोबर येण्याचा आग्रह केला. त्याचबरोबर तिथे गेल्यावर गर्भसंस्काराची एक मोठी शिकवणी घेणार असल्याचेही सांगितले.

सर्वजण वेळेत तिथे पोहोचले. सलोनी, विशाल, मधू व मनीष यांनी पहिल्यांदाच अनाथाश्रम इतक्या जवळून पाहिला होता. इतकी सारी वेगवेगळ्या वयोगटातील मुले इकडून तिकडे पळत होती. गायत्रीकाकूंना पाहून सर्वांना खूप आनंद झाला. केक, खाऊ, भेटवस्तू यांचा त्यांनी प्रेमाने स्वीकार केला. त्यांचा अंतरात्मा तृप्त झाला होता.

गायत्रीकाकू- शीला कुठे दिसत नाही?

त्यांनी अनाथाश्रमातील व्यवस्थापकांना विचारले.

व्यवस्थापक- मी बहुतेक तुम्हाला सांगायची विसरले, की शीला उत्तम

मार्कांनी दहावी पास झाली. एक स्वयंसेवी संस्थेने तिच्या पुढच्या शिक्षणासाठी मदत केली आहे. ती त्यांच्या वसतिगृहात राहून पुढच्या अभ्यासाची व वैद्यकीय अभ्यासाची तयारी करणार आहे.

गायत्रीकाकू- अरे वा! ही तर आम्हा सर्वांसाठी खूपच आनंदाची व अभिमानाची बाब आहे. सचिन कुठे आहे? त्याचे पाय कसे आहेत?

व्यवस्थापक- खूप सुधारणा आहे. त्याच्यासाठी खूप चांगले डॉक्टर मिळाले आहेत व त्याचा मोफत उपचारही करणार आहेत. त्यांना खात्री आहे की तो लवकरच स्वतःच्या पायावर उभा राहील. तो त्यांच्याच दवाखान्यात गेला आहे.

गायत्रीकाकू- आज तुम्ही दोन आनंदाच्या बातम्या सांगितल्या. खूप आनंद वाटला, असं म्हणताना त्यांच्या डोळ्यात आनंदाश्रू आले.

गायत्रीकाकू अनाथाश्रमाच्या हिरवळीवर आरामशीर बसल्या. आजूबाजूला मुले खेळत होती. त्यांना पाहून काकूंच्या चेहऱ्यावर वात्सल्याचे भाव उमटले.

सलोनी- इथल्या सर्व मुलांना तुम्ही नावानिशी ओळखता का?

गायत्रीकाकू- सर्वांना नाही, पण काही मुलांना ओळखते. वास्तविक सचिनला मी इथे घेऊन आले होते. जन्मतः त्याच्या पायात दोष होता व तो चालू शकत नव्हता. म्हणून त्याच्या आई-वडिलांनी त्याला रस्त्यावर सोडून दिले होते. मी त्याला बघितलं व इथे घेऊन आले. शीलाच्या बाबतीतही असंच घडलं होतं. ती आई-वडिलांची तिसरी मुलगी होती. तिच्या वडिलांना मुलगा हवा होता. पण तिसरी मुलगीच झाली हे त्यांना सहन झाले नाही व त्यांनी रागाने जन्मतःच तिला कचऱ्याच्या ढिगात फेकून दिले. तिथे जवळच राहणाऱ्या एका कामवाली बाईने हे पाहिले व बाळाला घेऊन ती माझ्याकडे आली. नंतर मी तिला या आश्रमात घेऊन आहे. या दोन्ही मुलांना त्यांच्या लहानपणापासून ओळखते, म्हणून मला त्यांच्याबद्दल विशेष प्रेम आहे.

मनीष- परमेश्वरा! लोक स्वतःच्या मुलांना असे कसे सोडू शकतात? त्यांना जरासुद्धा माया नसते का? स्वतःच्या मुलांची त्यांना दया कशी येत नाही? इतकं मोठं पाप ते कसं करू शकतात?

गायत्रीकाकू- करू शकतात म्हणून तर करतात. असं का होतं माहीत आहे? कारण माणसाला स्वतःच्या मनासारखं, मर्जीप्रमाणे हवं असतं. प्रत्येक गोष्ट

चांगली-वाईट, योग्य-अयोग्य ठरवण्याचे त्याचे स्वतःचे मापदंड असतात. जे त्याला आवडतं, त्याला इच्छेप्रमाणे, योजनेनुसार असतं, त्याचाच तो स्वीकार करतो. नियतीने त्याच्या पदरी काही वेगळं टाकलं तर वाईट झालं असं समजून तो त्याचा अस्वीकार करतो. ज्या आई-वडिलांना मुली म्हणजे ओझं आहे असं वाटतं अशा मुलींना अस्वीकार झेलावा लागतो.

विशाल- म्हणून काही स्वतःच्या मुलींचा, आपल्या रक्ताचा ते अस्वीकार करतात?

गायत्रीकाकू- हो. कारण ते मूल त्यांच्या मनासारखं, मर्जीप्रमाणे नसतं. येणारे मूल ईश्वराची काही योजना असावी यासाठी आलेलं असतं हे त्याची विवेकबुद्धी त्याला सांगत नाही. ईश्वरीय योजनेपेक्षा तो स्वतःच्या महत्त्वाकांक्षेला व योजनेला जास्त महत्त्व देतो. अशा कितीतरी महान विभूतींच्या गोष्टी तुम्ही ऐकल्या असतील. केवळ त्यांच्या आई-वडिलांच्या इच्छेनुसार नसल्याने त्यांचा त्याग केला गेला होता. जन्मतःच त्यांचा अस्वीकार केला गेला.

मधु- तुम्ही कोणत्या महान विभूतींबद्दल बोलत आहात? आम्हालाही सांगा ना?

गायत्रीकाकू- तुलसीदासांना तुम्ही जाणत असाल. महान रामभक्त, रामचरित्र मानसचे रचयिता... त्यांच्याबाबतीत असे सांगितले जाते, की ते सामान्य मुलाप्रमाणे जन्मले नव्हते. बारा महिने ते आईच्या गर्भातच होते. ते खूप धष्टपुष्ट होते. त्यांच्या तोंडात दातही दिसत होते. ही सारी लक्षणे सामान्य नव्हती. त्यातच त्यांच्या जन्मानंतर दुसऱ्याच दिवशी आईचे निधन झाले. त्यांच्या वडिलांनी त्यांची जन्मपत्रिका ज्योतिषाला दाखवली. जोतिष्याने तो अनिष्टकारी असल्याचे सांगितले. आधीच सामान्य नसलेली प्रसूती, त्यात आईचा मृत्यू व जोतिषाची भविष्यवाणी या सगळ्यांच्या परिणामस्वरूप वडिलांनी त्यांचा त्याग केला. पण बघा ते कसे संतसंतान ठरले. विचार करा, आपल्या मान्यकथेच्या प्रभावाने जर वडिलांनी त्यांचा त्याग केला नसता, तर त्यांना एक महान पुत्राचे वडील असल्याचे सौभाग्य मिळाले असते.

याचप्रकारे कबीरदासांबद्दलही जनमानसात अशीच कहाणी प्रसिद्ध आहे. नीरू व नीमा नावाच्या मुसलमान कोष्टी दांपत्याला काशीच्या लहरतारा तलावाच्या किनाऱ्यावर ते सापडले होते. म्हणजे त्यांनाही सोडून देण्यात आलं होतं. कुंतीने तिचा मुलगा कर्ण याचा त्याग केल्याची गोष्ट तर सर्वांना माहीतच आहे. महावीर, दानशूर अशा कर्णाचा आईने त्याग केल्यामुळे त्यांना अनेक कष्ट झेलावे लागले. तरीसुद्धा इतिहासात दानशूर कर्ण असे त्यांचे नाव कोरले गेले.

महान तत्त्वज्ञानी अष्टावक्राचे शरीर आठ ठिकाणी वाकलेले होते. त्यामुळे त्यांच्या वडिलांच्या मनात त्यांच्याबद्दल नकारात्मक भावना व राग होता. पौराणिक कथेनुसार ते गर्भात असताना त्यांच्या वडिलांनी त्यांना रागाने विकृत होण्याचा शाप दिला होता. पण नंतर त्यांनी ज्ञानाची पराकाष्ठा केली. अष्टावक्रला राजा जनकाने गुरुस्थानी मानले होते.

गायत्रीकाकूंचे बोलणे चौघेही मन लावून ऐकत होते. माणसाकडून स्वतःच्याच मुलांचा होणारा अस्वीकार, ईश्वरीय दिव्य योजनेची अवहेलना पाहून ते व्यथित झाले होते.

सलोनी- हा अन्याय आहे.

गायत्रीकाकू- हो, हा अन्याय आहेच. आता विचार करून एक गोष्ट मला सांगा, तुम्हाला सर्वांना वाटतं, की आपले मूल सर्व दृष्टीने स्वस्थ, बुद्धिमान, गुणी असावे पण जर ईश्वरीय योजनेनुसार ते शाीरिकदृष्ट्र्या विकलांग असेल, मानसिक दुर्बलता घेऊन जन्माला आलं असेल, तरी तुम्ही त्याचा कसा स्वीकार कराल? त्याला किती प्रेम द्याल? त्याच्या जन्माने आनंदित व्हाल का? प्रसन्नतेचा अनुभव घ्याल?

गायत्रीकाकूंच्या प्रश्नावर तिथे भयाण शांतता पसरली. सर्वांचे चेहरे उतरले होते. त्यांच्याकडे या प्रश्नांची उत्तरे नव्हती. काही प्रश्नांची उत्तरे मिळवण्यासाठी खूप तयारी करावी लागते.

मनन बिंदू :

- माणसाला प्रत्येक गोष्ट स्वतःच्या मनासारखी, मर्जीनुसार घडायला हवी असते. मर्जीविरुद्ध एखादी गोष्ट घडली, की तो नियतीला, ईश्वराला दोष देतो. यावर मनन करून आठवा की आपण असे किती वेळा वागलो आणि खरोखर आपल्या आयुष्यातून सर्व समाप्त झाले का?
- तुलसीदास, कबीरदास किंवा तत्त्वज्ञानी अष्टावक्रच्या गोष्टीवरून लक्षात घ्या. त्यांचे लहानपण त्यांच्या दिव्य योजनेनुसार व्यतीत झाले. कारण ते त्यांच्या आई-वडिलांच्या योजनेनुसार व इच्छेनुसार जन्मले नव्हते.

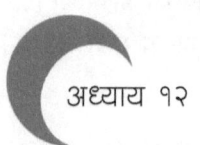

अध्याय १२

प्रत्येक मूल अद्धितीय आहे

विविधतेचा स्वीकार

काही प्रश्न असे असतात, की ज्यांचा सामना करण्याचे धाडस आपण स्वप्नातही करू शकत नाही. आपल्याला वाटते, की असे करण्याची आपल्यावर कधी वेळ येणारच नाही. पण हे आपले विचार असतात, नियतीचे नाही. नियतीची एक दिव्य योजना असते. आपण स्वीकार करो वा न करो, ती तिच्या पद्धतीने कार्य करत असते. आपण लवकरात लवकर नियतीशी ताळमेळ राखू शकलो तर सुखी होऊ शकतो. नियतीने ठरवलेली योजना हीच आपलीही योजना बनवली तर चांगले. पण हे अचानक होत नाही. त्यासाठी प्रथम मानसिक व भावनिक तयारी व्हायला हवी. गायत्रीकाकूंचा हाच प्रयत्न सुरू होता.

गायत्रीकाकू- भावी आई-वडिलांनी मुलासाठी ईश्वराची प्रत्येक योजना स्वीकार करून आपले मूल दिव्य संतान आहे असे समजण्याची तयारी आधीपासून करायला हवी. प्रत्येक मूल संत संतान आहे हा स्वीकारभाव ठेवला पाहिजे. विकलांगता, दुर्बलता आपल्या भावनेत असते, मुलात नाही. ईश्वराच्या काही खास योजनेनुसार तो तसे शरीर धारण करून पृथ्वीवर आलेला असतो. तो वेगळा असतो व मिळालेल्या शरीरासह त्याला काही

वेगळे करून दाखवायचे असते. आई-वडिलांनी स्वतःच्या मानसिक दुर्बलतेवर कार्य करायचे आहे म्हणजे ते अशा मुलांचेही आनंदाने स्वागत करू शकतील. त्याला खुलण्याची, मन-मोकळेपणाने जगण्याची, अभिव्यक्त होण्याची संधी देऊ शकतील.

मनात जर शंका उद्भवली, उदासीनता आली तर तुलसीदास, सूरदास, कबीर, अष्टावक्र यांचे महान कार्य आठवा. स्वतःला सांगा, माझे मूल संतसंतान आहे. ते जसं आहे, जे आहे छान आहे. ईश्वराने त्याचे आई-वडील होण्याचे सौभाग्य आम्हाला दिले आहे. त्याचा पूर्ण आनंद आम्हाला घ्यायचा आहे व पूर्ण सहकार्य करायचे आहे.

विशाल- तुमचे बरोबर आहे.

काकू- जर सर्व पालकांनी ही गोष्ट समजून घेतली तर निश्चितच मुलांचे जगणे सुसह्य होईल. नाहीतर काहीजण अशा मुलांचा त्याग करतात तर काही मुलांना त्यांच्या व्यंगावरून जवळच्याच लोकांकडून झिडकारले जाते. त्यांच्या इच्छेनुसार त्या मुलांचे रूप नसते, हुशारी नसते हे याचे मूळ कारण असते. अशा मुलांचे जीवन कुंठीत असते, त्यांना नेहमी मानहानी पत्करावी लागते.

गायत्रीकाकू- ही समाजाची काळी बाजू आहे. आपल्या इच्छेप्रमाणे मुले नसली तरी आपण त्यांचा स्वीकार करायला हवा, त्यांना प्रेम व सन्मान द्यायला हवा, त्याच्या विकासासाठी सहकार्य करायला हवे, त्याला विरोध करता कामा नये. या गोष्टी प्रत्येक पालकाने मनाशी पक्क्या करून ठेवायला हव्यात, म्हणजे येणाऱ्या मुलाचे बालपण सुखात जाईल.

महान कृष्णभक्त सूरदास जन्मतः आंधळे होते. पण त्यांनी कृष्णलीलांचे असे काही वर्णन केले आहे जणू काही त्या घटना त्यांच्या समोरच घडत आहेत. सध्याच्या काळाबद्दल सांगायचं झालं तर सर्वांत देदीप्यमान व कर्तृत्व असणारे आइनस्टाइन एकेकाळी मानसिक दृष्ट्या खूप कमजोर मानले जात होते. ते वारंवार नापास होत होते. त्यामुळे त्यांचे प्राथमिक शिक्षण पूर्ण होऊन शकले नव्हते. नंतर हेच आइनस्टाइन जगातील महान वैज्ञानिक ठरले.

जगात अग्रस्थानी असलेले वैज्ञानिक स्टीफन हॉकींग यांना चालता-फिरता येत नव्हते, बोलताही येत नव्हते. पण त्यांना कुटुंबाचे सहकार्य लाभले, त्यामुळे त्यांच्या प्रतिभेला वाव मिळाला. त्यांनी लावलेल्या वैज्ञानिक शोधांमुळे शास्त्रांची दुनिया बदलली. हेलन केलर जगातील पहिली विकलांग पदवीधारक होती. ती

आंधळी व बहिरी होती. तरीसुद्धा तिने आपले शिक्षण पूर्ण केले. एवढेच नाही तर ती अमेरिकेतील अग्रस्थानी असलेली लेखिका व शिक्षक सिद्ध झाली. त्यांचे शिक्षण आई-वडील यांच्या सहकार्यामुळेच केवळ हे शक्य झाले. त्यांच्या आई-वडिलांना स्वतःच्या मुलीमध्ये असलेल्या व्यंगाची कधी लाज वाटली नाही. उलट त्यांना तिचा अभिमान वाटत होता.

नियतीकडून येणाऱ्या गोष्टींसाठी जर स्वीकारभाव असेल तर आपले जीवन खूप सोपे, सरळ व सुंदर होते. त्याचबरोबर आपल्या मुलांचेही. अजूनही स्वीकार करण्यासारख्या अनेक गोष्टी आहेत. स्वीकारभाव हा सुखी जीवनाचा मंत्र आहे.

आज एका गंभीर विषयावर चर्चा सुरू होती. सर्वजण बागेत बसून विचारमग्न झाले होते. त्यांच्या आजूबाजूला अनेक फुले फुललेली होती. त्यावर रंगीबेरंगी फुलपाखरे उडत होती. फुलांचा मंद सुवास दरवळत होता. व्यवस्थापिकेने त्यांच्यासाठी चहा मागवला व तीसुद्धा त्यांच्यासमवेत बसली.

सलोनी- तुम्ही बाग खूप छान ठेवली आहे. किती वेगवेगळ्या प्रकारची फुले आहेत. तिने तिचे आभार मानले व ती हसली.

गायत्रीकाकू- खरं आहे. वैविध्य असल्याने बाग सुंदर वाटते. त्याचप्रमाणे माणसांमध्येही विविधता आहे म्हणून हे जग सुंदर आहे. परंतु लोक विविधतेचा स्वीकार करत नाहीत. प्रत्येक माणूस वेगळा आहे, त्याचे विचार, वर्तणूक गुण-अवगुण वेगवेगळे आहेत. पण त्यांना एकाच तराजूने तोलले जाते. आपल्याला वाटतं, आपल्या जीवनात आपले मनपसंत लोक असावेत, आपल्या मर्जीनुसार त्यांनी वागावे, आपल्याला आवडणारे गुण त्यांच्यात असावेत व नावडते गुण नसावेत. प्रत्येक घटना मनाप्रमाणे घडावी, सगळं काही आपल्या पद्धतीनेच व्हावे. मनाविरुद्ध असलेल्या गोष्टी अस्वीकार केल्या जातात. त्या जशा आहेत तशा स्वीकारल्या जात नाहीत. अशा गोष्टींमुळे आपल्याला त्रास होतो, त्याबद्दल तक्रार करू लागतो.

उदाहरणार्थ, अमूक नातेवाईक असा का करतो... त्याची वर्तणूक अशी का... माझा मुलगा इतरांसारखा का नाही... मी आज कपडे धुतले पण ऊन पडलेच नाही... ऊन का नाही... मला बाहेर जायचं होतं आणि पाऊस आला... आज सोमवार का आहे... रविवार का नाही?... इथे इतकी वाहतूक का आहे... लाल सिग्नल का लागला... प्रत्येक गोष्टीचा अस्वीकार! हाच अस्वीकार माणसाला आयुष्यभर दुःखात ठेवतो. हीच गोष्ट मुलगा शिकतो. तोही परिस्थितीचा, गोष्टींचा

अस्वीकार करू लागतो. 'मला हेच खेळणं हवं... मी हे खाणार नाही... मी हे कपडे घालणार नाही...' इत्यादी. आपण आपली मर्जी मुलावर लादतो व तो त्याचा स्वीकार करत नाही.

मधू- काकू, माझी एक मैत्रीण आहे. जेव्हा मी तिला फोन करते, तेव्हा तिचे रडगाणे चालूच असते. थंडीत थंडी का आहे, उन्हाळा बरा होता... उन्हाळ्यात म्हणते आता पाऊस पडायला हवा.. पावसाळ्यात कपडे वाळत नाही म्हणूण तक्रार... सगळीकडे ओलं आहे... घरात बसून कंटाळा आलाय... बाहेर जावेसे वाटते... बाहेर गेल्यावर म्हणते, किती ट्रॅफिक आहे, दूषित हवा आहे, त्यापेक्षा घरीच बसणं चांगलं. प्रत्येक गोष्ट ती अस्वीकार करते. मला तर वाटतं, जेव्हा ती गर्भवती असेल तेव्हा तिचे बाळही प्रतिकार करायला शिकेल.

गायत्रीकाकू- हो, असं होऊ शकेल. जीवनात, खास करून नात्यांमध्ये अस्वीकार हेच दुःखाचे कारण आहे व त्याला कारणीभूत आपल्या आजू-बाजूला असणारे लोक आहेत असे आपल्याला वाटते. मूल आपलं ऐकत नाहीत म्हणून पालक दुःखी तर आई-वडील आपलं ऐकत नाहीत म्हणून मुले दुःखी. पत्नी माझ्या म्हणण्यानुसार वागत नाही अशी पतीची तक्रार तर पती माझ्यापेक्षा त्याच्या आईचे ऐकतो म्हणून पत्नीची तक्रार. बॉस म्हणतो कर्मचारी माझे ऐकत नाहीत, तर कर्मचारी म्हणतात बॉस मनमानी करतो.

इथे लक्षात घ्यायला हवं, की नियतीने प्रत्येक माणूस वेगवेगळा घडवला आहे. फक्त रंग-रूपच नाही तर प्रत्येकाचा स्वभाव, सवयी वेगवेगळ्या आहेत. त्याची विचार करण्याची पद्धत, बुद्धी, अनुभव वेगवेगळे आहेत. मग तो तुमच्या विचारांनुसार कसा वागेल? जरा स्वतःकडे बघा, तुम्ही तरी इतरांच्या म्हणण्यानुसार वागता का? इतरांनी त्यांच्या मर्जीप्रमाणे तुम्हाला वागायला सांगितले, तर ते तुम्हाला आवडेल का?

प्रत्येकात असलेली विविधता आपल्याला अद्वितीय ठरवते. प्रत्येकजण वेगवेगळा दिसत असला तरी परिपूर्ण आहे. इतरांसारखं दिसण्याची काही गरज नाही. हीच जाणीव स्वतःच्या मुलांबाबत ठेवायची आहे. तो जसा असेल, जो होईल तो अद्वितीयच असेल. त्याची तुलना इतरांबरोबर करायची नाही.

जीवनातील कोणतीही घटना असो, मग ती वर्तमानातील असो वा भूतकाळातील, तुम्ही विसरत नसाल व त्याची आठवण तुम्हाला त्रास देत असेल

तर त्या घटनेचा स्वीकार करा व ती सोडून द्या. स्वतःला सांगा, 'मी ही घटना, ही गोष्ट, ही न्यूनता स्वीकार करत आहे.' स्वीकार करताच घटनेमुळे होणारे दुःख समाप्त होईल. पूर्णपणे नाही तरी थोड्या प्रमाणात होईलच.

जीवनात जेवढा स्वीकारभाव वाढेल तेवढे मानसिक दृष्ट्या तुम्ही स्थिर, सुखी व संतुष्ट राहाल व तीच भावना मुलाकडे संक्रमित होईल.

गायत्रीकाकूंनी सांगितलेल्या सर्व गोष्टींशी सर्वजण सहमत होते. गप्पा मारता-मारता कधी संध्याकाळ झाली, हे कोणाच्या लक्षातच आहे नव्हते. आजचा दिवस सार्थकी लागला होता. सर्वांच्या चेहऱ्यावर समाधान दिसत होते. फक्त सलोनी चिंताग्रस्त वाटत होती. अनाथ मुलांकडे पाहून तिला चिंता वाटत होती. चांगली नोकरी असूनही आपल्याला जगण्यासाठी साधनांची कमतरता जाणवते, मग या मुलांचे शिक्षण, इतर गरजा कशा भागत असतील, या चिंतने तिला ग्रासून टाकले होते. या चिंतेशी संबंधित असा पुढचा धडा शिकायचा होता.

मनन बिंदू :

- नियतीची एक दिव्य योजना असते. तुम्ही स्वीकार करा अथवा न करू नका, ती तिच्या मर्जीनुसार चालते. नियतीशी लवकरात लवकर ताळमेळ राखणे ही सुखी होण्याची पद्धत आहे.
- प्रत्येक मूल संतसंतान आहे. विकलांगता, दुर्बलता आपल्या भावनेत असते, मुलात नाही. तो ईश्वराच्या खास योजनेनुसार तसे शरीर धारण करून आलेला असतो. पालकांनी स्वतःच्या मानसिक दुर्बलतेवर काम करायला हवे म्हणजे अशा संतसंतानाचे ते आनंदाने स्वागत करू शकतील.
- नियतीने प्रत्येकाला वेगवेगळे घडवले आहे. वेगवेगळा दिसत असला तरी प्रत्येक माणूस परिपूर्ण आहे. हीच धारणा आपल्या मुलाच्या बाबतीत असू द्या. तो जसा होईल अद्वितीय असेल. त्याची तुलना इतरांबरोबर करू नका. जीवनाप्रति जितका स्वीकारभाव वाढेल, तेवढे मानसिक दृष्ट्या स्थिर, सुखी व समाधानी व्हाल व तशाच भावना मुलाकडे संक्रमित होतील.

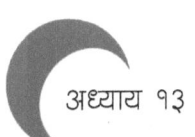
अध्याय १३

विपुलतेची भावना
कृपेच्या पावसात भिजा

संध्याकाळचे जवळ-जवळ सहा वाजले होते. गर्भसंस्कार शिकवणीची वेळ झाली होती. गायत्रीकाकूंनी रेडियोवर गाणे लावून ठेवले होते... "थोडा है, थोड़े की ज़रूरत है... ज़िंदगी फिर भी यहाँ खूबसूरत है...। त्यासुद्धा रेडियोबरोबर गुणगुणत होत्या. थोड्याच वेळात विशाल, सलोनी, मधू व मनीष तिथे पोहोचले.

सलोनी- काकू, हे माझं आवडत गाणं आहे.

तीसुद्धा गुणगुणु लागली.

माझेही.. हसत काकू उद्गारल्या. खरंतर गाणं असं असायला हवं होतं... उतना है, जितने की ज़रूरत है... ज़िंदगी भरपूर है और खूबसूरत है...

सलोनी- पण असं कुठे घडतं काकू? पाहिजे तेवढं कुठे मिळतं? मला नाही वाटत, जगात कोणी असा असेल ज्याच्याकडे सगळं आहे व तो सुखी आहे. सर्वांना कशाची ना कशाची कमतरता जाणवतेच.

असे म्हणताना सलोनी उदास झाली. तिला तर स्वतःकडे सगळे कमी असल्यासारखे वाटत होते. कधी कपडे, कधी साधन-सामग्री, कधी चांगले

कपडे, चांगली नाती, चांगल्या मित्र-मैत्रिणी सगळं काही अपुरे वाटत होते. तिच्या दृष्टीने तिच्या जीवनात कधीही भरपूर व चांगले असे काही नाही.

गायत्रीकाकू- तू पाऊस पडताना पाहिलास ना?

सलोनी- हो.

गायत्रीकाकू- पाऊस संपूर्ण शहरभर पडतो पण त्यात सर्वजण भिजतात का? पावसाचं पाणी सर्वांना मिळतं का?

सलोनी- सगळेजण भिजत नाही. कोणाकडे छत्री असते तर कोणी छताखाली उभे असतात. त्यामुळे ते भिजत नाहीत.

गायत्रीकाकू- आता भिजण्यापासून स्वतःला वाचवणारे लोक म्हणाले, की पाऊस खूप झाला नाही तर ती पावसाची चूक आहे का?

सलोनी- तुम्हाला नक्की काय म्हणायचं आहे?

गायत्रीकाकू- हेच की ढगाने सर्वांवर सारखाच पाऊस पाडला. ज्याने स्वतःला अडथळारूपी छत्रीने पावसापासून वाचवले नाही त्याला भरपूर पाऊस लागला व त्याने तो ग्रहण केला.

सलोनी- पण काकू, जगात असे किती लोक आहेत जे गरिबीशी, अपूर्णतेशी झगडतात. मग भरपूर असल्याचा भाव कसा येईल?

गायत्रीकाकू- ही आपल्या दृष्टिकोनाची व विश्वासाची बाब आहे, सलोनी. नियतीकडे सर्वांसाठी सर्व काही भरपूर आहे. कोणासाठी ती कधी काही कमी करत नाही. पण लोकांचा यावर विश्वास नाही.

वास्तविक आपण स्वतःला अनेक चुकीच्या समजांच्या छत्राखाली लपवलेलं आहे. त्यामुळे कृपेचा, विपुलतेचा पाऊस आपल्यापर्यंत पोहोचत नाही. उदाहरणार्थ, माझ्याकडे नेहमी आर्थिक चणचण असते... पैसे येतात पण खर्च होतात... जो माणूस नेहमी असा विचार करत राहतो, त्याला कितीही मिळाले तरी कमीच वाटणार. लहान-सहान खर्चातसुद्धा पैसे गेल्याचा भाव जागणार व नकारात्मक भावना निर्माण होणार. पैसे खर्च झाले, पण त्या बदल्यात काय महत्त्वाचे मिळाले; हे तो कधी बघणार नाही. मुलांच्या शाळेची फी, घरात आणलेला किराणा याला काहीजण खर्च झाला असे समजतात तर काही जणांना ही गुंतवणूक वाटते. कारण झालेल्या खर्चामुळे शिक्षण व स्वास्थ्य मिळणार आहे, हे ते जाणून असतात.

हीच गोष्ट नात्यांच्या बाबतीतही लागू पडते. काही जणांना वाटते, आपले आप्तस्वकीय आपल्यावर प्रेम करत नाहीत. त्यांना काही पर्वा नाही. जर अशी नकारात्मक विचारांची छत्री धरून ठेवली तर त्यांच्यापर्यंत कोणाचे प्रेम व आदर कसा पोहोचणार? आजकाल जगात चांगल्या लोकांची संख्या कमी आहे अशा विचारांची छत्री धरल्यावर इच्छा असूनही चांगले व भले लोक जीवनात येऊ शकणार नाहीत. कारण त्यांनी स्वतःच ती गोष्ट रोखून ठेवली आहे.

याउलट नियतीकडून भरपूर मिळते यावर विश्वास ठेवलात, जाणीवपूर्वक आपले विचार व भावना बदलल्या तर छत्री दूर होते व कृपा तुमच्यापर्यंत पोहोचते.

नियती आपल्याला नेहमी सर्वकाही देण्यास तयार असते. फक्त नेहमी विश्वास ठेवायला हवा. नात्यांमध्ये ताळमेळ, प्रेम, स्वास्थ्य, शांती, समृद्धी भरपूर आहे असे भाव आधीपासूनच असतील तर सर्वकाही आपोआप होते. प्रत्येक गोष्टीबाबत विपुलतेचा भाव बाळगायचा आहे की, हे आहे... हे होत आहे... माझ्यापर्यंत ते पोहोचत आहे... आणि बाकी सर्व नियतीवर सोपवायचे आहे.

सलोनी शांतपणे गायत्रीकाकूंचे बोलणे ऐकत होती. ती काही बोलत नव्हती पण तिला काकूंचे बोलणे तर्कसंगत वाटत नव्हते. गायत्रीकाकूंनी या वेळी तिला तिचीच गोष्ट सांगून समजावण्याचा प्रयत्न केला.

गायत्रीकाकू- आज मी तुम्हाला एक गोष्ट सांगते. एक स्त्री होती. तिचे लग्न झाले होते, ती खूप आनंदात होती. तिला स्वतःचे बाळ हवे होते, पण गर्भधारणा होत नव्हती. सर्व प्रकारचे प्रयत्न केले पण काही उपयोग झाला नाही. डॉक्टरांनाही काही समजत नव्हते की असे का होत आहे? त्यांच्या सल्ल्यानुसार वैद्यकीय दृष्टीने काहीच अडथळा नव्हता. सर्वकाही ठीक होते. मग काय कमी होते? नक्कीच काही कमतरता होती. डॉक्टर वैद्यकीय दृष्टिकोनातून फक्त शरीरातील न्यूनगंड शोधू शकतात पण विचारांचा, भावनांचा नाही.

चुकीच्या विचारांमुळे त्या महिलेच्या मनात अडथळे निर्माण झाले होते. हाच न्यूनगंड होता. त्यामुळे तिच्या जीवनात येणारा आनंद थांबला होता. जेव्हा ती येणाऱ्या बाळाबद्दल विचार करायची, तेव्हा तिच्या मनात असेही विचार सुरू व्हायचे, 'मी बाळाची काळजी घेऊ शकेन की नाही कोण जाणे, माझ्याकडे फारशा सुविधाही नाहीत, बाळाच्या येण्याने खर्चात वाढ होईल, खर्चाचा ताळमेळ बिघडून जाईल. त्यासाठी जितका पगार यायला पाहिजे तेवढा नाही, अचानक काही हॉस्पिटलचा

खर्च आला तर काय करायचे, मुलाला चांगल्या व महागड्या शाळेत शिकवायचे झाले तर पैसे कुठून येणार?' इत्यादी.

समज कमी असल्याने ती येणाऱ्या बाळाला ईश्वराचा प्रसाद न समजता खर्च वाढवायला कारणीभूत असणारा समजत होती. जसं-जसे दिवस जाऊ लागले तिच्या मनात मूल व त्याचे संगोपन याचीच चिंता वाढू लागली व नकारात्मक विचार येऊ लागले. तिच्या लक्षातही येत नव्हते, की या विचारांमुळे ती विपुलतेच्या भावनेपासून दूर झाली आहे. असे विचारच बाळाच्या पृथ्वीवर येण्यामध्ये बाधा आहेत. जर तिला सांगितलं, की बाळाला तुझ्याकडे येण्यापासून तूच थांबवत आहेस तर तिचा यावर विश्वास बसणार नाही. कारण हे अदृश्यपणे काम करत असते. ज्या गोष्टींसाठी तुम्ही विपुलतेची भावना बाळगता, त्यासाठी ग्रहणशील राहता ती तुमच्या आयुष्यात येतेच. हा नियतीचा नियम आहे.

केवळ भाव बदलण्याने ऊर्जा बदलते, आपण ग्रहणशील होतो व सर्व गोष्टी सहजतेने उपलब्ध होतात.

गायत्रीकाकूंनी सांगितलेली गोष्ट ऐकून सलोनीच्या डोळ्यात पाणी तरळलं. काकूंनी आज तिचीच गोष्ट सांगून तिला आरसा दाखवला आहे हे तिच्या लक्षात आलं. तिच्याच विचारांचा, भावनांचा आरसा दाखवून ती स्वतःच बाळाला येण्यापासून रोखत आहे, हे त्यांनी तिला पटवून दिले.

गायत्रीकाकू- सलोनी, विश्वास ठेव, नियती विश्वातील सर्व जीवांची काळजी घेते. ती तुझ्या मुलाची काळजी घेईल. नियतीकडे सर्वकाही भरपूर आहे. फक्त तुला भावना, विचार बदलून नियती जे देत आहे, त्यासाठी ग्रहणशील बनायचे आहे. करशील ना हे मग?

गायत्रीकाकूंनी मोठ्या प्रेमाने सलोनीच्या डोक्यावर हात फिरवत विचारले. तिनेही हसून होकार दिला. तिला विश्वास वाटू लागला होता, की सर्वकाही भरपूर आहे, फक्त तिला ते दिसत नाही. इथून पुढे असे होणार नव्हते.

गायत्रीकाकू- ज्या स्त्रियांमध्ये भरपूर आहे असा भाव असतो त्या सुखी व समाधानी असतात. त्यांना नियतीवर पूर्ण विश्वास असतो, की ती त्यांची व त्यांच्या बाळाची नीट काळजी घेईल. हाच विश्वास व भाव गर्भस्थ बाळातही प्रकट होतो. बाळ सुरुवातीपासूनच विपुलतेच्या भावनेत राहून जीवनाची सुरुवात करते. हा एक असा संस्कार आहे, जो आईने बाळ गर्भात असतानाच द्यायला पाहिजे.

मनन बिंदू :

- विपुलतेची भावना असा एक संस्कार आहे, जो प्रत्येक आई आपल्या मुलाल गर्भात असतानाच देऊ शकते व त्याच्या जीवनात आनंदाचे द्वार उघडून देऊ शकते.
- विश्वास ठेवा, तुमच्यासाठी व तुमच्या येणाऱ्या बाळासाठी सर्वकाही भरपूर आहे- प्रेम, स्वास्थ्य, शांती, पैसा, चांगली नाती... सर्वकाही.
- विपुलता दिसत नसेल तर स्वतःच्या भावना पडताळून पाहा. विपुलतेची भावना निर्माण करा व तीच भावना गर्भस्थ बाळामध्ये स्थापित करा.

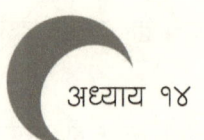

अध्याय १४

गर्भस्थ बाळावर सद्गुणांचे संस्कार

सुंदर भविष्याचा पाया रचा

माणसाचे मन दोन भागात विभाजित करता येते. एक भाग असतो बाह्य मन- कॉन्शियस माइंड. या भागात समजून-उमजून केलेले विचार असतात. दुसरा भाग आहे अंतर्मन म्हणजे सबकॉन्शियस माइंड. याला सुप्त मन असेही म्हणू शकतो. मनाच्या या भागावर आपले थेट नियंत्रण नसते. असं लक्षात घ्या, की १००% मनापैकी बाह्य मन १०% तर अंतर्मन ९०% असते.

मनाचा वरचा भाग बाह्य मन असते. आपण जागे असताना हे मन कार्यरत असते. पण अंतर्मन मात्र झोपेतही जागे असते. ज्या गोष्टींवर आपला दृढ विश्वास असतो, त्या अंतर्मनापर्यंत पोहोचतात व आपल्या जीवनावर परिणाम घडवून आणतात. म्हणजे अंतर्मनात गेलेल्या गोष्टींनुसार जीवनात घटना घडू लागतात.

उदाहरणार्थ, काही कारणवश तुमचा दृढ विश्वास अशा गोष्टींवर असेल, की 'मला इतरांचे सहकार्य मिळत नाही' किंवा 'जीवन म्हणजे असा संघर्ष आहे, जो कधी संपत नाही' तर अंतर्मनातील शक्ती हा विश्वास वास्तवात उतरवते व तुमचे जीवन सहकार्य व संघर्ष याने भरून जाते. याउलट जर तुम्हाला वाटत असेल, की 'माझ्या जीवनात सर्व काही सहजपणे व

सरळपणे येत आहे.' तर तुमचे वास्तव जीवन असेच होते. अशी असते अंतर्मनाची शक्ती. ही एक अशी अद्भुत शक्ती आहे, जिला तुम्ही जो विश्वास दाखवाल तो वास्तव स्वरूपात तुमच्यासमोर आणून ठेवते.

आईचे अंतर्मन गर्भस्थ शिशूच्या अंतर्मनाशी जोडलेले असते. आईच्या अंतर्मनाची जी स्थिती असते, ती शिशूचे अंतर्मन तयार करते. याचा अर्थ, आईचा जो विचार मग तो सकारात्मक असो वा नकारात्मक- दृढ असेल तो तिच्या अंतर्मनात जातो व तो गर्भस्थ शिशूच्या अंतर्मनावरही आपला ठसा उमटवतो व संस्काराच्या रूपात स्थापित होतो. आईचा प्रत्येक भाव शिशूच्या अंतर्मनावर स्थापित होतो व तोच भाव त्याच्या जीवनाची दिशा ठरतो. म्हणून गर्भसंस्कारांचे खूप महत्त्व आहे.

मुलांमध्ये सर्वश्रेष्ठ गुण यावेत यासाठी आईकडे ही सुवर्णसंधी असते. त्यासाठी सर्वांत प्रथम तिने तिचे भाव व विचार बदलायला हवेत. तिचा दृष्टिकोन बदलला पाहिजे. जेव्हा आई इतरांचे सद्गुण पाहू शकेल, इतरांच्या अवगुणांकडे ती लक्ष देणार नाही, विपुलतेच्या दृष्टीने सर्व पाहील, न्यूनत्वाकडे लक्ष देणार नाही, तेव्हाच ती गर्भस्थ शिशूच्या अंतर्मनापर्यंत सद्गुण पोहोचवू शकेल. ज्या गुणांवर किंवा अवगुणांवर आईचे लक्ष असेल, तो गुण वा अवगुण मुलाच्या अंतर्मनावर कोरला जाईल व मूल जन्माला आल्यानंतर त्याच्या जीवनात प्रकट होईल.

प्रत्येक आईला आपले मूल सद्गुणी असावे असे वाटते. त्यासाठी आईने इतरांचे गुण बघण्याची सवय आत्मसात करावी लागेल. गायत्रीकाकू याच गोष्टी समजावून सांगत होत्या.

मधू- मला पुढच्या महिन्यात एका समारंभासाठी सासरी जायचे आहे. मी तिथे जवळ-जवळ महिनाभर राहीन. नंतर माहेरी जाईन. पण यांत मला एक अडचण दिसत आहे. तुम्ही इथे इतक्या चांगल्या गोष्टी शिकवत आहात, त्यामुळे मन सकारात्मक झाले आहे. तिथे अनेक नातेवाईक भेटणार. त्यातील काहीजण माझ्यात वाईटपणा शोधतात, कारण काढून मला टोमणे मारतात, बघितलं तर ते स्वतः अवगुणांची खाण आहेत. मला त्यांच्याबरोबर राहायला अजिबात आवडत नाही. निष्कारण तिथे माझं मन निराश होईल व त्याचा वाईट परिणाम मुलावर होईल. अशा परिस्थितीत मी स्वतःला कशी सावरू? स्वतःला सकारात्मक कशी ठेवू?

गायत्रीकाकू- ही तुझी परीक्षाच असेल. या सर्व परिस्थितीत राहून तू तुझ्या मुलासाठी किती गुण संपादन करू शकतेस, ते पाहू. गुण गोळा करायचेत, की

अवगुण हे सर्वस्वी तुझ्या हातात आहे. एक गोष्ट लक्षात ठेव, गर्भवती स्त्रीच्या मनात कळत-नकळत स्वतःचे आप्तस्वकीय, कुटुंबातील सदस्य किंवा इतर लोक यांच्याबद्दल जे भाव असतात तेच भाव गर्भस्थ मूल आत्मसात करते व नंतर ते भाव प्रकटही होतात.

हे लक्षात घे, की असा एकही माणूस नसतो ज्याच्यामध्ये फक्त वाईटच गुण असतात. त्याच्यात चांगले गुणही असतात. या वेळी तुला ठरवावं लागेल, की ज्या माणसाला तू वाईट ठरवलं आहेस, जो तुला आवडत नाही, त्याच्यात काही ना काही चांगुलपणा असेलच, गुण असतीलच यावर तुला लक्ष केंद्रित करायचे आहे. ज्या गुणांवर तू लक्ष देशील, त्या गुणांना तू आकर्षित करशील. वाईट गोष्टींवर लक्ष दिलेस तर वाईट गोष्टी आकर्षित होतील. म्हणून तू ज्याला भेटशील त्याचे गुण व चांगुलपणा पाहा, हे आई म्हणून तुझे कर्तव्य आहे. त्या व्यक्तीच्या वाईट गुणांकडे दुर्लक्ष कर. यामुळे तुझ्या मुलांचे भावी जीवन उज्ज्वल होईल. लहान मुलांचे मन जणू एक टोपली आहे व त्यात तुला निवडून संस्कार टाकायचे आहेत. चांगले गुण तुला तुझ्या आजूबाजूला असणाऱ्या लोकांमध्ये सापडतील. तुला फक्त त्याकडे लक्ष द्यायचे आहे. बाकी सर्व आपोआप होईल. या वेळी तुझे नातेवाईक, कुटुंबातील सदस्य व तुझे मूल यांमधील तू दुवा आहेस. तुला तुझ्या बाळाच्या मनात सर्वांबद्दल प्रेम व आदर-सन्मान यांचे बीज रोवायचे आहे.

मधू- होय काकू. मी पूर्णपणे प्रयत्न करेन. पण मला एक सांगा, मी अशा अनेक गुणवान लोकांना ओळखते, त्यांच्याबद्दल मला खूप आदर वाटतो आणि मला वाटतं की माझ्या मुलामध्ये त्यांच्यासारखे गुण असावेत. पण मी व्यक्तीशः त्यांना भेटू शक्त नाही. त्यासाठी काय करू?

गायत्रीकाकू- त्यासाठी ती व्यक्ती तुझ्यासमोर असण्याची गरज नाही. त्यांचे ध्यान करूनही तू त्यांच्या गुणांवर तुझे लक्ष केंद्रित करू शकतेस. म्हणून गर्भवती स्त्रियांच्या खोलीत महान विभूतींचे फोटो, चित्र लावण्याची प्रथा आहे, जेणेकरून तिने त्यांचे ध्यान करावे व ते गुण मुलामध्ये जागृत व्हावेत. फक्त गर्भवती स्त्रीच नाही तर मुले, किशोरवयीन मुले, मोठे लोकही स्वतःला आदर्श वाटणाऱ्यांचे फोटो खोलीत लावून ठेवतात. पर्समध्ये ठेवतात, त्यांचे आत्मचरित्र वाचतात.

या सर्व गोष्टी तुम्ही तुम्हाला नेमून दिलेल्या कामाप्रमाणे करू शकता. एकेक करून आपल्या जवळच्या नातेवाइकांमधील, आवडत्या लोकांमधील कोणतीही पाच कौशल्ये शोधा. ती लक्षात ठेवून त्यावर सतत लक्ष केंद्रित करा. असे दहा

लोकांवर प्रयोग केले तर तुम्ही मुलासाठी ५० गुण जमा केलेत असे समजा.

सलोनी, तुला तुझ्या सासूने बाळकृष्णाचा जो फोटो दिला आहे, तो याचसाठी. कृष्णाच्या गुणांचा प्रभाव तुझ्यावर व तुझ्या मुलावर पडावा यासाठीच. मूर्तिपूजा करण्यामागे हेच कारण आहे, की देवतांच्या दिव्य गुणांना अंतर्मनाने धारण करावे, जेणेकरून ते गुण आपल्या जीवनात प्रकट होतील.

मनीष– फक्त मधू व सलोनीसाठीच नाही, तर सर्वांसाठी ही पद्धत प्रभावी ठरेल. आम्हीसुद्धा याचा फायदा घेऊ शकतो. मी आजपासूनच इतरांमध्ये गुण पाहीन.

विशाल– मीसुद्धा. सर्वांचीच या गोष्टीला सहमती होती.

गायत्रीकाकू– मुलासाठी श्रेष्ठ गुण अंगीकारण्याची व ते गुण मुलामध्ये जागृत करण्यासाठी एक कार्यकारी योजना तयार करता येईल. त्यासाठी कुटुंबातील सर्व सदस्यांनी एकत्र येऊन मुलामध्ये कोणकोणते गुण असावेत हे ठरवायचे. ज्या प्रभावशाली व्यक्तीमध्ये ते गुण आहेत त्यांचे फोटो लावता येतील. जसं, 'शांतीसाठी गौतम बुद्ध, मर्यादांचे पालन करण्यासाठी श्रीराम, करुणेसाठी मदर टेरेसा...' अशा प्रकारे सर्वांचे फोटो एका मोठ्या बोर्डवर चिकटवून घरात अशा ठिकाणी ठेवावेत, की सर्वांचे त्याकडे लक्ष जाईल. त्यांच्या गुणांवर सतत मनन करून त्या गुणांचे बीजारोपण मुलामध्ये करता येईल.

मधू– आजपासूनच या कामाला सुरुवात करू.

सलोनी– आम्हीसुद्धा करतो.

आज जी शिकवण मिळाली त्यामुळे सर्वजण उत्साहित होऊन कामाला लागले.

गायत्रीकाकू– मधू, आज तुमचा उत्साह पाहून, तुमचे बोलणे ऐकून तुमचे बाळ खूश होईल. त्याला वाटेल, माझ्या सुखद भविष्यासाठी माझे आई-वडील काय-काय करत आहेत.

हे ऐकून सर्वजण आश्चर्यचकित झाले.

मधू– मुल ऐकू शकतं?

गायत्रीकाकू हसू लागल्या. पुढच्या शिकवणीमध्ये हे रहस्य उलगडून दाखवणार होत्या, की गर्भस्थ शिशू सर्व पाहू शकते व ऐकू शकते.

🍃 मनन बिंदू :

- गर्भवती स्त्री इतरांच्या ज्या गुणांवर, अवगुणांवर लक्ष केंद्रित करते, ते अंतर्मनाच्या सहयोगाने तिच्या गर्भस्थ शिशूपर्यंत पोहोचतात. म्हणून गरोदरपणी स्त्रीने नेहमी सद्गुणांवर लक्ष द्यायला हवे.

- गर्भवती स्त्रीच्या मनात आप्तस्वकीयांबद्दल, नातेवाइकांबद्दल जे भाव असतील. ते मुलामध्ये उतरतात म्हणून तिने मनात सर्वांबद्दल प्रेम व सन्मान राखला पाहिजे.

- आपल्या प्रत्येक निकटवर्तीयांमधील कमीत कमी पाच गुणांची सूची तयार करा व त्यावर लक्ष द्या. त्यामुळे ते गुण मुलाच्या अंतर्मनापर्यंत जातील व पुढे त्याच्या जीवनात प्रकट होतील. मुलामध्ये अपेक्षित असलेल्या सर्व गुणांचा चित्ररूपात एक तक्ता तयार करा व तो वारंवार बघा.

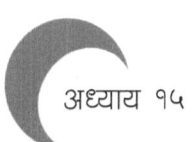
अध्याय १५

गर्भस्थ शिशूशी अर्थपूर्ण संवाद
तो सर्व ऐकतो

जुन्या काळी वयस्कर लोक नेहमी म्हणत असत, की आई व तिच्या गर्भात वाढणारे मूल म्हणजे दोन शरीरे पण एक जीव असे असतात. दोघांचे पोट, डोळे, कान जोडलेले असतात. म्हणजे दोघांची इंद्रिये, मन व बुद्धी एकच असते. आई जे खाते, जे ऐकते तेच ते ऐकते, आई जे बोलते त्यालाच ब्रह्मवाक्य समजून मूल ग्रहण करते व पुढे स्वतःच्या जीवनात तसाच विचार करते व बोलते.

म्हणून गर्भस्थ शिशूशी योग्य व सकारात्मक संवाद करणे, स्वतःच्या इंद्रियांच्या माध्यमातून अर्थपूर्ण व चांगली माहिती व सद्गुण देणे हा गर्भसंस्काराचा मूळ उद्देश आहे. जे सरळ-सरळ बोलले जाते, ते व जे मुलांच्या बाबतीत बोलले जाते ते सर्व मूल ऐकते, ही गोष्ट कुटुंबातील प्रत्येकाने लक्षात ठेवायला हवी. या सर्व गोष्टी अदृश्य असतात. म्हणून तार्किक वाटत नाहीत. म्हणून मधूच्या मनात जे संशय होते, ते ती आज काकूंना विचारणार होती.

मधू- काकू, मी कालपासून सारखा विचार करत आहे, की मी जे बोलते किंवा घरात जे संवाद होतात ते सर्व माझ्या पोटातील बाळ ऐकते का?

खरंच असं असतं का? कारण ऐकण्यासाठी शरीराची, कानाची गरज असते. दुसऱ्या खोलीत कोणी असेल तर त्याचा आवाज आपल्याला ऐकू येत नाही मग पोटात असणाऱ्या मुलाला कसे ऐकू येते?

गायत्रीकाकू- तू महाभारतातील उदाहरण वाचले नाही का? अर्जुन सुभद्रेला जेव्हा चक्रव्यूह भेदण्याची पद्धत सांगत होते, तेव्हा गर्भस्थ शिशू अभिमन्यूने सर्व ऐकले होते. ऐकता-ऐकता सुभद्रा झोपी गेली म्हणून अर्जुन पुढे जे सांगत होते ते तिने ऐकले नव्हते. म्हणून चक्रव्यूहातून बाहेर कसे यायचे, हे अभिमन्यूला समजले नव्हते.

मधू- हा प्रसंग मी ऐकला आहे. त्या वेळी सुद्धा मला ही गोष्ट तर्कसंगत वाटली नव्हती. काल्पनिक भाग म्हणून मी सोडून दिले होते. तुम्हीच सांगा, जर गर्भस्थ बाळाला भाषेचं ज्ञान नाही, विकसित झालेले कान नाहीत, मग ते त्याला ऐकू कसे येते?

गायत्रीकाकू- मधू, शब्दांची सुद्धा एक ऊर्जा असते, भाव असतात. भाषा येवो अथवा न येवो, पण भाव व ऊर्जा एका चेतनेकडून दुसऱ्या चेतनेपर्यंत पोहोचतात, शिशूचे शरीर जरी विकसित झालेले नसले तरी ते पूर्ण चेतना असते. जेवढी तुझी व माझी आहे. कालच्या शिकवणीमध्ये सुप्त मनाविषयी तुला सांगितले आहे ना? शिशूला भाषेचे ज्ञान जरी नसले तरी ते आईच्या इंद्रियांनी ग्रहण केलेले व तिच्या द्वारे बाहेर जाणाऱ्या प्रत्येक माहितीचे मर्म ग्रहण करू शकते. ज्या भावनेतून ती बोलते, जे काही बोलते, शिशू ग्रहण करतो व स्मृतींचा स्वरूपात साठवून ठेवतो.

मधू- मग मी बाळाशी कसे बोलू? याची काही पद्धत आहे का?

गायत्रीकाकू- आपण फोनवर किंवा थेट संभाषण करतो तीच पद्धत बाळाशी बोलताना लागू पडते. असं समज, की बाळाला फोन लावायचा आणि बोलायचं. तो ऐकतोय का, उत्तर देतोय का, हे बघायचे नाही. तो बोलतोय व उत्तर देतोय यावर विश्वास ठेवायचा.

मनीष- मी सुद्धा बाळाशी बोलू शकतो का? (मनीष नुसत्या विचारानेच इतका रोमांचित झाला होता, की त्याचे बोलणे बाळ ऐकणार आहे व वडिलांचा आवाज ओळखणार आहे.)

गायत्रीकाकू- हो, अगदी मधूप्रमाणे तूही बाळाशी बोलू शकतो.

एका वडिलांची उत्सुकता पाहून काकू हसू लागल्या.

मधू- पण आम्ही काय बोलू त्याच्याशी?

गायत्रीकाकू- तुम्ही तुमच्या मुलाशी, तुमच्या मनात जे आहे ते बोलू शकता. त्याची चौकशी करू शकता. दिवसभरात काय घडलं, हे त्याला सांगू शकता. त्याच्या येण्यामुळे तुम्हाला किती आनंद झाला आहे, किती उत्साह वाटत आहे, तुम्ही त्याची किती वाट पाहत आहात, तो तुमच्यासाठी किती खास आहे... जे काही त्याच्याबद्दल वाटतं ते तुम्ही बोलू शकता. तुम्ही त्याच्याशी तुमच्या जीवनात घडलेल्या संस्मरणीय घटना, किस्सा, लहानपणीच्या आठवणी, स्वप्ने, योजना... काहीही बोलू शकता. पण तो ऐकत आहे यावर विश्वास ठेवून! अगदी तुमच्यासमोर उभ्या असलेल्या माणसाशी बोलता त्याप्रमाणे!

तुम्ही तुमच्या मुलांना काही प्रेरक कथा, महापुरुषांच्या आत्मकथा वाचून दाखवू शकता. त्याला शुभेच्छा देऊ शकता. ज्ञानाची वचने, दोहे, कविता, भजन इत्यादी ऐकवून तुम्ही मुलाच्या मनात आध्यात्मिकतेचे बीज रोवू शकता.

मनीष- काकू गर्भस्थ शिशूला शुभेच्छा कशा द्यायच्या, याचे एखादे उदाहरण तुम्ही देऊ शकता का?

गायत्रीकाकू- ठीक आहे, मी उदाहरण सांगते. पण हे तुम्ही तुमच्या पद्धतीने म्हणू शकता. यासाठी काही विशिष्ट नियम नाही. तुम्ही तुमच्यानुसार त्यात बदल करू शकता. त्यासाठी आई आपल्या पोटावर प्रेमाने हात ठेवून शिशूचा स्पर्श अनुभवू शकते. वडीलसुद्धा अनुभवू शकतात. त्यामुळे शिशूला दोघांचा स्पर्श समजतो. स्पर्शामुळे दोघांमध्ये चांगला संपर्क साधता येतो. तुम्ही काही विश्वास वचन अशा प्रकारे म्हणू शकता-

माझ्या प्रिय बाळा,

मी तुझी आई तुझ्याशी बोलत आहे, मला तुला सांगायचं आहे, की मी तुझ्यावर खूप प्रेम करते. मला तुझी खूप काळजी आहे. तू आल्यामुळे मला खूप आनंद झाला आहे. मी प्रत्येक वेळी क्षणाक्षणाला तुझ्या बरोबर आहे. मला तुझा स्पर्श जाणवतोय. मी तुझी काळजी घेते. माझ्या पोटात तू पूर्णपणे सुरक्षित आहेस. तुझा पूर्ण विकास होत आहे. तुझ्या विकासासाठी आवश्यक अशा सर्व गोष्टी तुला मिळत आहेत. तू आनंदात राहा, खूश राहा.

असे संभाषण मुलाला सुरक्षिततेची भावना, विश्वास देईल. दिव्य गुण जागृत करण्यासाठी असेही संभाषण करू शकता-

माझ्या प्रिय बाळा,

तू आमच्यासाठी आमच्या जीवनात आलास, त्याबद्दल मी तुझी आभारी आहे. तू म्हणजे परमात्म्याने आम्हाला दिलेली दिव्य भेट आहे. तू ईश्वराचा अंश आहेस, संतसंतान आहेस. तुझ्यात ईश्वरीय गुण आहेत व त्याचे प्रकटीकरण करण्यासाठी तू या जगात येत आहेस. ईश्वराचे विशेष कार्य करण्यासाठी तुझा जन्म आहे. तुझे जीवन ईश्वरीय मार्गदर्शनाने घडणार आहे व तू ते मार्गदर्शन घेण्यासाठी पूर्णपणे समर्थ आहेस.

तुझे हृदय सर्वांबद्दल असणाऱ्या प्रेमाने व करुणेने भरलेले आहे. तू नेहमी इतरांची मदत व सेवा करण्यासाठी तत्पर आहेस. तुझी विवेकबुद्धी जागृत असल्याने तू जीवनात योग्य निर्णय घेण्यासाठी समर्थ आहेस व राहशील. तुला सर्वांबद्दल आदर वाटतो. सर्वजण तुला मानतात. तू इतरांच्या आनंदात आनंद मानतोस, म्हणून इतरही तुझ्या आनंदाने आनंदी होतात. तू ज्ञान व भक्तीचा अद्भुत संगम आहेस. तुझ्यात विनम्रपणा, करुणा, साहस, संकल्पशक्ती यांसारखे दिव्य गुण आहेत. तुझ्या पृथ्वीवर येण्यामुळे विश्वाला, समाजाला अनेक लाभ होणार आहेत, म्हणून आम्हाला तुझा अभिमान वाटतो. माझ्या प्रिय बाळा, तू नेहमी आनंदात राहा.

मधू- वा काकू, खूपच छान पद्धत आहे. आता मी माझ्या बाळाशी खूप बोलू शकेन, असे मला वाटू लागले आहे. त्याच्याशी बोलून मी त्याच्यामध्ये विश्वास व सद्भावना जागवू शकेन.

गायत्रीकाकू- बरोबर! तुम्ही जो विश्वास जागवाल तो तसा होईल. गर्भात असतानाच त्याच्याशी बोलून विश्वास दृढ करू शकता. याविषयी आपण नंतर बोलू. उद्या मला एक आठवड्यासाठी बाहेर जायचे आहे. मी आल्यावर पुढची शिकवणी घेईन.

मनन बिंदू :

- गर्भस्थ शिशू ऐकू शकतो म्हणून स्वस्थ व अर्थपूर्ण संवाद साधा.
- आपण इतरांशी बोलतो तसे गर्भस्थ शिशूशी बोलू शकतो.
- संवादाद्वारे तुम्ही त्याला सुरक्षा, सद्गुण, माहिती व विश्वास देऊ शकता.

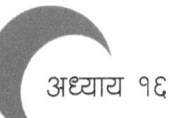

अध्याय १६

लिंगभेदाचा शिशूवर परिणाम

अस्वीकृतीची भावना

गायत्रीकाकू आठवडाभरासाठी आपल्या एका नातेवाइकांकडे गेल्या होत्या. आज त्या परत येणार होत्या. दोन दिवसांपूर्वी सलोनीने त्यांना मोबाईलवर एक मेसेज पाठवला होता, 'तुमच्यासाठी एक आनंदाची बातमी आहे.' गायत्रीकाकूंनी खोदून विचारले तरी तिने काही सांगण्यास नकार दिला. फोनवर सांगता न येणारी अशी काय आनंदाची गोष्ट असू शकते, याचा काकू कयास बांधत होत्या. त्यामुळे घरी पोहोचताच आधी त्या सलोनीकडे गेल्या.

विशालने दरवाजा उघडला. तो आज ऑफीसला गेला नव्हता. सलोनी आराम करत होती. योगायोगाने मधूही तिथे आली होती. काकूंना पाहताच दोघी हसल्या. संध्याकाळच्या वेळी सलोनीला असे अंथरुणावर झोपलेले पाहून काकू घाबरल्या.

गायत्रीकाकू- अगं, काय झालं? बरं वाटत नाही का?

हे ऐकून मधूला हसू आले.

मधू- तब्येत चांगली आहे काकू. बातमी सांगण्यासाठी आम्ही तुमची कधीपासून वाटत पाहत आहोत.

गायत्रीकाकू- काय बातमी आहे? आत तरी सांगशील का?

गायत्रीकाकूंच्या स्वरात सलोनीविषयीची काळजी वाटत होती. तोपर्यंत विशाल सर्वांसाठी चहा घेऊन आला.

विशाल- तुम्ही दिलेल्या गर्भसंस्कारामुळे सलोनीवर परिणाम झाला. तुम्ही दिलेल्या विपुलतेच्या मंत्रामुळे तिच्या मनातील अडथळे दूर झाले. कमतरतेची भावना दूर झाली, भविष्याची चिंता मिटली व त्यामुळे आमच्या घरात आनंदाची बातमी आली... आम्ही आई-बाबा होणार आहोत. असे म्हणताना विशालचा चेहरा अभिमानाने व आनंदाने फुलला होता.

गायत्रीकाकू- अरे वा! खूपच आनंदाची बातमी सांगितली. बघा, बाळालाही वाटलं, की आई इतकं काही शिकत आहे आणि मी मात्र त्यापासून वंचित राहिलो. लवकरात लवकर तिच्या गर्भात प्रवेश करून पुढचं शिक्षण घेतो. कदाचित माझ्या उपयोगी काही असेल. यावर सर्वजण हसू लागले.

विशाल- काकू, त्याला वाटलं असेल, की आता आई सुधारली आहे त्यामुळे माझं जाणं सुरक्षित झालं आहे.

सलोनी- वडील सुधारले असंही वाटू शकतं. निष्कारण रागावणार नाही.

सलोनीच्या प्रत्युत्तरावर सगळे हसले. तेवढ्यात तिला फोन आला. तिच्या सासू-सासऱ्यांचा फोन होता. सुविधेसाठी सलोनीने फोनचा स्पीकर चालू केला. तिने दोघांची ख्यालीखुशाली विचारली.

सासू- सलोनी, मी विशालच्या फोनवर तुझ्यासाठी रामायणातील श्लोक व एक मंत्र पाठवला आहे. रोज सकाळ-संध्याकाळ २१ वेळा म्हण. या मंत्राच्या जपाने मुलगाच होईल, असे पंडितजी सांगत होते.

सासरे- मुली, तू लक्ष देऊन मंत्राचा जप कर. तुम्हालाच माझा वंश पुढे वाढवायचा आहे. लवकरात लवकर नातवंडाचे तोंड पाहायला मिळावे हीच देवीकडे कामना करतो.

सासू- आम्ही देवीला नवस बोलला आहे, की नातू झाला तर जागरण करू.

सलोनी- आणि जर नात झाली तर?

सासू- चांगलं बोल सलोनी. मुलगी परक्याचं धन आहे. आधी म्हातारपणाचा आधार नातू हवा. नंतर मुलगी येईलच.

सलोनीला आशीर्वाद देऊन त्यांनी फोन ठेवला. विशालने फोन बंद झाल्याची खात्री करून मोबाईलमध्ये आलेले श्लोक व मंत्र सलोनीच्या मोबाईलवर पाठवले.

विशाल- सलोनी, तुझ्यासाठी सकाळ-संध्याकाळचा अभ्यास पाठवला आहे.

विशाल हसत-हसत म्हणाला. काकू गांभीर्याने सर्वकाही ऐकत होत्या.

गायत्रीकाकू- विशाल, तुलाही मुलगाच हवा असे वाटते का?

विशाल- असं काही नाही. आमच्या दृष्टीने मुलगा-मुलगी एकसारखेच आहे. जे होईल ते निरोगी असावे, व्यवस्थित असावे, एवढीच अपेक्षा आहे.

गायत्रीकाकू- मग मुलगा होण्यासाठी हे मंत्र, श्लोक म्हणण्याचं कारण?

विशाल- मोठ्या माणसांनी सांगितलं आहे. त्यांच्या आनंदासाठी करायचं. शेवटी व्हायचं तेच होणार.

गायत्रीकाकू- बरोबर आहे. नियतीने जे ठरवलं आहे तेच होणार आणि गर्भधारणा झाली तेव्हाच ते निश्चित झालं आहे. समजा, गर्भ मुलीचा असेल व ती जेव्हा श्लोक व मंत्र ऐकेल जो मुलगा व्हावा या इच्छेने म्हटला जाईल, तेव्हा तिला कसे वाटेल? तुम्हाला आता माहीत आहे, की गर्भस्थ शिशू आई-वडिलांचे भाव ग्रहण करतो तर मग असे करण्याने तिच्या मनात अस्वीकृतीची भावना जागृत होणार नाही का? मुलगी होणं स्वीकार नाही असं तिला वाटणार नाही का? या गोष्टींचं तिला दुःख होणार नाही का? आपण मुलगी आहोत म्हणून आई-बाबा माझा स्वीकार करत नाहीत असे तिला वाटणार नाही का?

गर्भात वाढणाऱ्या शिशूला लिंगभेदामुळे अस्वीकार होत आहे असे वाटले तर त्याला अस्वीकृतीची भावना जाणवते हे सर्व पालकांनी लक्षात घेतले पाहिजे. तिला वाईट वाटते. गर्भात असतानाच तिच्यात कमतरतेची निराशाजनक, अतृप्ततेची भावना किंवा इतर काही विकार जमा होऊ लागतात. तुमच्या मुलीच्या बाबतीत असं घडावं असं वाटतं का?

हे ऐकून सलोनी व विशाल विचारात पडले.

सलोनी- नाही. कधीच असं वाटणार नाही. खरं सांगू काकू, इतक्या खोलवर आम्ही कधी विचारच केला नाही. आमचं मूल जे, जसं आहे ते आम्हाला स्वीकार आहे. मुलगा असो वा मुलगी, आमच्या संगोपनात तसूभरही फरक पडणार नाही. दोघांवर आमचे तेवढेच प्रेम असेल.

विशाल व सलोनीचे मत ऐकून काकूंचा चेहरा सुखावला.

गायत्रीकाकू- तुमच्या दोघांकडून माझी हीच अपेक्षा होती. हे बघा, श्लोक, मंत्र म्हणणे चुकीचे नाही, प्रार्थना करणे चुकीचे नाही. फक्त त्यामागे काय भावना आहे याबाबतीत सावधगिरी बाळगली पाहिजे. प्रार्थना, मंत्र, श्लोक काही वाचा, पण ते बाळाचे लिंग निर्धारित करण्यासाठी नाही तर त्याला शुभेच्छा देण्यासाठी, प्रेम, दर्शवण्यासाठी व त्याच्या कुशल मंगलसाठी वाचा.

बाळाचे आभार माना, की त्याने तुम्हाला पालकत्व बहाल केले आहे. ते तुमच्या आनंदासाठी निमित्त ठरले आहे. त्याच्या येण्यामुळे तुम्ही खूप काही शिकाल, तुमची समज वाढेल, गुणांचा विकास होईल. हे तुम्ही त्याला अशा शब्दांत सांगू शकता...

माझ्या प्रिय बाळा,

आमच्या जीवनात आल्याबद्दल तुझे खूप-खूप आभार. तू जे असशील, जसं असशील, पूर्ण आहेस, श्रेष्ठ आहेस व सुरक्षित आहेस.

तू शुद्ध आहेस, बुद्ध आहेस, पवित्र आहेस, ईश्वराचा अंश आहेस. तुझ्या येण्याने पृथ्वीची चेतना वाढणार आहे.

तू जसा/जशी असशील तसा आम्ही स्वीकार करत आहोत. आमचे तुझ्यावर प्रेम आहे. तुझ्याबद्दल आदर आहे. नेहमी खूश राहा, आनंदात राहा.

मधू- काकू, माझ्या बाबतीतही असं घडत आहे. बरेच नातेवाईक मुलगा व्हावा असा आशीर्वाद देतात. ते मला असे खात्रीशीर मंत्र सांगतात, की त्यामुळे मुलगाच होईल असे त्यांना वाटते. या गोष्टीचा मला खूप राग येतो. त्यांच्याशी बोलण्याची, त्यांचे तोंड पाहण्याचीही इच्छा होत नाही.

गायत्रीकाकू- हे बघ, मी तुला आधीच समजावलं आहे, की कोणाचाही तिरस्कार करायचा नाही. द्वेषभावना जागवायची नाही. त्या काळी त्यांना असे वातावरण मिळाले, समाजाकडून मुलांबाबत अशी समज मिळाली म्हणून त्यांचे विचार असे आहेत. पण आत काळ बदलला आहे. नव्या पिढीतील लोकांची विचार करण्याची पद्धत बदलली आहे. तुम्ही याचे उदाहरण आहात.

ज्या नातलगांविषयी तुझ्या मनात तिरस्काराचे भाव जागतील त्यांना ध्यान क्षेत्रात बोलाव व त्यांच्यातील पाच गुण बघण्याचा प्रयत्न कर. त्यांच्या गुणांवर लक्ष

केंद्रित कर. याआधीच समजावले आहे, की प्रत्येकाकडून मुलासाठी गुणांचे हिरे जमवायचे आहेत व बाळासाठी त्याची माळ तयार करायची आहे. जो जसा असेल तसा असू दे. तुम्ही स्वतःला सावरा, कारण तुमच्यावर बाळाची जबाबदारी आहे.

सलोनी, आता तू विश्रांती घे. तुला बर वाटलं, की पुढची शिकवणी घेईन. त्यात आई व बाळासाठी ध्यान व प्रार्थनेचे तंत्र शिकवेन. त्यामुळे दोघांना शारीरिक व मानसिक लाभ होईल. सलोनीला आशीर्वाद देऊन गायत्रीकाकू घरी गेल्या.

मनन बिंदू :

- आई-वडिलांनी मुलांमध्ये कधीही लिंगभेद करू नये. त्यामुळे गर्भस्थ शिशूच्या शारीरिक व मानसिक विकासात बाधा निर्माण होते.
- गर्भस्थ शिशूला त्याच्या लिंगाच्या आधारे अथवा अन्य काही कारणाने नाकारले जाते तेव्हा त्याचा नकारात्मक परिणाम होतो. त्याला अस्वीकृतीची भावना जाणवते व त्यामुळे त्याला त्रास होतो.

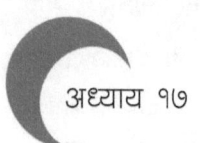

अध्याय १७

मनाचे आरोग्य

ध्यान विधी

आज रविवार, सुट्टीचा दिवस होता. गायत्रीकाकू नेहमी सकाळी सोसायटीच्या बागेत फिरायला जात असत. आज त्यांनी मधू व सलोनीलाही बोलावून घेतले. सकाळची शुद्ध व ताजी हवा, प्रसन्न वातावरण, उगवत्या सूर्याची किरणे, पक्ष्यांचा किलबिलाट अशा वातावरणात अर्धा तास फिरणे दोघींच्या शारीरीक व मानसिक आरोग्यासाठी आवश्यक होते.

बागेत काही तरुण मुले पळत होती. काहीजण योगासन, व्यायाम करत होते. एका बाजूला काहीजण प्राणायाम, ध्यान करत होते. बागेच्या दुसऱ्या कोपऱ्यात लाफींग क्लबचे दहा सदस्य हास्य व्यायाम करत होते. सलोनी व मधू पहिल्यांदाच इतक्या सकाळी बागेत आल्या होत्या. तिथले वातावरण पाहून त्यांचे मन प्रफुल्लित झाले.

सलोनी- या मेट्रो शहरातील सकाळ इतकी सुंदर असू शकते, हे आज जाणवलं. त्यासाठी तुमचे मनापासून आभार.

मधू- खरंच काकू, आजपर्यंत मी उठल्यानंतर एक-दीड तास चहा पिण्यात व वर्तमानपत्र वाचण्यात घालवत होते. नंतर घरातील कामात वेळ जायचा. पण आज इथे येऊन लक्षात आलं, की सकाळ खरंच सुंदर असते व

मी ती रोज वाया घालवत होते.

गायत्रीकाकू- हो बरोबर आहे. वास्तविक सकाळची वेळ दिवसभरातील छान वेळ असते. सकाळी उठल्यावर आपले मन शांत असते व वेगवेगळी माहिती ग्रहण करण्यासाठी ग्रहणशील असते. हा वेळ चांगला घालवला तर दिवस चांगला जातो.

समजा, सकाळचा वेळ वर्तमानपत्र वाचण्यात घालवला तर त्यात बहुतेकवेळा राजनीती, हिंसा, नकारात्मकता अशाच बातम्या असतात. त्या वाचत आपले मन नकारात्मक होते. आपल्याला वाटतं, हे जग वाईट आहे, राहण्यालायक नाही. गरोदरपणाच्या काळात असे नकारात्मक भाव येणं मुलासाठी खूप हानिकारक असतं. कारण या जगात एक नवीन चेतना येणार असते. जर या जगाबद्दल नकारात्मक गोष्टी त्याच्या मनात ठसवल्या तर या जगात पदार्पण करताना त्याच्या मनाची स्थिती कशी असेल? सुरुवातीपासूनच त्याच्या मनात या जगाविषयी तेच असेल, प्रतिरोध असेल, त्याला इथे आवडणार नाही, त्याला इथे यावेसेही वाटणार नाही. म्हणून या सर्व गोष्टी आपण टाळायला हव्या. कारण त्यामुळे आपल्या मनात तयार झालेली नकारात्मकता मुलाकडे संक्रमित होईल.

दिवसाची सुरुवात उगवत्या सूर्याने होते. उगवता सूर्य ज्ञानाचे, चेतनेचे प्रतीक आहे. बाळाच्या येण्याने आपण असे कार्य करायला हवे, ज्यामुळे आपली चेतना, समज व आरोग्य वाढेल. जीवनातील अंधकार दूर होऊन सकारात्मकता पसरेल. आता इथे बागेत उपस्थित असलेल लोक आपल्या दिवसाची सुरुवात अशाच काही विशिष्ट हेतूने करतात. कोणी आपल्या मनाला शक्ती देतं, तर कोणी शरीराला.

सलोनी- काकू, आमच्या दिवसाची सुरुवात आम्ही कशी करावी? तुम्ही जे सांगाल ते आम्ही करू.

गायत्रीकाकू- असं लक्षात घ्या, की आपले शरीर एक मंदिर आहे. या मंदिररूपी शरीरात या क्षणी आपल्याबरोबर गर्भस्थ शिशूच्या रूपात शुद्ध चेतनेचा वास आहे. त्या शुद्ध चेतनेला पूजेच्या रूपात काही फुले वाहायची आहेत. कशी असावीत फुले? अशी फूले जी त्याच्या शरीराला, मनाला, स्वास्थ्य देतील, त्याची बुद्धी निर्मळ करतील, चेतना वाढवतील व चांगले संस्कार देतील. सकाळच्या वेळी अशी फुले तुम्हाला निवडायची आहेत. सकाळी वेळ नसेल तर दिवसभरात जेवढा वेळ असेल तेव्हा हे काय करायचे आहे.

सकाळची सुरुवात निसर्गाच्या सान्निध्यात चालणे किंवा डॉक्टरांनी

सांगितलेल्या काही व्यायामांनी करायची आहे. गर्भस्थ शिशूच्या शारीरिक वाढीसाठी याचा उपयोग होतो. मन व बुद्धी निरोगी राहण्यासाठी काही ध्यानपद्धती व प्राणायाम करावे. चांगली आध्यात्मिक पुस्तके वाचून त्यावर मनन-चिंतन करावे. श्रेष्ठ चरित्रे असणाऱ्यांची पुस्तके वाचावीत, त्यामुळे मनात शुभ विचार येतात. स्मृतींच्या रूपात चांगली माहिती साठवली जाईल. ऐकायचे असेल तर चांगली भजने, मंत्र, सत्याशी निगडित असे दोहे, प्रवचन इत्यादी ऐकू शकता. शब्द व मंत्रांना एक प्रकारचे तरंग असतात. आपल्या पूर्वजांनी गरोदरपणी ऐकण्यासाठी अनेक मंत्र तयार केले आहेत. जे ऐकून शिशूकडे श्रेष्ठ तरंग पोहोचवता येतात.

मधू- काकू, ध्यानाविषयी बरेच ऐकले आहे. ध्यानामुळे मन शांत व सकारात्मक राहते. पण ध्यान म्हणजे काय, ते कसे करायचे, हे काही मला माहीत नाही. तुम्ही जर विस्ताराने याविषयी सांगितले तर आम्हीही ध्यान करू.

गायत्रीकाकू- ध्यानाचे उपयोग खूप सखोल आहेत. याचे इतके लाभ आहेत, की तुम्ही त्याचा विचारही करू शकत नाही. वरवरचे फायदे बघितले तर ध्यानामुळे आपले मन शांत व एकाग्र राहते. मनाची संकल्पशक्ती वाढते. आपली कार्यक्षमता वाढते. शारीरिक व मानसिक आरोग्य चांगले राहते. ध्यानामुळे जीवनात सकारात्मक परिवर्तन दिसून येते. चांगल्या गोष्टी उदाहरणार्थ, सुख, शांती, समृद्धी, यश, सद्गुण आपल्याकडे आकर्षित होतात. ध्यानाच्या शक्तीमुळे आपण हे प्राप्त करू शकतो.

परंतु हे ध्यानाचे मूळ फायदे नाहीत. हे तर अतिरिक्त फायदे आहेत. ध्यानाचा मूळ उद्देश आहे, 'स्व'ची ओळख. स्वानुभव करणं ही अवस्था अनेक संतांनी, योग्यांनी प्राप्त केली आहे. सध्या यावर विस्तृतपणे काही बोलणार नाही. लहान-लहान क्रियेने ध्यानाची सुरुवात करू.

सर्वांत प्रथम अगदी सोपी ध्यान क्रिया समजून घेऊ. ही श्वासांवर आधारित आहे. तसे प्रचलित असे अनेक प्राणायाम आहेत, जे श्वास नियंत्रित करून मनाला शांत व शरीर निरोगी ठेवतात. त्यात अनुलोम-विलोम, भस्त्रिका, कपालभाती यांसारखे प्रकार आहेत. पण मी तुम्हाला अतिशय सोपी व सरळ, श्वासांची ध्यानविधी सांगणार आहे. तुम्ही ती सहज करू शकाल.

गायत्रीकाकू, मधू व सलोनी बागेतील एका झाडाखाली स्वच्छ जागेवर बसल्या. ध्यान करण्यापूर्वी ध्यानाच्या सुरुवातीचे विधी श्वासावर अवलंबून का असतात, हे समजून घेणे गरजेचे आहे. श्वास स्थूल शरीर व मन यांना जोडणारा

दुवा आहे. मन व श्वास एकमेकांशी निगडित असतात. याचा अनुभव तुम्ही दोघांनी घेतला असेल. जेव्हा आपण त्रस्त असतो, तणाव, चिंता असते, रागात असतो, तेव्हा आपले श्वास उथळ व जोरजोरात असतात. मन शांत, स्थिर व प्रसन्न असेल तर श्वास संथ, शांत व खोल असतो.

सलोनी- हो, मी असा अनुभव घेतला आहे. राग आला की श्वास जोरजोरात घेतला जातो व दम लागल्यासारखे वाटते.

गायत्रीकाकू- कारण आपले मन श्वासाशी जोडलेले असते. मन त्रासलेलं असेल तर श्वासांची लय बिघडते तर श्वासांवर नियंत्रण राखता आले तर याचा परिणाम मनावर दिसून येतो. श्वास नियंत्रित झाला मन शांत व स्थिर होते. गर्भावस्थेमध्ये हार्मोन्समध्ये बदल होतो, त्यामुळे मनःस्थिती सतत बदलत राहणे स्वाभविक आहे. म्हणजे कधी विनाकरण राग येतो, चिडचिड होते, कधी-कधी उगाच रडू येते, कधी खूप प्रसन्न वाटते. शरीरामध्ये होत असलेल्या बदलांमुळे त्याचा परिणाम झोपेवर होतो. त्यामुळे तणाव वाढू शकतो. अशावेळी मनःस्थितीनुसार वाहत जाण्याऐवजी जर श्वासांशी निगडित असलेले ध्यान करून मन शांत, स्थिर केले तर चांगलेच.

मधू- अरे व्वा! गेलेला मूड ठीक करण्याची ही चांगली पद्धत आहे. जर मला हे आधीच माहीत असतं तर! मी गर्भधारणेच्या सुरुवातीच्या काळात खूप नैराश्य व वाईट मनःस्थिती सोसली आहे. आता कधीतरी असे होते. लवकर सांगा, ध्यान कसे करतात?

गायत्रीकाकू- हो, हो सांगते. मी ध्यानाची अगदी साधी सोपी पद्धत सांगते. यांमध्ये फक्त श्वास मोजायचे आहेत. बाकी काही नाही. असे केल्याने विचलित असलेले मन वर्तमानात येते व श्वासांवर केंद्रित होते.

सर्वांत आधी एक वेळ निश्चित करून डोळे बंद करून बसायचे आहे. यासाठी टायमर लावू शकता. सामान्यपणे आपण जसा श्वासोच्छ्वास करतो- एक श्वास घेतला व सोडला, आता एक म्हणा. दुसऱ्यांदा घेतला व सोडला की दोन म्हणा. अशा प्रकारे काही वेळ श्वास मोजा.

असे केल्याने विचलित असलेले मन शांत होऊन वर्तमानात आल्याचे तुमच्या लक्षात येईल. श्वास संतुलित झालेला असेल. विचार शांत झाले असतील, शरीर तणावमुक्त झाल्याचे जाणवेल. या पद्धतीने शरीर व मन दोन्ही शांत होतात. फक्त सकाळीच हा विधी करायचा असे नाही. जेव्हा-जेव्हा मन अशांत असेल, तेव्हा-

तेव्हा दिवसभरात कधीही तुम्ही हे तंत्र वापरू शकता. रात्री झोपण्यापूर्वी केले तर झोप शांत व सहजपणे येते.

झाडाखाली बसून पक्ष्यांच्या किलबिलाटात, मधू व सलोनीने मोबाईलमध्ये १५ मिनिटांचा गजर लावून सर्वांनी श्वासांचे ध्यान केले. दोघींनाही खूप प्रसन्न वाटले. शरीर व मन दोन्ही शांत झाले होते. उद्या सकाळी चालण्याबरोबर अजून काही ध्यान विधी शिकवेन, असे सांगून गायत्रीकाकू घरी गेल्या.

मनन बिंदू :

- गर्भवती स्त्रीने सकाळची सुरुवात नकारात्मक बातम्या पाहत, ऐकत किंवा बघत करू नये. त्याउलट सकारात्मक गोष्टी ऐकत आध्यात्मिक श्रवण, मनन, ध्यान इत्यादी करून केली पाहिजे. त्यामुळे तिची व तिच्या बाळाची चेतना वाढते.
- गर्भवती स्त्रीने दररोज चालले पाहिजे, अनुमती असलेले व्यायाम, प्राणायाम, ध्यान केले पाहिजे. त्यामुळे आईचे व बाळाचे शारीरिक व मानसिक आरोग्य वाढते.

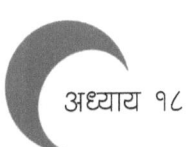

अध्याय १८

समाधान आणि कृतज्ञतेचे संस्कार

संतसंतान निर्माण भाग- १

संत हा शब्द उच्चारताच सौम्य, विनम्र, सद्‌गुणी अशी छबी समोर उभी राहते. संतांच्या मनात सर्वांप्रति प्रेम, करुणा व कृपा असते. हे सर्व गुण त्यांच्या दृष्टीद्वारे झळकतात. कोणतीही परिस्थिती असो, ते सर्वांचे कल्याण चिंततात, त्यांच्या मनात कोणाविषयी द्वेष नसतो. सतत लोककल्याणाची भावना ठेवून ते कर्म करत राहतात.

हेच आहेत संतांचे संस्कार. गर्भस्थ शिशूवर संतांचे संस्कार रुजवता येतात व गर्भावस्था ही त्यासाठी एक संधी असते. आई आपल्या बाळाला संतसंतान (संतांसारखे गुण असणारे अपत्य) बनवू शकते. असे संत अपत्य जन्माला घालण्यासाठी जास्त काही करावे लागत नाही, फक्त आपली समज व दृष्टिकोन बदलायचा आहे.

आज सकाळी चालताना काकू मधू व सलोनीला असे काही ध्यानविधी सांगणार होत्या.

सलोनी- काकू, काल एक विचित्र गोष्ट घडली. शेजारच्या सोसायटीत माझी एक मैत्रीण राहते. तीसुद्धा गरोदर आहे, हे मला काल समजलं. मी तिला तुमच्या गर्भसंस्काराच्या शिकवणीबद्दल सांगितलं व तीसुद्धा याचा लाभ

घेऊ शकते, हेही सांगितलं. येणाऱ्या मुलाला संताचे सर्व चांगले गुण व संस्कार आपण देऊ शकतो हे सांगितल्यावर तिने काय उत्तर दिले माहीत आहे?

ती म्हणाली, 'नाही गं बाई, मला माझ्या मुलाला संत-बिंत बनवायचं नाही. या सर्व पुस्तकी गोष्टी आहेत व त्या पुस्तकातच छान वाटतात. हे जग संतांनी राहण्याच्या लायकीचे नाही. या जगात टिकून राहायचं असेत तर धूर्तपणा व संधिसाधू वृत्ती असायला हवी. तूसुद्धा त्या शिकवणीला जाऊ नकोस. मुलगा गरजेपेक्षा जास्त साधा-सरळ असेल तर जग त्याचा फायदा घेईल. तो काही करू शकणार नाही. जर त्याने एखादेवेळी संन्यास घेतला तर तू काय करशील?'

हे ऐकून गायत्रीकाकू हसू लागल्या.

गायत्रीकाकू- हे एक आई बोलत नसून तिच्या मनात दडलेली असुरक्षिततेची वृत्ती बोलत आहे. त्यांना वाटतं, जर मुलामध्ये संतांचे गुण आले तर तो त्यांना सोडून निघून जाईल किंवा भविष्यात त्यांच्या चुकीच्या मानसिकतेवर वा चुकीच्या वागण्यावर प्रश्न विचारेल. विवेकशील मुले मोठी झाल्यावर हुंडा, लाच-लुचपत, भ्रष्टाचार, धार्मिक भोंदूपणा यांना विरोध करू शकतात, या मुद्द्यांवर आपल्या कुटुंबाविरोधात बंड पुकारू शकतात. जसं, बिभिषणाने केलं. जर आई-वडिलांना सत्य माहीत नसेल तर ते आपल्या मुलांना सत्याची काय समज देणार?

भगवान बुद्धांच्या बाबतीत असेच घडले होते. त्यांच्या वडिलांनी असुरक्षिततेच्या भीतीपोटी त्यांना सत्यापासून दूर ठेवण्याचा प्रयत्न केला, पण काय झालं? जर त्यांनी योग्य व संतुलित संगोपन केलं असतं तर सिद्धार्थ गौतम राजा जनकाप्रमाणे घडले असते. जनकराजा आत्मसाक्षात्कारीही होते व एक कुशल राजाही होते. म्हणूनच मी तुम्हाला सांगितलं होतं, की गर्भधारण करण्यापूर्वी आई-वडिलांनी आपली समज व वृत्तींवर खूप काम केलं पाहिजे, जेणेकरून त्यांच्या चुकीच्या धारणांमुळे मुलाचे नुकसान होऊ नये. असू दे. तिचे म्हणणे सोडून द्या. तुम्हाला दोघींना तुमचं बाळ संतसंतान व्हावे असे वाटते ना?

मधू- हो नक्कीच.

सलोनीनेसुद्धा मधूच्या म्हणण्याला दुजोरा दिला.

गायत्रीकाकू- चला तर मग. संतसंतान निर्माणच्या दृष्टिकोनातून एक पाऊल पुढे टाकू. त्याला स्तुती करायला शिकवू.

सलोनी- स्तुती? कोणाची?

गायत्रीकाकू- प्रत्येक गोष्टीची. तसं मुलांमध्ये हा गुण जन्मतः असतो. प्रत्येक गोष्टीकडे ते आश्चर्याने बघतात व त्यांना त्याचं कौतुक वाटतं. लहान मुलं काही बघताना त्यांच्याकडे बघा. झाडाच्या पानावर पडलेल्या एका थेंबाकडेही ते कसे बघतात? त्याला स्पर्श करून कसे हसतात? चिमण्यांकडे, फुलपाखरांकडे, फुलांकडे, एखाद्या किड्याकडे, मुंगी व जीवजंतूंकडे कसे आनंदाने पाहतात.

माणूस स्वतःला सर्वज्ञ समजतो, त्यामुळे तो असं बघणं विसरून गेला आहे. फुलांचं उमलणं, सूर्योदय होणं, चंद्र-चांदण्या चमचमणं... रोजच इतक्या सुंदरतेने आपल्यासमोर घडत असतं पण आपलं त्याच्याकडे लक्षच नसतं. त्याचं कौतुक आपल्याला वाटतंच नाही. म्हणून मोठी माणसे कशातच अप्रुप न वाटल्यामुळे दुःखी असतात. प्रत्येक गोष्टीबद्दल बेपर्वा वृत्ती असल्याने ते त्याकडे बघतच नाहीत.

लहान मुलेसुद्धा सतत मोठ्या माणसांबरोबर राहिल्यामुळे स्तुती करणं, एखाद्या गोष्टींच कौतुक करणं विसरून जातात. पण आपल्याला नजर बदलायची आहे. ईश्वराच्या रचनेकडे बघताना तुम्हाला छोट्या-मोठ्या गोष्टींचंही आश्चर्य वाटू लागेल. तुम्हाला प्रत्येक ठिकाणी, प्रत्येक छोट्या गोष्टीतही त्याची उपस्थिती जाणवू लागेल. असा भाव माणसाला त्या रचनाकाराप्रति वाटणाऱ्या स्तुतीने व कृतज्ञेने भारून टाकतो. त्यामुळे वर्तमानातही त्याला त्याच भावनेत राहावेसे वाटते. या अवस्थेतून त्या रचनाकाराच्या स्तुतिप्रीत्यर्थ भजन, दोहे तयार होतात व धन्यवाद उमटतात.

स्तुती केल्यामुळे आपली ईश्वरीय कृपांप्रति ग्रहणशीलता वाढते. परिणामी सकारात्मकताही वाढते. हाच दृष्टिकोन मुलाला नवी दृष्टी देतो. म्हणून आजपासून आपल्या आजूबाजूला या सृष्टीमध्ये, माणसांमध्ये जे काही चांगलं दिसेल, त्याची स्तुती करा.

गायत्रीकाकूंचे बोलणे ऐकून मधू व सलोनीने चालता-चालता चहूकडे नजर फिरवली. खरोखर त्यांना आजची सकाळ वेगळी वाटू लागती. पहिल्यांदा त्यांच्या लक्षात आलं, की बागेत विविध प्रकारची फुले उमलली आहेत. पक्ष्यांचे वेगवेगळे आवाज आहेत, मऊ गवतावर पडलेले दव किती सुंदर आहे. हवेत किती ताजा सुगंध आहे. सूर्याची सोनेरी किरणे चमकत आहेत. दोघींचे चेहरे आनंदाने फुलले. अशा वातावरणात त्यांना जो दिव्यतेचा अनुभव आला तो या आधी कधी आला नव्हता.

गायत्रीकाकू- (कौतुकाने,) या सृष्टीकडे बघायला कसे वाटते?

सलोनी, मधू- खूपच छान! अगदी नवं-नवं वाटतंय.

गायत्रीकाकू- चांगली गोष्ट आहे. परंतु आता अर्धच काम झालं आहे. स्तुतीबरोबर धन्यवादही द्यायचे आहेत.

मधू- धन्यवाद कशासाठी?

ऐकून काकू हसू लागल्या.

गायत्रीकाकू- प्रत्येक गोष्टीसाठी धन्यवाद द्यायला हवे होते, पण दिले नाहीत.

त्या गर्भस्थ शिशूला ज्याने तुमची आई म्हणून निवड केली, त्या शरीराला ज्याने तुम्हाला व तुमच्या बाळाला सांभाळलं, सृष्टीला जिच्या सर्व तत्त्वांमुळे- हवा, पाणी, माती, आकाश, तुमचे शरीर बनले आहे, अशा लोकांना ज्यांच्यामुळे तुमचे जीवन सुरळीत सुरू आहे. सर्व गुण, कला ज्या तुम्हाला मिळाल्या, समृद्धी, आरोग्य, घर जे तुम्हाला तुमच्या इच्छेनुसार मिळाले आणि तुम्ही इच्छा केली नाही तरी जे कृपेमुळे मिळालं अशा सर्व गोष्टींसाठी ईश्वराला व निसर्गाला धन्यवाद द्यायचे आहेत.

याला कृतज्ञतेचे ध्यानही म्हणू शकतो. हे करण्यासाठी कोणतेही विधी नाहीत. हे उघड्या डोळ्यांनी, चालता-फिरता होऊ शकते व शांतपणे एक ठिकाणी बसूनही होऊ शकते. जेव्हा डोळे उघडे असतील व जिथे तुम्ही असाल, तेव्हा तुमच्यावर झालेली कृपा पाहा. तुम्हाला मिळालेल्या सर्व गोष्टींकडे नजर टाका. उदाहरणार्थ, घर, परिवार, आई-वडील, साधनसामग्री, पाणी, अन्न, शिक्षण, सुरक्षा, चांगले शेजारी, चांगले सहकारी, सुविधा, मदत इत्यादी. जी कृपा तुमच्या ध्यानक्षेत्रात येईल, त्यासाठी ईश्वराचे आभार माना. होणाऱ्या प्रत्येक कृपेसाठी भावपूर्णतेने धन्यवाद द्या, कृतज्ञता प्रकट करा. कृपा म्हणजे प्रत्येक गोष्ट, उदाहरणार्थ- आरोग्य, करीयर, नाती-गोती, परिवार, मित्र-मैत्रिणी, घर, सुख-सुविधा, सत्यसंघ, गुरुकृपा इत्यादी.

आज एकेक करून तुमच्या इच्छा किंवा कृपा ज्या तुम्हाला तुमच्या जीवनात हव्या आहेत, त्या तुमच्या ध्यानक्षेत्रात आणा. त्या असण्याने तुमच्या जीवनात काय सुखद परिवर्तन होणार आहे, याची जाणीव करा. ही विशेष कृपा तुमच्यावर झाली आहे, असा विचार करा. ती गोष्ट मिळण्याआधीच ईश्वराचे मनापासून आभार माना, कृतज्ञता प्रकट करा. असे केल्याने तुम्ही कृपेसाठी ग्रहणशील व्हाल व लवकरात लवकर तुमच्यावर कृपा होईल.

कृतज्ञता जाणवणे व धन्यवाद देण्याची सवय लावण्याने तुम्हाला अशी कृपा जाणवेल जी आत्तापर्यंत कधी जाणवली नव्हती. तेव्हा तुमच्या लक्षात येईल, की ईश्वराने तुम्हाला किती दिलं आहे व त्याबद्दल तुम्ही त्याचे कधी आभारही मानले नाहीत. या ध्यानामुळे जीवनातील सगळे नैराश्य, कमतरतेची भावना संपुष्टात येईल. जीवनात कधी कशाचा अभाव जाणवला तर धन्यवाद द्यायला सुरुवात करा. लगेच तुमच्या लक्षात येईल, की तुमच्याकडे भरपूर आहे. हा भाव कृपा व तुमची इच्छा यांना चुंबकाप्रमाणे खेचून आणेल.

कोणतेही ध्यान करताना तुमच्या गर्भातील बाळही हे ध्यान करत आहे, असा भाव ठेवा. काही बघत असताना तुम्ही स्तुती करत असाल तर त्याची दृष्टीही तुमच्या दृष्टीत मिसळली गेली आहे, असा भाव ठेवा. बाळ तुमच्या नजरेतून पाहत स्तुती करत आहे. जेव्हा एखादी कृपा जाणवेल व कृतज्ञता वाटेल, तेव्हा बाळालाही ही भावना जाणवत आहे असे समजा. ईश्वराला धन्यवाद देताना तुमच्या आवाजात त्याचाही आवाज मिसळला आहे. त्याचे भाव व तुमचे भाव एकरूप झाले आहेत, हे लक्षात घ्या.

त्यानंतर गायत्रीकाकू, मधू व सलोनी हिरवळीवर बसून कृतज्ञता ध्यान करू लागल्या. एका असीम आनंदाने भारून जात तिघी आपापल्या घरी गेल्या.

मनन बिंदू :

- बाळाला स्तुती व कृतज्ञतेचे संस्कार द्या.

- ज्या जगात बाळ पदार्पण करणार आहे, त्या जगातील प्रत्येक चांगल्या गोष्टीची स्तुती करण्याचे संस्कार करा. त्यासाठी आई-वडिलांनी स्तुती करायला सुरुवात केली पाहिजे.

- झालेल्या सर्व कृपा आपल्या ध्यानक्षेत्रात आणून त्याविषयी कृतज्ञता व धन्यवाद प्रकट करण्याचा संस्कार विकसित करा.

- गर्भस्थ शिशूसुद्धा आपल्याबरोबर स्तुती करत आहे, त्याला कृतज्ञता जाणवत आहे व तो धन्यवाद देत आहे, असा विचार प्रत्येक आईने केला पाहिजे.

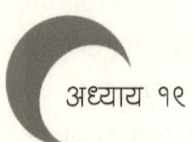

अध्याय १९

'दया- करुणा' सर्वमंगल संस्कार
संतसंतान निर्माण भाग- २

आज संध्याकाळी गायत्रीकाकूंच्या घरी शिकवणी होणार होती. मधू व सलोनीबरोबर विशाल व मनीषही आले होते. सलोनी थोडी त्रासलेली वाटत होती व थोडी रागावलेली वाटत होती. तिला लगेच याबद्दल विचारणे गायत्रीकाकूंना योग्य वाटले नाही. आज त्या दयाभाव व करुणा या संस्कारांविषयी बोलणार होत्या. असे दिव्य गुण प्रत्येक माणसात असणे आवश्यक आहे तरच तो मनुष्यधर्माचे पालन करू शकतो. सर्वांप्रति दयाभाव असणे, सर्वांकडे करुणामय दृष्टीने पाहणे हे असे संस्कार आहेत, जे माणसाचे मन नेहमी पवित्र व निर्मल राखतात. या गुणांमुळे मनात कोणताही कचरा जमा होत नाही. गायत्रीकाकू हे समजावू लागल्या.

गायत्रीकाकू- कधी असं होऊ शकतं का, की एखाद्याकडे नुसतं बघणं ध्यान बनून जातं, प्रार्थना होते. यामुळे फक्त तुमच्यात बदल घडत नाही तर समोरच्यामध्येही ते बदल घडवून आणते.

विशाल- असं कसं होईल काकू?

गायत्रीकाकू- का नाही होऊ शकणार? तुम्ही एखाद्यासाठी वाणीद्वारे प्रार्थना तर ऐकली जाते व त्याचा परिणाम होतो यावर तुझा विश्वास आहे का?

विशाल- हो आहे.

गायत्रीकाकू- मग तू ज्याच्याकडे बघशील तुझे ते बघणे, तुझी नजर एक प्रार्थना बनेल व त्याचा परिणाम होईल, यावर विश्वास ठेवण्यास काय हरकत आहे?

हे ऐकून सर्वजण शांत बसले. त्यांना काही समजत नव्हतं.

गायत्रीकाकू- हे आता असं लक्षात घ्या, तुम्हाला दोन डोळे आहेत. ज्यामध्ये एका डोळ्यात करुणा व दयाभाव आहे व दुसऱ्या डोळ्यात प्रेमभाव आहे. तुम्ही जेव्हा एखाद्याकडे बघता, तेव्हा फक्त पाहत नाही तर त्याच्यावर प्रेम व करुणेचा वर्षाव करत बघता. हा दृष्टीचा फरक आपल्या बघण्याला, आपल्या दृष्टीला प्रार्थना बनवतो, मंगल कामना बनवतो. म्हणून लोक महापुरुषांच्या, संतांच्या एक नजरेसाठी तहानलेले असतात. त्यांना वाटतं, त्यांना नुसत्या बघण्याने आपण ठीक होऊ, आपल्यात बदल घडेल.

तुमची चेतना, तुमचे भाव दृष्टीद्वारे इतरांपर्यंत पोहोचतात, त्यांच्यावर परिणाम घडवतात, यामुळे असे घडते. म्हणून आजपासून स्वतःची नजर बदलायची आहे. दृष्टीला दया, करुणा व प्रेमाची शक्ती द्यायची आहे. यासाठी एखाद्याकडे बघायचे असेल तर असे बघायचे आहे.

समजा, तुम्ही कुठे निघाला आहात, ऑफीसमध्ये किंवा रस्त्यावर आहात, बाजारात किंवा घरात आहात, तेव्हा समोरच्याकडे करुणामय दृष्टीने पाहा, मंगल कामनेच्या दृष्टीने पाहा, दया व प्रेमदृष्टीने पाहा. तुमच्या बघण्यामुळे तो स्वस्थ होत आहे. त्याची चेतना वाढत आहे, त्याचे कल्याण होत आहे, असा भाव असू द्या.

ज्याच्याबद्दल मनात नकारात्मक भाव आहेत, राग तिरस्कार आहे, त्याला ध्यानक्षेत्रात बोलावून त्याच्यावर शुभ भावनांचा, दया, करुणा या भावनांचा वर्षाव करा. त्याच्यासाठी मनातल्या मनात म्हणा, 'तू चांगला आहेस, समर्थ आहेस, निरोगी आहेस, सत्याच्या मार्गावरून चालणारा आहेस. तू शुद्ध, बुद्ध, पवित्र व परफेक्ट आहेस. तुझ्यात गुणांचा विकास होत आहे व सगळे विकार नाहीसे होत आहेत.' अशा प्रकारे सर्वांसाठी मंगल भावना पाठवा.

अशा नजरेने फक्त इतरांकडेच नाही तर स्वतःकडे व गर्भस्थ बाळाकडेही बघायचे आहे. स्वतःचे व बाळाचे ध्यान करून त्याच्याकडेही दया, करुणा व प्रेमाने पाहायचे आहे. त्याला व स्वतःला म्हणायचे आहे, तू शुद्ध आहेस, बुद्ध आहेस... पवित्र व परफेक्ट आहेस, निरोगी आहे व दिव्य गुणांचा स्वामी आहेस, याला

म्हणतात, आपल्या नजरेने स्वस्थ करणे.

अशा प्रकारे फक्त बघण्याची पद्धत बदलल्यामुळे तीन लोकांचा फायदा होईल. तुम्ही तुमचे बाळ व समोरचा माणूस. तुमच्या लक्षात येईल, की समोरच्या माणसात सुधारणा होऊ लागली आहे.

सलोनी- पण काही लोक असे असतात, की त्यांच्यावर दया, करुणा करण्याची इच्छाच होत नाही? अशावेळी काय करायचे?

गायत्रीकाकू- तेव्हासुद्धा असेच करायचे आहे.

सलोनी- पण काकू, एखादा सतत चुकीचे वागत असेल, आपल्याला धोका देत असेल, त्रास देत असेल, तर अशा लोकांकडे दया व करुणेच्या दृष्टीने कसे बघता येईल? सलोनीच्या डोळ्यातून राग बाहेर पडत होता.

गायत्रीकाकू- आधी सांग, तू इतकी का रागावली आहेस? काय झालं?

सलोनी- बघा ना काकू, माझी कामवाली बाई तीन दिवसांपासून मला त्रास देत आहे. तिला माझी परिस्थिती माहीत असूनही खोटं बोलून सुट्टी घेतली व दुसरीकडे जास्त पैसे मिळत आहेत, हे पाहून तिथे काम केलं. माझं तिच्याशी खूप भांडण झालं. मनात येतंय, की तिला कामावरून काढून टाकावं. आता तुम्हीच सांगा, अशा खोटारड्या बाईवर दया कशी दाखवायची?

विशाल- ऑफीसमध्ये माझ्याबाबतीत असंच घडतं. काही लोकांवर तर दया दाखवण्याची इच्छाच होत नाही.

गायत्रीकाकू- एक गोष्ट नेहमी लक्षात ठेवा. ज्यांच्याकडे दया व करुणेच्या दृष्टीने बघता येत नाही, असा एकही नसतो. ते चुकीचे वागत आहेत, याचा अर्थ ते जास्त आजारी आहेत, शारीरिक रूपात नसतीलही पण मानसिक दृष्ट्या. त्यांच्याकडे तर जास्त करुणेने पाहिलं पाहिजे म्हणजे ते ठीक होतील.

अशा लोकांशी जे योग्य आहे, तसेच वागायचे आहे. ते करण्यायोग्य असे कर्म आहे. एखादा कामचोरपणा करत असेल तर त्याला त्याचे परिणाम भोगावे लागतात व तुम्हाला योग्य निर्णय घ्यावाच लागतो. फक्त तिरस्काराने व रागाने घेऊ नका. बाह्यतः काहीही असो पण अंतरंगात प्रेमभाव असायला पाहिजे. विशेषतः तुमच्या दृष्टीने जे नकारात्मक आहेत, त्यांच्याबाबतीत दया, करुणा व प्रेमभाव ठेवायचा आहे. जे लोक तुम्हाला आवडत नाहीत, ज्यांच्यात काही कमतरता

जाणवते, अशांच्या बाबतीत असे भाव असणे आवश्यक आहे. एकेक करून सर्वांना आपल्या नजरेसमोर आपल्या ध्यानक्षेत्रात आणायचे आहे व त्याच्यावर व प्रेमभरी दृष्टी टाकायची आहे. जिकडे-जिकडे दृष्टी जाईल, तिकडे-तिकडे नजरेतून दया, करुणा व प्रेमाचीच किरणे बाहेर पडतील अशी सवय लावून घ्यायची आहे. तुमच्या नजरेत सर्वांसाठी मंगल कामना, शुभ भावना समाविष्ट व्हावी. ज्याच्याकडे तुमची दृष्टी जाईल त्याच्या मनातून तुमच्यासाठी आशीर्वाद निघेल व तुमची दृष्टी ध्यान होऊन जाईल.

सलोनी, तू तुझ्या कामवाल्या बाईला तिच्या चुकांबद्दल रागव, सूचना दे, गरज भासल्यास कामावरून काढून टाक व तुझा व्यावहारिक निर्णय असेल पण तुझ्या मनात याची स्पष्टता हवी, की ती विकारग्रस्त असल्याने आजारी आहे, म्हणून दया, करुणा व प्रेमासाठी पात्र आहे. तिला रागवत असतानाही मनातल्या मनात तिच्यासाठी शुभ भावना असाव्यात. बाह्यतः कर्तव्यापोटी जो व्यवहार करायचा असेल तो कर व आतून समोरच्याला शुभेच्छा देत राहा, की 'तू पवित्र आहेस, ईश्वराचा अंश आहेस, तुझे सतत कल्याण व्हावे, तुझ्यात ईश्वरीय गुण विकसित व्हावेत.'

सतत सराव केल्याने कोणाचाच राग येत नाही, हे तुझ्या लक्षात येईल. तुझा प्रतिसाद बदलू लागेल, चिडचिड कमी होईल. तू स्वतःच आतल्याआत शुद्ध, बुद्ध व पवित्र होऊ लागशील व तुझ्या मुलात जन्मतःच हे संस्कार असतील.

गायत्रीकाकूंनी करुणा, दया व प्रेमदृष्टीचे महत्त्व समजावून सांगितले व चौघांकडून हे ध्यान करवून घेतले. त्यात काही लोकांना, स्वतःला व येणाऱ्या बाळाला ध्यानक्षेत्रात बोलावून त्यांच्यावर प्रेम व करुणामय दृष्टी टाकली गेली. सलोनीने तिच्या कामातल्या बाईलाही ध्यानक्षेत्रात बोलावून तिच्याकडे करुणाभऱ्या नजरेने पाहिले. तिच्यासाठी चांगले विचार मनात आणले. त्यामुळे तिच्या मनातला राग दूर झाला व तिला चांगले वाटू लागले.

मनीष- खरंच चांगलं वाटतंय काकू. मनातला कडवटपणा दूर झाल्यासारखे वाटत आहे. जणू काही एखाद्या स्वच्छ, शुभ्र व दिव्य प्रकाशात न्हाऊन निघालो आहे, असे वाटते.

गायत्रीकाकू- खूप छान! आता आपल्याला प्रार्थनेच्या उच्च स्तरांपर्यंत जायचे आहे, पूर्णता द्यायची आहे.

मधू- अरे! अजून बाकी राहिलं आहेच का? मधूसारखे सर्वांनाच आश्चर्य वाटत होते. गायत्रीकाकू हसू लागल्या.

गायत्रीकाकू- अरे घाबरू नका. जास्त काही करायचे नाही. प्रार्थनेला एक जोड द्यायची आहे व तीसुद्धा भावपूर्णपणे! फक्त इतकंच करायचं आहे, की जेव्हा तुम्ही स्वतःसाठी किंवा बाळासाठी प्रार्थना कराल, आशीर्वाद मागाल, तेव्हा सर्वांसाठी करा. त्यामुळे प्रार्थना उच्च स्तरावर पोहोचेल व त्यात पूर्णता येईल.

उदाहरणार्थ तुम्ही तुमच्या मुलासाठी प्रार्थना केली, 'हे ईश्वरा! माझ्या बाळाचे आरोग्य चांगले राहू दे.'

तर ती अशा प्रकारे म्हणा, 'हे ईश्वरा! माझ्या बाळाचे आरोग्य चांगले राहू दे, त्याचबरोबर इतर बाळांचेही आरोग्य चांगले राहू दे.'

जर तुम्ही अशी प्रार्थना करत असाल, 'ईश्वरा, मला मान-सन्मान, प्रतिष्ठा व समृद्धी प्राप्त होऊ दे.'

तर ती अशी म्हणा, 'ईश्वरा मला मान-सन्मान, प्रतिष्ठा व समृद्धी मिळू दे त्याचबरोबर इतरांनाही प्राप्त होऊ दे.'

समजा तुम्ही मागितले, 'हे ईश्वरा! माझ्या जीवनात सत्याचा प्रकाश येऊ दे, मला सद्बुद्धी दे.'

तर यावेळी असे म्हणा, 'हे ईश्वरा! माझ्या जीवनात सत्याचा प्रकाश येऊ दे, मला सद्बुद्धी दे, तसेच सर्वांच्या जीवनात सत्याचा प्रकाश येऊ दे व त्यांनाही सद्बुद्धी दे.'

अशा प्रकारे सर्वांसाठी प्रार्थना करा. सर्वांचे कल्याण व्हावे, सर्वांना ज्ञान मिळावे, भक्ती मिळावी, समृद्धी, आरोग्य व सद्गुण मिळावेत. त्यामुळे तुमची व्यक्तिगत असणारी प्रार्थना लोककल्याणकारी व निःस्वार्थ प्रार्थना बनेल. सर्वांचे मंगल चिंतणारे संस्कार गर्भस्थ बाळावर आधीपासूनच होतील. त्यामुळे त्याचे पृथ्वीवर येणे चमत्कार घडवेल. त्याचे जीवन सार्थकी लागेल. विश्वात शांती, प्रेम व सद्भावना जागवण्यासाठी तो निमित्त ठरेल.

सलोनी- काकू, आज तुम्ही आम्हाला खूप काही शिकवलंत. मला नेहमी इतरांसाठी काहीतरी करावे असे वाटत असे, पण काय करावे हे समजत नव्हते. कधी साधनसामग्री कमी वाटायची, तर कधी वेळ नसायचा तर कधी तशी संधीच

मिळायची नाही. पण आज जे तुम्ही शिकवलं आहे, त्यामुळे ते अगदी सोपं वाटत आहे. आपण आपल्या नजरेने, प्रार्थनेने इतरांच्या जीवनात सकारात्मक परिवर्तन आणू शकतो. प्रत्येकानेच जर असा विचार केला तर जग किती सुंदर होईल.

गायत्रीकाकू- हो! याची सुरुवात स्वतःपासूनच करायची आहे. आपली दृष्टी देऊन, दृष्टिकोन बदलून व जगाला संतसंतान देऊन!

सर्वांच्या चेहऱ्यावर शांतता व समाधान झळकत होते. सलोनी व मधू यांच्या बाळांनाही ते जाणवत होते.

🍃 मनन बिंदू :

- जगातल्या प्रत्येक जिवाकडे प्रेम, दया व करुणेने बघण्याचा संस्कार गर्भस्थ बाळावर रुजवायचा आहे, जेणेकरून तो चांगला माणूस होईल.
- त्यासाठी आई-वडिलांनी बघण्याची दृष्टी बदलायला हवी. त्यांनीसुद्धा प्रेम, दया व करुणेच्या नजरेने इतरांकडे बघावे. त्यामुळे त्यांचे बघणेही ध्यान व प्रार्थना बनेल.
- इतरांबरोबर स्वतःकडे व गर्भस्थ बाळाकडेही अशाच नजरेने पाहून स्वास्थ्य प्राप्त करायचे आहे.
- जे लोक तुम्हाला आवडत नाहीत किंवा ज्यांचा तुम्हाला राग येतो, अशांना ध्यानक्षेत्रात बोलावून प्रेम, दया व करुणेने भरलेल्या नजरेने बघायचे आहे.
- प्रार्थना करताना त्यात इतरांनाही सामील करून त्यांच्यासाठी प्रार्थना करायची आहे. त्यांची शक्ती वाढवायची आहे. निःस्वार्थ व सर्वमंगल प्रार्थना करायची आहे. त्यामुळे येणारे बाळ विश्वात शांती, प्रेम व सद्भावना आणण्यासाठी निमित्त ठरेल.

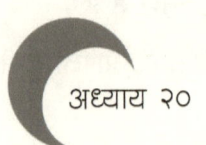

अध्याय २०

तुमचा पेनड्राइव्ह कसा असावा

स्वतः रिक्त व्हा व मुलाला वेदनामुक्त करा

आज सलोनी व गायत्रीकाकूंच्या इमारतीत राहणाऱ्या सेठी यांच्याकडे पूजा होती. तिथे काकू, मधू व सलोनीला बोलावले होते. पूजा झाल्यावर त्यांनी चहा, नाष्टा दिला. सलोनीने मोठ्या उत्साहात सेठीकाकूंना गायत्रीकाकूंच्या गर्भसंस्कारच्या शिकवणीबद्दल सांगितलं. त्याचबरोबर आपल्या जीवनात घडलेला सकारात्मक बदलही सांगितला. तिला आता सगळे जगच चांगले वाटू लागले आहे. तिचा दृष्टीकोन पूर्णपणे बदलला आहे व आता येणाऱ्या बाळाबद्दलही आशा निर्माण झाली आहे, की त्याला चांगले जीवन व संगोपन मिळेल, हेही उत्साहाने सेठीकाकूंना सांगितले.

पण हे ऐकून सेठीकाकूंकडून विपरीत प्रतिक्रिया आली. त्या हसून म्हणाल्या, 'मन रमवण्यासाठी गालिबचे विचार चांगले आहेत.''

सलोनी- म्हणजे काय काकू?

सेठीकाकू- याचा अर्थ, मांजरीला पाहून कबुतराने डोळे बंद करून घेतले तरी तिथे मांजर नाही असे होत नाही. कबुतराला धोका आहेच. तुला गर्भसंस्काराच्या नावाखाली जे शिकवलं जात आहे, ते म्हणजे डोळे बंद करण्यासारखं आहे. या सकारात्मकतेच्या गोष्टी, प्रेम, करुणा यासारख्या

गोष्टी म्हणजे इंद्रजाल आहेत. सध्याच्या काळात दुसरा तर सोडून दे पण सख्खाही आपला नाही. मुलेसुद्धा मोठी झाल्यावर आई-वडिलांना सोडून जातात. तुम्ही त्यांच्यासाठी जीव टाकता पण ते मागे वळूनही पाहत नाही. माझेच पाहा ना! माझी दोन्ही मुले परदेशात जाऊन बसली आहेत व आम्ही इकडे एकटेच सण साजरे करत आहोत.

सेठीकाका- तुम्ही मुलांना कितीही गर्भसंस्कार द्या. ते या जगात जे पाहतात तेच शिकतात व आजकाल जे घडतं तसेच वागतात.

सेठीकाकांनीही काकूंच्या मताला पुष्टी दिली.

हे ऐकून सलोनी गप्प राहिली. तिला माहीत होते, की ते दोघे आपल्या मुलांवर नाराज आहेत. काकू तर प्रत्येकाबद्दल साशंक होत्या. सलोनीची कामवाली बाई यांच्याकडे काम करायची. ती सांगत होती, की जितका वेळ ती काम करायची तितका वेळ काकू तिच्यामागे फिरत असायच्या. कामवाल्या बाईने काही घेऊन जाऊ नये, हा त्यामागे उद्देश असे. त्यांचा कोणावर विश्वास नाही, कोणावर प्रेम नाही, सदानकदा इतरांबद्दल वाईटच बोलायची व इतरांची निंदा करायची. पूजा-पाठ करून मन शांत करायचा प्रयत्न करते पण मन सदोदित अशांतच असते.

उलटून काही त्यांना बोलावे असे त्या वेळी सलोनीला वाटले नाही. पूजेनंतर मधू, सलोनी व गायत्रीकाकू सोसायटीच्या बागेत फिरायला आल्या. सलोनी शांत होती. बहुतेक तिच्या डोक्यात सेठीकाकूंचेच विचार घोळत होते. गायत्रीकाकूंना तिच्या मनाची अवस्था समजली.

गायत्रीकाकू- मी तुम्हाला एक गोष्ट सांगते. पेन व पेन्सिल यांची गोष्ट. एक पेन होता व एक पेन्सिल होती. एका वाचनालयात त्यांची भेट झाली. दोघांना एकमेकांशी बोलून लक्षात आलं, की आपल्यामध्ये खूप एकसारखेपणा आहे. त्या सारखेपणाच्या आधारावर त्यांनी आपसांत लग्न केलं. दोघे जेव्हा भेटतात, तेव्हा असंच होतं ना! वाटतं हा/ही आपल्यासारखीच आहे, आपली जोडी जमेल म्हणून दोघं लग्न करतात. पेन, पेन्सिल यांनाही असंच वाटतं म्हणून त्यांनी लग्न केलं. दोघेही आपल्या वेदनेपासून (Pain) काही औषधे बनवतील अशी अपेक्षा होती, ज्यामुळे त्यांच्या वेदना (Pain) दूर होतील पण त्यांनी तसे केले नाही तर त्यांनी पेनड्राइव्ह म्हणजे स्मृतिशलाका तयार केली. पेनड्राइव्ह म्हणजे असे साधन ज्यामध्ये माहिती, आवश्यक कागदपत्रांचा मजकूर, व्हिडिओ, ऑडिओ, फोटो यांचा संग्रह

केला जातो. अशा प्रकारे त्यांनी पेनड्राइव्ह तयार केला व पूर्णपणे पेनने (वेदनेने) भरून टाकला. आता हाच पेनड्राइव्ह त्यांच्या मुलांकडे संक्रमित झाला. कारण गर्भस्थ अवस्थेत मुले पेनड्राइव्हमध्ये संग्रहित केलेल्या गोष्टीच ऐकत होते, अभ्यासत होते. पेनपासून (वेदनेवर) काही औषध बनवले असते, वेदना दूर केल्या असत्या, तर त्यांचा मुलगाही मुक्त झाला असता. पण त्यांनी आपल्या मुलांना अशा वेदना संक्रमित केल्या, ज्या आधीपासून त्याच्यात नव्हत्या व त्याही गर्भस्थ काळात.

मधू- मला काही समजलं नाही काकू, तुम्ही काय सांगत आहात?

इतकं लक्षात येतंय, की पेन-पेन्सिलच्या उदाहरणातून काही समजावताय.

सलोनी- मला थोडं फार लक्षात येतंय. या गोष्टीतील पेन-पेन्सिल कोण आहेत ते? आधी मी विशाल असेच होतो. पेनने (दुःखाने) भरलेले! असे म्हणत सलोनी हसू लागली.

गायत्रीकाकू- लग्नाने दोन जीव एकत्र येतात. त्यांची आपापली धारणा व विचार असतात. जीवनाकडे, जगाकडे बघण्याचा वेगवेगळा दृष्टिकोन असतो. कोणाचा सकारात्मक तर कोणाचा नकारात्मक. समजा, दोघेही नकारात्मक विचार करणारे असतील तर काय होईल? ते आपसात नकारात्मकच बोलतील. त्यांचे विचार निराशाजनक, नकारात्मक असतील व जग असेच असते, यावर ते शिक्कामोर्तबही करतील.

आपल्या नकारात्मक विचारांवर काम करायचं सोडून ते स्वतःची ठाम समज करून घेतात, की जग वाईट आहे, लोक चांगले नाहीत, सगळे लोभी, खोटारडे व ठग आहेत. मुले मोठी झाली की आई-वडिलांना विसरून जातात, त्यांची काळजी घेत नाहीत. कोणत्याही नातेवाइकाचा काही उपयोग नाही. या जगात राहायचं असेल तर अंगात धूर्तपणा पाहिजे. कोणीही सज्जन नाही, कोणावर विश्वास ठेवण्यास अर्थ नाही... अशा बऱ्याच अविश्वास दर्शवणाऱ्या, दुःख देणाऱ्या चुकीच्या धारणा एकत्रित करून ठेवतात व आपल्या मुलालाही देतात.

घरात दोघांपैकी एकाचे विचार जरी सकारात्मक असतील तर दुसरा सुधारण्याची शक्यता असते. पण जर दोघांचे विचार एकसारखे असतील तर त्यांचा पेनड्राइव्ह म्हणजे स्मृतिशलाका, विश्वासप्रणाली अशाच विचारांनी भरलेली असते. परिणामस्वरूप मुलाला जन्मतः असेच वातावरण मिळेल. तोही त्यांच्याप्रमाणे पेन किंवा पेन्सिल होईल. कदाचित त्यांच्यापेक्षाही जास्त दुःखी, वेदना, निराशा

अविश्वास, संशय यांमुळे ग्रासलेला, नकारात्मक विचारांचा होईल. म्हणून मूल जन्माला घालण्यापूर्वी स्मृतीत साचलेल्या गोष्टी (पेनड्राइव्ह) काढून टाकायला हव्यात. मन स्वच्छ व निर्मळ बनायला हवे.

जीवन जणू काही एक डोंगर आहे. जेवढ्या उंचीवर जायचे असते तेवढे कमी ओझे खांद्यावर, कमरेवर टाकावे लागते. जास्त ओझं असेल तर डोंगरावर चढणे कष्टदायक होईल. अर्ध्या रस्त्यातच आपण दमून जाऊ. त्यामुळे कमीत-कमी ओझं घेणे चांगले. तसंच जीवनाचा डोंगर चढण्यापूर्वी मनावर, बुद्धीवर, स्मृतींवर कमीत-कमी ओझं हवं. मुलावर आपले ओझे लादता कामा नये. मुक्त अवस्थेत त्याला मोठं करायचं आहे. त्याला स्वतःला अनुभव घेऊ द्या. तुम्हाला तुमच्या विचारांनुसार पुरावे मिळाले तसे कदाचित त्याला त्याच्या विचारांचे पुरावे मिळतील, की जग चांगले आहे, लोक चांगले आहेत, जीवन सहजपणे आनंदात जगता येऊ शकते. तुम्ही तुमच्या विचारांचे ओझे त्याच्यावर लादले नाही तर त्याची जीवनयात्रा सहज, सरळ व सुखद होण्याची शक्यता असते.

सलोनी- मी सेठी काका-काकूंना अनेक वर्षांपासून ओळखते. त्यांची मुले परदेशात गेल्यामुळे ते सतत तक्रार करतात. त्यांना वाटतं, की आपण मुलांसाठी एवढं केलं तरी आपली वेळ आल्यावर मात्र मुले परदेशात निघून गेली.

हे ऐकून गायत्रीकाकू हसू लागल्या.

गायत्रीकाकू- हो, मला हे सगळ माहीत आहे. पण एक गोष्ट तुला माहीत नाही. त्यांचा मुलगा जेव्हा इंजिनिअरिंगला होता, तेव्हा त्याला याच शहरात नोकरी मिळाली होती. सेठीकाकांना समजले, की त्यांच्याच नात्यातल्या एकाचा मुलगा इंजिनियरिंग पदवीपरीक्षा पास होऊन एम.एस. करण्यासाठी अमेरिकेला गेला. मग काय? तेही त्यांच्या मुलाच्या मागे लागले, की 'बघ, त्यांचा मुलगा परदेशात गेला... उच्च शिक्षण घेणार आहे... मग तो जास्त पैसा कमवेल... तू त्याच्यासारखं का करत नाहीस?'

मुलगा मिळालेल्या नोकरीत आनंदी होता. पण बरोबरी करण्याच्या नादात व स्वतःच्या महत्त्वाकांक्षेपायी त्यांनी जबरदस्तीने मुलाला एम.एस. करायला परदेशी धाडले. तिथे त्याला चांगली नोकरी मिळाली म्हणून तो तिथे स्थायिक झाला. मला तर समजतंय, की मुलगा त्यांना तिकडे राहायला बोलवत आहे पण इथल्या घराच्या मोहापायी ते तिकडे जायला तयार नाहीत. त्यांना वाटतं पै-पै करत बांधलेलं घर सोडून कसं जायचं? आता यात चूक कोणाची?

मधू- बरोबरच आहे. चूक काका-काकूंचीच आहे. त्यांनी मुलाकडे जायला हवं.

गायत्रीकाकू- इथे वास्तविक चूक आहे मोहाची! मुलाचा मोह... घराचा मोह... हा विकार साखळदंडासारखा आहे व तो माणसाला बांधून ठेवतो व माणसाच्या वाट्याला दुःख येतं. मुलाबद्दल वाटणाऱ्या मोहाला 'ममता' सारखं गोंडस नाव देऊन माणूस फसतो. त्याला हे स्वाभाविक वाटतं व हा विकार आहे, हे त्याच्या लक्षात येत नाही. वास्तविक हे मोठे दुःखाचे कारण आहे.

माझ्या मुलाने माझी अपेक्षा पूर्ण करावी... माझ्या म्हणण्यानुसार वागावे... मी सांगितलं तर त्याने बाहर जावे... मी म्हणेन तेव्हा त्याने परत यावे... असं पालकांना वाटावं. पण मुलाचं स्वतःचं असं जीवन आहे. मी, माझं अशी भावना निर्माण होणं म्हणजेच मोह निर्माण होणं. अशी भावना मुलांबद्दल जागृत झाल्याने पालक आयुष्यभर दुःखी राहतात. माझ्या मुलाने नेहमी अग्रेसर असावं... त्याने माझं ऐकावं... तो यशस्वी व्हावा... मी जे सांगेल तेच त्यानं करावं... आई-वडिलांच्या लक्षात यायला हवं, की त्याची स्वतःची अशी जीवनयात्रा आहे. होईल तेवढी त्याला मदत करा, त्यांचे चांगले संगोपन करा, चांगले विचार, संस्कार द्या. याखेरीज त्याच्याकडून जास्त अपेक्षा ठेवणं चुकीचं आहे. असे वागलात तर मुलालाही आयुष्यभर अपराधबोधाची भावना सतावते व तुम्ही कायम दुःखी राहता.

जरा विचार करा, तुम्ही तरी तुमचे आयुष्य तुमच्या आई-वडिलांच्या इच्छेनुसार जगलात का? आणि जर तुमचा मुलगा तुमच्या म्हणण्यानुसार जीवन जगला तर त्याच्या आयुष्याचे काय मोल राहणार? तो कठपुतळीप्रमाणे होणार नाही का? मुलांना स्वतःच्या अपेक्षांच्या ओझ्यापासून दूर ठेवा, तुमच्या मनाच्या साच्याप्रमाणे त्याला घडवू नका, त्याला स्वतःचे अनुभव घेऊ द्या, हेच चांगले व सुजाण पालकत्व आहे.

🍃 मनन बिंदू :

- मुलाला स्वतःच्या मान्यतांपासून दूर ठेवा. नाहीतर तुमच्या जीवनात असलेली दुःख व वेदना त्याच्या जीवनात प्रवेश करतील.

- मूल जन्माला घालण्यापूर्वी स्वतःची नकारात्मक विचारपद्धती, चुकीच्या धारणा योग्य ज्ञान संपादन करून दूर करा म्हणजे त्याचा चुकीचा परिणाम मुलावर होणार नाही.

- मुलांवर प्रेम करा, पण मोह ठेवू नका. मोह, अपेक्षा हे असे विकार आहे ज्यामुळे आई-वडील दुःख भोगतात, व या विकारांमुळे मुलाच्या विकासात अडथळा येतो.

- तुमच्या हातातली कठपुतळी म्हणून तुमच्या मुलाने जन्म घेतला नाही. त्याचे स्वतःचे आत्मनिर्भर असे वेगळे व्यक्तिमत्त्व आहे, त्याची जीवनयात्रा वेगळी आहे. त्याचे सहयोगी बना, मालक नाही.

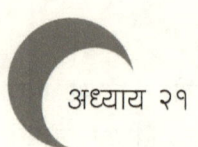
अध्याय २१

गर्भावस्थेशी संबंधित कर्मकांडे व धारणा
जे कराल ते जाणीवपूर्वक करा

मधू व सलोनी गायत्रीकाकूंच्या घरी गेल्या. त्या वेळी त्या कोणत्यातरी कामात व्यस्त होत्या. त्यांनी दोघींना बसायला सांगितले. खोलीत त्या त्यांचे काम आटोपत होत्या, तेवढ्यात मधू व सलोनीच्या जोर-जोरात हसण्याचा आवाज त्यांच्या कानावर पडला. काहीतरी चेष्टा-मस्करी सुरू होती. गायत्रीकाकू काम संपवून बाहेर आल्या.

गायत्रीकाकू- का बरं हसताय दोघी? मलाही कळू द्या.

मधू- बरं झालं काकू तुम्ही आम्हाला, 'जोर-जोरात हसू नका त्यामुळे बाळावर चुकीचा परिणाम होईल, दिवस भरण्यापूर्वीच प्रसूती होईल,' असं सांगितलं नाही. आजकाल प्रत्येकजण काही केले तरी अडवतोय. कधी प्रथा-परंपरांच्या नावावर, कधी अपशकुन होईल अशी भीती घालून... जणू काही गर्भधारणा झाली ही फार गंभीर गोष्ट आहे आणि आमच्या एवढ्याशा गोष्टीने ती फलद्रुप होणार नाही.

सलोनी- खरंच काकू, मला तर आताशी तीन महिनेच झाले आहेत. पण आताच मी अशा प्रकारच्या चौकशीने कंटाळून गेले आहे. कालचीच गोष्ट पाहा ना! मी काल माझ्या एका मैत्रिणीकडे गेले, मला चहा पिण्याची

खूप इच्छा झली. पण माझ्या मैत्रिणीच्या सासूने मला चहा पिऊ दिला नाही, का तर बाळाचा रंग काळा होईल म्हणून. नंतर ती माझ्यासाठी नारळपाणी व नारळाची मलई घेऊन आली व सांगितले, की जितके नारळपाणी पिशील तेवढे बाळ गोरे होईल. शिवाय कोणतीही काळ्या रंगाची गोष्ट खाऊ नकोस असा सल्लाही दिला. उदाहरणार्थ, काळी डाळ, काळी द्राक्षे, काळी मिरी आणि अजून बरेच काही...

मधू- खरंच, आपल्या देशात गर्भवती स्त्रिया व मुले यांच्याबाबतीत किती समज-गैरसमज आहेत. जणू काही ही फार अलौकिक व दुर्लभ गोष्ट आहे. आज माझी कामवाली बाई माझ्या वाढणाऱ्या पोटाकडे पाहत म्हणाली, 'तुमचे पोट ज्याप्रकारे वाढलंय त्यावरून तुम्हाला मुलगाच होणार आहे, असे मला वाटते.' पोटात मुलगी असेल तर वाढ वेगळ्या प्रकारची होते का? आता तुम्हीच सांगा काकू, पोटाच्या आकावरून मुलगा की मुलगी हे ठरते का? आकाराशी त्याचा काय संबंध? आपल्या देशात याविषयी किती अंधविश्वास आहे! डॉक्टर सांगतात भरभर चाला, हा चांगला व्यायाम आहे आणि आमची बाई सांगते, हळूहळू चाला नाहीतर मूल बाहेर येईल.

मधू डोक्याला हात लावत म्हणाली.

सलोनी- मी तर असं ऐकलंय, की गर्भवती स्त्रीने खूप तूप व लोणी खाल्लं पाहिजे. त्यामुळे प्रसूती सुलभ होते व भुकेपेक्षा दुप्पट खाल्ले पाहिले. एक स्वतःसाठी व दुसरे पोटातील बाळासाठी. काकू, तुम्ही सांगा दुप्पट खाल्ले तरी मलाच पचवायचे आहे ना? दुप्पट खाऊन अपचन होणार नाही का?

मधू- माझ्या सासूने तर मला भली मोठी यादी दिली आहे. उदाहरणार्थ, संध्याकाळच्या वेळी एकटी बाहेर जाऊ नकोस नाहीतर वाईट आत्म्यांचा परिणाम होईल. घरातून बाहेर पडताना तोंडात कडुलिंबाचे पान ठेव. आता तुम्हीच सांगा, माझे तोंड कडू होणार नाही का? चार महिने होईपर्यंत त्यांनी मला गर्भवती असल्याचे सांगूही दिले नाही. लोकांची नजर लागेल असं त्या सांगत होत्या. पण लोकांना समजतेच ना! कोणी काही विचारलं तर मला खोटं बोलावं लागे आणि तेही मैत्रिणीशी!

गायत्रीकाकू- हो, आपल्या देशात पूर्वीपासून गर्भावस्था नाजूक पद्धतीने हाताळली जाते. इतर देशात असे नसते. तिथे सर्वकाही सहज मानले जाते. वास्तविक गर्भावस्था ही सर्वसाधारण व आनंद देणारी यात्रा आहे पण अज्ञान व

भीतीमुळे आपल्या देशात असे वागवले जाते. सर्वांत मोठी समस्या म्हणजे परंपरांच्या नावाखाली त्यामागचे विज्ञान समजून न घेता काहीही लादले जाते. जर एखादीने काही शंका उपस्थित केली तर तिला गप्प केलं जातं, सांगितलं जातं, की वर्षानुवर्षे असंच करतात, त्याविषयी काही विचारू नको.

वास्तविक गर्भवती स्त्री व गर्भस्थ बाळ सुखरूप राहावेत यासाठी पूर्वजांनी काही कर्मकांडे सांगितली आहेत. आईचा व बाळाचा शारीरिक व मानसिक विकास चांगला व्हावा, ते निरोगी राहावेत, नकारात्मक गोष्टींपासून त्यांचा बचाव हावा, यासाठी काही व्यवस्था, कर्मकांडे परंपरांच्या रूपात पुढच्या पिढीकडे दिली गेली, जी त्या काळच्या परिस्थितीनुसार योग्य होती व आई व बाळाच्या सुरक्षेसाठी आवश्यक होती. पण आता काळ बदलला आहे. सध्या काही कर्मकांडांची, व्यवस्थेची काही गरज नाही. त्या जागी काही नवीन यायला हवं.

मधूच्या सासूने जसं सांगितलं, की तोंडात कडुलिंबाचे पान तोंडात ठेवून बाहेर पड. ही जुन्या काळातील पद्धत आहे. तुम्हाला माहीत आहे, की कडुलिंबामध्ये औषधी गुण आहेत, विषाणूंना मारण्याची त्यात शक्ती आहे. त्यामुळे जंतुसंसर्ग होत नाही, हेच त्यामागचे विज्ञान असेल. सध्या मात्र एक नवीन पद्धत अमलात आणावी लागते, की घरातून बाहेर पडताना मास्क घालून जा. घरी आल्यावर हात-पाय स्वच्छ धुवा. घरातील, घराच्या आजूबाजूचे वातावरण निर्जंतुक करा. निर्जंतुकीकरण ही आजच्या काळाची गरज आहे, कारण सध्या महामारी सुरू आहे. म्हणून आजचे समंजस लोक असे करायला सांगतात.

समजा, उद्या या गोष्टींची गरज उरली नाही, एखादे औषध, तंत्रज्ञान आले व त्यामुळे महामारी निघून गेली तर मास्क वापरण्याची परंपरा चालू ठेवण्याची काही गरज नाही. कारण गरजेपेक्षा जास्त काळजी घेतली तर आपली रोगप्रतिकारक क्षमता कमी होते, प्रतिकारशक्ती कमकुवत होते.

पूर्वी गर्भवती स्त्रियांना संध्याकाळनंतर नाहेर पडण्याची परवानगी नव्हती, कारण त्यावेळी वीज नव्हती. रात्रीच्या अंधारात ठेच लागण्याची, पडण्याची शक्यता होती. पण आजमितीला अशी काही गैरसोय उरली नाही. जिथे प्रकाश आहे तिथे तुम्ही जाऊ शकता. तुला मैत्रिणीच्या सासूने चहा दिला नाही. खरं म्हणजे चहा-कॉफी यांसारखी पेये हानिकारक असतात. त्याचबरोबर गर्भावस्थेत हार्मोन्स बदलल्याने ॲसिडीटी होऊ शकते. चहा-कॉफी प्यायल्याने ॲसिडीटी अजूनच वाढते. पण मूळ गोष्ट माहीत नसल्याने मुलाचा रंग काळा होईल, अशी भीती घालून चहा देण्याचे

टाळले जाते. कारण आपल्या देशात गोऱ्या रंगाला जास्त महत्त्व दिले जाते. तसेच त्यामागे स्वास्थ्य हेही कारण आहे.

मी गरोदर असताना मला काय सांगितले गेले माहीत आहे? मला सांगितले, की तू तुझ्या पतीच्या चपला घाल, तुझ्या नाही. त्यामुळे प्रसूती सुलभ होते. मला त्या वेळी थोडे विचित्र वाटले. मग मी त्यावर विचार केला आणि माझ्या लक्षात आलं, की पुरुष सपाट चपला वापरतात, तशा गर्भवतीने वापरायला हव्यात. स्त्रियांच्या चपला उंच टाचेच्या असतात. गरोदरपणी अशा चपला वापरणे योग्य नाही. कानगोष्टीप्रमाणे ही गोष्टसुद्धा 'पतीसारखी चप्पल' याऐवजी 'पतीची चप्पल' अशी झाली. एखादीने अंधविश्वास ठेवून पतीच्या मोठ्या आकाराच्या चपला घातल्या तर अडकून पडण्याचा अधिक धोका आहे. त्यामुळे नुकसानच होईल.

हे एका खेळासारखे आहे. यामध्ये खूप लोक असतात. एकाच्या कानात काही सांगायचे, त्याने दुसऱ्याच्या, दुसऱ्याने तिसऱ्याच्या असे करत-करत शेवटच्या माणसापर्यंत ती गोष्ट बदललेली असते. गर्भावस्था व शिशू यांच्यासंबंधित धारणा, परंपरा यात असेच फेरफार घडले आहेत. काळाच्या गरजेनुसार, काही उद्देशाने अशा परंपरा तयार झाल्या होत्या. पण हळूहळू काळ बदलला. परंपरांचा मूळ अर्थ हरवून गेला.

सलोनी- काकू, मी सूर्यग्रहण व चंद्रग्रहण यांच्याबाबतही खूप ऐकले आहे. इंटरनेट, टीवी, कुठेही पाहा असे वातावरण असते, की जणू गर्भवतीसाठी खूप वाईट काळ आहे. कोणी सांगतं, की ग्रहणकाळात काही खाल्ले, प्यायले तर बाळाच्या मानसिक विकासावर परिणाम होतो, मुलाचे स्वास्थ्य बिघडते. मला कळत नाही की ग्रहणकाळ इतका भीतीदायक का असतो?

गायत्रीकाकू- सूर्यग्रहण असो वा चंद्रग्रहण या खगोलशास्त्रीय घटना आहेत व त्या नैसर्गिक आहेत. विज्ञानानुसार त्या काळात पृथ्वीवर येणाऱ्या किरणांमध्ये काही परिवर्तन होते. काही ग्रहणांमध्ये सूर्याकडे पाहण्यामुळे डोळ्यांची हानी होण्याची शक्यता असते. पूर्वीच्या काळी सर्वांची घरे, अंगण, स्वयंपाकघर मोकळ्या ठिकाणी असायची. अंगणात चुली पेटवल्या जात होत्या. अशावेळी सूर्याच्या घातक किरणांपासून वाचण्यासाठी असे नियम बनवले गेले. पण आता घरे बंद असतात, लोक फ्लॅटमध्ये राहतात. त्यामुळे वैज्ञानिक सांगतात तेवढी काळजी घ्या, पण घाबरण्याची आवश्यकता नाही.

उलट मला तर वाटतं, अशावेळी लोकांचे नकारात्मक बोलणे, टीव्हीवर सुरू असणाऱ्या जोतिष्याच्या व्याख्यानामुळे जास्त भीती वाटते. सूर्याच्या किरणांपेक्षा त्यांच्यामुळे वाईट परिणाम होतो. असे विचार जास्त नुकसान करणारे असतात, की 'आताची वेळ अशुभ आहे. काही अनर्थ घडू नये. माझ्या गर्भावर काही संकट येऊ नये.' असे विचार जास्त नकारात्मकता वाढवतात. भावना व विचार यांचा गर्भावर काय परिणाम होतो, हे तुम्हाला माहीतच आहे.

आपले पूर्वज खूप दूरदर्शी होते. म्हणून गर्भवती स्त्रिया व बाळ यांच्या स्वास्थ्यासाठी त्यांनी कर्मकांडे, काही रीति-रिवाज बनवले. त्यामुळे आईला जास्त आनंद होईल व सकारात्मकता वाढेल. या निमित्ताने काही सामाजिक समारंभ आयोजित केले जातात. त्यामुळे गर्भवती स्त्री आपल्या शारीरिक अडचणी विसरून जाते. तिचे मन रमते व बाळालाही वाटते, की आपला समाज, नातेवाईक आपले स्वागत करत आहेत. डोहाळ जेवणाचा कार्यक्रम मोठ्या उत्साहाने साजरा केला जातो. गर्भवती स्त्रीला आशीर्वाद देण्यासाठी, भेटवस्तू देण्यासाठी तसेच गर्भस्थ शिशूचे स्वागत करायला सगळे तयार आहेत, हा संकेत देण्यासाठी हा कार्यक्रम केला जातो.

त्याचप्रमाणे बाळाच्या आगमनाप्रीत्यर्थ बारसे, कान टोचणे तसेच जावळ इत्यादी कार्यक्रम त्याच्या कुटुंबाकडून आयोजित केले जातात. जावळ म्हणजे पहिल्यांदा बाळाच्या डोक्यावरचे केस काढले जातात. कान टोचताना कानाच्या पाळीवर अशा ठिकाणी टोचले जाते, जे ॲक्युप्रेशर तंत्रज्ञानानुसार बुद्धीचा विकास घडवते. बारशाला बाळाचे नामकरण केले जाते. समाजात त्या नावाने ते ओळखले जाते. उत्सवाशिवाय माणसाचे आयुष्य नीरस असते. पूर्वी अशा समारंभाच्या निमित्ताने सर्व नातेवाईक, आप्तस्वकीय एकत्र जमत असत. त्यानिमित्ताने एखादी पूजा, होम-हवन इत्यादी केले जातात, जेणेकरून ईश्वराला, निसर्गाला धन्यवाद दिले जात व मुलासाठी मंगल प्रार्थना केली जात असे.

मी तर सांगेन, जे करायचे ते जाणीवपूर्वक करा. ही जीवनाची अनमोल वेळ आहे. यावेळी काही नवीन शिका, अनुभव घ्या व आनंदाने हा काळ व्यतीत करा.

गायत्रीकाकूंचे बोलणे ऐकून दोघी निश्चिंत झाल्या.

सलोनी- काकू, तुम्ही आज आम्हाला खूप छान समजावून सांगितलं.

आजपर्यंत कोणीही आम्हाला हे सांगितलं नव्हतं. म्हणून परंपरांच्या नावाखाली

थोपल्या जाणाऱ्या गोष्टींना मन विरोध करत होते. पण आता मीही त्यामागचे विज्ञान शोधण्याचा प्रयत्न करेन. जे करायला पाहिजे ते जाणीवपूर्वक करेन.

गायत्रीकाकू हसत म्हणाल्या, 'हो, असंच करायला हवं.'

मधू- काकू संध्याकाळ सरली.

गायत्रीकाकू- मग?

मधू- घरातील दिवे लावा. माझी आई म्हणते, दिवेलागणीला घरात अंधार असेल तर वाईट गोष्टी घरात शिरतात, दारिद्र्य येते. मधूने चेष्टेच्या सुरात असे म्हटले. त्यावर सगळे हसू लागले.

🍃 मनन बिंदू :

- गर्भवती स्त्री व गर्भस्थ बाळ यांच्याबाबत समाजात वेगवेगळ्या प्रकारची कर्मकांडे, रितिरिवाज व प्रथा-परंपरा प्रचलित आहेत.

- प्रत्येक कर्मकांड, मान्यता त्या-त्या काळानुसार बनवल्या गेल्या. त्या आजही लागू करायला हव्यात याची काही गरज नाही.

- कोणतेही कर्मकांड, प्रथा-परंपरा यामागचे विज्ञान व आधार समजून घेऊन त्याचे पालन करायला हवे.

- कोणत्याही प्रकारची भीती मनात बाळगता कामा नये. कारण कोणतेही कर्मकांड, प्रथा-परंपरा यांचा मूळ उद्देश गर्भवती स्त्री व शिशूची सुरक्षा, स्वास्थ्य, आनंद व सकारात्मकता वाढवणे हा आहे, ते कमी करायचे नाही. ज्या कर्मकांडांमुळे, प्रथा-परंपरांमुळे मनात भीती निर्माण होते, त्या सोडून देणे केव्हाही चांगले.

- आजच्या काळात लागू पडणाऱ्या नियमांचे अवश्य पालन करायला हवे. मग ते एखाद्या परंपरांचा, प्रथा-परंपरांचा किंवा कर्मकांडांचा भाग असो वा नसो. 🍃

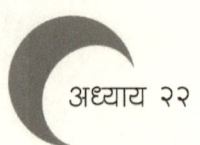
अध्याय २२

गर्भावस्थेत आहाराकडे लक्ष
आपल्या शरीराचे ऐका

गर्भावस्थेचा काळ अतिशय नाजूक असतो. अशा अवस्थेत काळजी घेणे अतिआवश्यक असते. नाजूक अशासाठी की पोटात वाढणारे बाळ खूप नाजूक असते. ज्याप्रमाणे मोठे झाड वाऱ्या-वादळाचा सामना करू शकते, कोणत्याही वातावरणात तग धरू शकते, पण नुकतेच अंकुरलेले रोपटे नाजूक असते. त्याची खूप काळजी घ्यावी लागते, वेळेवर योग्य प्रमाणात ऊन, खत-पाणी इत्यादी गोष्टींची आवश्यकता असते. थोडेसे दुर्लक्ष झाले तरी ते सुकून जाते, मरून जाते. त्याचप्रमाणे मोठा माणूस वातावरणातील फेरफार, खाण्यापिण्याच्या बाबतीत हयगय किंवा इतर काही विषम परिस्थिती झेलू शकतो पण छोटे बाळ हे सहन करू शकत नाही. चालता-चालता एखाद्याला ठेच लागली तर तो स्वतःला सावरू शकतो पण असे गर्भवती स्त्रीच्या बाबतीत घडले तर गर्भस्थ शिशूला हानी पोचू शकते. म्हणून पोटातील बाळ सुरक्षित राहण्यासाठी गर्भवती स्त्रीने आपल्या शरीराची काळजी घेणे आवश्यक असते. गायत्रीकाकू याच गोष्टींची चर्चा मधू व सलोनीबरोबर करत होत्या.

सलोनी- आज मी माझ्या डॉक्टरांकडे नेहमीच्या तपासणीसाठी गेले होते. त्यांनी मला काही पूरक गोळ्या घ्यायला सांगितल्या आहेत. पण माझी

आई याला विरोध करत आहे. गरोदरपणी कोणत्याही गोळ्या, औषधे घ्यायची नसतात, त्यामुळे बाळाचे नुकसान होते असे तिचे म्हणणे आहे. व्यवस्थित जेवण कर, फळं खा, दिवसातून दोनदा दूध पी, असे ती सांगते पण मला तर दूध प्यायले तर उलटी येते. काय करावं समजत नाही.

गायत्रीकाकू- डॉक्टर जे सांगतात ते ऐकायला हवं. आयर्न, फॉलीक ॲसिड, कॅल्शियम, मल्टीव्हिटामीन इत्यादी गोळ्यांचा वाईट परिणाम होत नाही. त्या गर्भवतीला व बाळाला शारीरिकदृष्ट्या मजबूत करतात तसेच विटॅमिन व मिनरलची कमतरता भरून काढतात. गर्भवतीसाठी हे आवश्यक आहे म्हणून तर डॉक्टर सांगतात. आता राहिली गोष्ट काय खाऊ आणि काय नको? तर हा निर्णय तुला तुझ्या शरीराला विचारूनच घ्यावा लागेल. शरीराच्या गरजेनुसार खा.

मधू- म्हणजे काय काकू?

गायत्रीकाकू- हे बघ, लोक साधारणतः इंद्रियांना विचारून खातात. इंद्रिये म्हणतात, 'किती छान वास येतोय... सामोसे खूप चविष्ट आहेत... चायनीज पदार्थांचा रंग किती छान दिसतोय... भरपेट खाऊ... पोटाला सहन झाले नाही तर बघता येईल... नंतर पाचक गोळी घेऊ पण आता मस्त खाऊ...' अशा प्रकारे लोक इंद्रियांचे ऐकून खातात. पण हे योग्य नाही.

शरीराचे ऐकून, त्याच्या गरजेनुसार जेवायला पाहिजे म्हणजे ते पचते. न पचलेले अन्न पोटात साचून राहते, सडते व आजार निर्माण करते- शरीराला जे काही हवे असते, त्यानुसार ते संकेत देतं. उदाहरणार्थ, शरीराला जेव्हा कॅल्शियम, मिनरल्सची गरज भासते तेव्हा लहान मूल स्वतःच भिंती चाटतं, त्याला असं करायला कोणी सांगत नाही. तो स्वतःच अशा गोष्टी खाऊन शरीरातील कमतरता भरून काढते. तसंच, सकाळी उठल्यावर आपल्याला तहान लागते. शरीरात पाण्याची कमतरता निर्माण झाली आहे, हे शरीर सांगते व आपण पाणी पितो. पाण्याचे रंग-रूप, स्वाद पाहून शरीर मागत नाही. जनावरांमध्ये ही प्रक्रिया सहजपणे होते. ते शरीराच्या मागणीनुसार खातात.

काहीजण घड्याळात पाहून जेवतात- की चला, आता जेवणाची सुट्टी झाली आहे तर खाऊन घेऊ. मग भूक लागली का नसेना. असे करता कामा नये. भूक लागेल तेव्हा पचनास योग्य, पौष्टिक व संतुलित जेवण करायला हवे. जेवढी भूक असेल तेवढेच खायला हवे. गर्भवतीने दुप्पट खावे असे नाही. शरीराला पुन्हा गरज

भासली तर ते मागेल. त्या वेळी असा विचार करू नका की आता जेवणाची वेळ झाली नाही तर कसे खाऊ? गरजेनुसार खा, योग्य प्रमाणात खाल्ले तर ते औषध बनेल व शरीर स्वस्थ राहील; अन्यथा ते आजारांना आमंत्रण ठरेल.

सलोनी- या गोष्टी लक्षात आल्या. अजून काही जाणून घेण्यासाठी आवश्यक असेल ते सांगा. काय करायचं व काय करायचं नाही?

गायत्रीकाकू- शक्य असेल तेवढे निसर्गाच्या संपर्कात राहा व त्याचे मार्गदर्शन घ्या. निसर्गाइतका उत्कृष्ट मार्गदर्शक दुसरा कोणी नाही. मग तो बाहेरचा असो वा शरीरांतर्गत असो. उदाहरणार्थ, तुझी शारीरिक प्रकृती अशी आहे, की तुला दूध प्यायल्यावर उलटी येते, दूध पचत नाही तर अशावेळी दुधाला पर्याय शोध ज्यामध्ये दुधासारखे पौष्टिक तत्त्व असेल. उदाहरणार्थ, दही, ताक किंवा इतर काही.

आपल्या शरीराची प्रकृती तीन प्रकारची असते- वात, पित्त व कफ. या तीनही गुणांचे संतुलन झाले की शरीर स्वस्थ व निरोगी राहते. प्रत्येक शरीरात एक मुख्य गुण असतो. आपल्या शरीराचा मुख्य गुण (वात, पित्त, कफ) ओळखून त्यानुसार आहार निश्चित करायला पाहिजे. कारण जे अन्न-कफ प्रकृती असणाऱ्यांसाठी चांगले असते ते पित्त प्रकृती असणाऱ्यांसाठी चांगले असतेच असे नाही. तू तुमच्या घरात बघितले असेल, की एखादे फळ खाण्याने कोणाला त्रास होतो तर दुसरा आरामात ते खाऊ शकतो. म्हणून आपले शरीर, त्याचा स्वभाव, त्याची गरज जाणणे आवश्यक आहे. त्यानुसार आहार निश्चित करायला हवा. त्यासाठी एखाद्या आहारतज्ज्ञाची मदत घेऊ शकतेस.

अजून एक गोष्ट, नेहमी प्रसन्नतेने व कृतज्ञतेच्या भावनेने अन्नग्रहण केले पाहिजे. आपल्या संस्कृतीत जेवण्यापूर्वी प्रार्थना म्हणण्याचे खूप महत्त्व होते. जेवण्यापूर्वी सामूहिक रूपात प्रार्थना म्हटली जायची. अन्नपदार्थांचा देवाला नैवेद्य दाखवला जायचा. त्यातला काही भाग गाय, कावळा, कुत्रा, मुंग्या यांच्यासाठी बाजूला काढून ठेवला जायचा.

असे करण्याचे खूप फायदे आहेत. एक म्हणजे खाण्यापूर्वी आपले भाव शुद्ध व्हायचे. मनात अन्नाप्रति सन्मान व कृतज्ञतेचे भाव निर्माण व्हायचे. त्यामुळे अन्नाची सात्त्विकता वाढत होती. तेच अन्न प्रसाद बनायचं. असे अन्न स्वास्थ्यवर्धक असते व शरीराबरोबर मनालाही संतुष्टी देतं. त्यामुळे बुद्धीही निर्मळ होते. त्याचबरोबर आपण आपल्या आजूबाजूला असणाऱ्या जिवांबाबत दयाळू व संवेदनशील होतो.

प्रार्थना व दान यामुळे अन्न प्रसाद बनते, गुणकारी होते. तन, मन, बुद्धी यांना स्वस्थ व निर्मळ राखते. म्हणून ही सवय आपल्या दिनचर्येत सामाविष्ट केली पाहिजे. फक्त गर्भावस्थेतच या गोष्टीचे पालन करायचे असे नाही, तर भोजन- प्रार्थना नित्य कर्म व्हायला पाहीजे.

सलोनी - काकू, आतापर्यंत तरी असे काही केले नाही. आम्हाला कोणतीही प्रार्थना वा मंत्र माहीत नाही. खाण्यापूर्वी काय म्हणायचे हे तुम्हीच सांगाल का?

गायत्रीकाकू- हे बघ, सर्वांत सोपी व छोटी प्रार्थना म्हणजे धन्यवाद देणे. जेवण्यापूर्वी अशा सर्वांना धन्यवाद द्यायचे, ज्यांच्यामुळे अन्न प्राप्त झाले. उदाहरणार्थ,

त्या ईश्वराला धन्यवाद ज्याने निसर्ग निर्माण केला. त्या निसर्गाला धन्यवाद ज्याने धान्य तयार केले. त्या शेतकऱ्याला धन्यवाद ज्याने घाम गाळून धान्य उगवले.

त्या सर्व लोकांना धन्यवाद ज्यांनी हे धान्य घरापर्यंत पोहोचवले.

त्या माणसांना धन्यवाद ज्यांनी हे शिजवले.

त्याचबरोबर भावपूर्णतेने म्हणा, 'मी हे अन्न पूर्ण सन्मान व कृतज्ञता ठेवून ग्रहण करते. माझा पूर्ण विश्वास आहे, की हे अन्न माझे व माझ्या बाळाचे तन-मन स्वस्थ ठेवेल, बुद्धी निर्मळ करेल. आमच्या आवश्यकतेनुसार सर्व पोषक तत्त्व देईल. आम्हाला भरपूर शक्ती व ऊर्जा देईल. हे सर्व गुण असणाऱ्या भोजनाचे शतशः आभार.'

अशा प्रकारे तुम्हीही प्रार्थना तयार करू शकता. शब्द कोणतेही असोत, भाव महत्त्वाचे आहेत. त्यात धन्यवाद व कृतज्ञता असायला हवी. त्याचबरोबर जितके शक्य असेल, जेव्हा शक्य असेल तेव्हा सत्पात्र व्यक्तीला अन्नदान केले पाहिजे. दान देणे म्हणजे त्या निसर्गाला धन्यवाद देण्यासारखे आहे, जो आपल्याला सर्वकाही भरभरून देतो.

मधू- आज ही चांगली गोष्ट समजली. माझी आजी पहिली पोळी गायीसाठी व दुसरी कुत्र्यासाठी बनवायची व ती गल्लीतील गायीला व कुत्र्याला खाऊ घालायची. ती मलाही असे करण्यास सांगायची. आता सोसायटीत राहत असल्याने हे शक्य नाही म्हणून मी तिच्या म्हणण्याकडे दुर्लक्ष केले. एखाद्या गरजूला अन्नदान करता येते व तेसुद्धा कधीही.

गायत्रीकाकू- हो. जुन्या परंपरा मोडीत न काढता त्यातला उद्देश समजून घेऊन,

कालानुरूप त्यांचा वापर केला पाहिजे, कारण त्या परंपरा सर्वांच्या भल्यासाठी तयार केल्या गेल्या होत्या.

सलोनी- जेवणासंबंधी अजून काही गोष्टी आहेत का, की ज्या जाणून घेणे आवश्यक आहे?

गायत्रीकाकू- गोष्ट छोटीशीच आहे पण महत्त्वपूर्ण व परिणामकारक आहे. तुम्ही जे खाता त्याचे रूप-रंग, गुण, वैशिष्ट्य याबाबत पोटातील बाळाशी बोला व त्याला सांगा तुम्ही ते का खात आहात, काय खात आहात, त्यामुळे तुम्हाला व बाळाला काय फायदे होणार आहेत. असे केल्यामुळे आश्चर्यकारक परिणाम दिसून येतील. जन्मल्यानंतर बाळ ते पदार्थ आवडीने खाईल. खाण्यापिण्याच्या बाबतीत नाटकं करणार नाही. त्याला खाण्या-पिण्याच्या चांगल्या सवयी लागतील. पण तुम्ही जेव्हा चवीने व प्रेमाने जेवण कराल, तेव्हाच हे शक्य होईल. यामुळे अजून एक फायदा होईल. ज्या पदार्थामध्ये काही गुण नसतील, जे हानिकारक वाटेल, ते आपोआप खाल्ले जाणार नाहीत. जे तुम्ही खात नाही त्याबद्दल तुम्ही बाळाला काय माहिती सांगणार?

सलोनी- वा काकू! आजची शिकवणी फार महत्त्वाची होती. भोजन ही अशी प्रक्रिया आहे, जी दिवसभरात आपण तीन वेळा करतो पण बेहोशीमध्ये! खरंतर यामध्ये किती जागरूकता हवी हे आज लक्षात आलं. आजपासूनच या गोष्टी अमलात आणेन.

सलोनीच्या बोलण्याबर मधूनेही मान डोलावली.

अजूनही काही गोष्टी समजून घेण्यासारख्या आहेत. उद्या आपण त्यावर बोलू, असं बोलून गायत्रीकाकूंनी आजची शिकवणी पूर्ण केली.

मनन बिंदू :

- गर्भावस्थेमध्ये डॉक्टरांनी सांगितलेली जेवणाबरोबर घेण्याची पूरक औषधे नक्की घ्यावीत.
- काय खायचे, किती खायचे, केव्हा खायचे हे ऐकीव गोष्टींनुसार न करता आपल्या शरीराला विचारून, शरीराच्या गरजेनुसार करावे.
- सर्वांचे शरीर एकसारखे नसते. म्हणून सर्वांचा आहार एकसारखा असणे गरजेचे नाही.
- जेवण्यापूर्वी प्रार्थना करण्याची सवय लावून घ्या. त्यामुळे अन्नातील ऊर्जा सकारात्मक व स्वास्थ्यवर्धक होते.
- अन्नदान करून निसर्गाप्रति कृतज्ञता व्यक्त करा.
- जे खाल, त्याच्या रूप-रंग, गुण, वैशिष्ट्ये याविषयी पोटातील बाळाशी बोला. त्यामुळे जन्मल्यानंतर बाळामधे पौष्टिक अन्न खाण्याची रुची निर्माण होईल. त्याच्या आहाराविषयीच्या सवयी चांगल्या होतील.

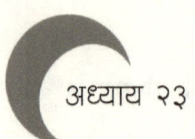

अध्याय २३

गर्भावस्थेत घेण्याची काळजी

काय करावे, काय करू नये

गर्भावस्था म्हणजे आजारपण नव्हे, पण बदल घडण्याची वेळ असते. गर्भावस्थेच्या काळात स्त्रीमध्ये शारीरिक व मानसिक बदल घडून येतात. हे बदल समजून घेऊन, त्याचा स्वीकार करून त्या अवस्थेत काळजी घ्यावी लागते, जेणेकरून गर्भावस्थेचा काळ सुखरूप पार पडावा व आई व बाळ स्वस्थ राहावेत. कोणती काळजी घ्यायची हे माणूस व त्याची परिस्थिती यावर अवलंबून असते. शक्य झाल्यास लांबचा प्रवास टाळावा पण कधी-कधी नाइलाज होतो. अशावेळी वेगळ्या प्रकारची खबरदारी घ्यावी लागते. सर्वसाधारण बुद्धीचा वापर करून निर्णय घ्यायला हवा. कारण एखाद्याच्या बाबत एखादी गोष्ट योग्य असेल तर ती दुसऱ्यासाठी योग्य असेलच असे नाही.

आज सकाळी गायत्रीकाकू फिरण्यासाठी बागेत आल्या, तेव्हा त्यांनी पाहिले की सलोनी एका पायावर दुसरा पाय अडवा ठेवून बाकावर बसली होती व मोबाईलमध्ये काही पाहत होती. तिच्या बसण्याच्या स्थितीमुळे तिच्या पोटावर दाब पडत होता. हे पाहून गायत्रीकाकू धावत तिच्याजवळ गेल्या व पाय सरळ ठेवून बसायला सांगितले.

गायत्री काकू- सलोनी, मला माहीत आहे, की तुला थोडेच महिने झाले आहेत. म्हणून कदाचीत तुझ्या हे लक्षात येत नसेल. तू पोटावर दाब

पडेल अशा पद्धतीने बसू नकोस. पायावर पाय आडवा ठेवून बसू नये. बसताना पाठीचा कणा ताठ असायला हवा. गर्भावस्थेत बसण्याची ढब, चालण्या-फिरण्याची पद्धत याकडे लक्ष द्यायला हवे. लक्ष ठेवून, सजगतेने सर्वकाही करायला हवं. काकू सलोनीला या गोष्टी समजावतच होत्या तेवढ्यात मधू तिथे आली.

गायीकाकू- मधू कशी आहेस? तीन दिवस कुठे गायब होतीस?

मधू- काकू, मला युरीन इंफेक्शन झाले होते. दोन दिवसांपूर्वी मी बाहेर गेले होते. तब्शेतीची काळजी घेण्याच्या उद्देशाने मला बाहेरचे स्वच्छतागृह वापरणे योग्य वाटले नाही म्हणून मी शक्यतो जाण्याचे टाळले. त्यासाठी पाणीसुद्धा कमी प्यायले. डॉक्टर म्हणाले, पाणी कमी प्यायल्याने व खूप काळापर्यंत युरीन रोखल्याने इंफेक्शन झाले आहे.

गायत्रीकाकू- या काळात तुम्ही दोघींनाही खूप खबरदारी घ्यावी लागेल. उदाहरणार्थ, मल-मूत्राचा आवेग रोखायचा नाही, झटका देऊन उठायचे किंवा बसायचे नाही. शरीराचा तोल राखला जाईल अशा चपला वापरायच्या आहेत. सुती, आरामदायक कपडे वापरायला हवेत. पोटावर घट्ट काहीही बांधायचे नाही. साडी, घट्ट जीन्स वापरायची नाही. जास्त गोंगाट, कोलाहल असलेल्या ठिकाणी जायचे नाही. त्यामुळे बाळाचे नुकसान होते.

शक्य असेल तेवढ्या शुद्ध, ताज्या हवेत राहा, हलका-फुलका प्राणायम करा. त्यामुळे श्वसनक्रिया मजबूत राहील. शरीराच्या प्रत्येक पेशीला ऑक्सिजन मिळेल. सकाळी सूर्याची किरणे अंगावर घ्या. तो व्हिटामीन डी चा चांगला स्त्रोत आहे. गर्भवती स्त्री व बाळ यांच्या हाडांना मजबुती येण्यासाठी हे खूप आवश्यक आहे. गर्भावस्था म्हणजे आजारपण असे समजून नुसते बसून राहू नका. डॉक्टरांच्या सल्ल्याने हलके व्यायाम करा, सकाळ संध्याकाळ फिरा. सामान्यतः जी कामे करता ती करा, फक्त आरामात, घाईगडबडीने नाही व सजगतेने करा. आपल्या आजूबाजूचे वातावरण, घर स्वच्छ ठेवा. घरात स्वच्छ ताजी हवा, ऊन येऊ या.

सलोनी- काकू सध्या माझी मनःस्थिती सतत बदलत राहते, एवढ्याशा गोष्टीवरून चिडचिड होते, कधी खूप आनंद होतो तर कधी खूप उदास वाटते. काय करू मी?

गायत्रीकाकू- गर्भावस्थेच्या सुरुवातीच्या काळात पहिले ३-४ महिने शरीरातील हार्मोन्समध्ये फेरबदल होत असतात. त्याचा परिणाम भावनांवर होतो.

कधी हसू येतं तर कधी रडू येतं. कधी मन आनंदी असतं तर कधी निराश. ज्या भावना जागतील त्यांचा स्वीकार कर, त्यात अडकू नको, भावनांना अडवू नकोस. म्हणजे रडावेसे वाटले तर रडून घे, हसावेसे वाटले तर मनसोक्त हास. अगदी जवळच्या व्यक्तीसमोर तू तुझ्या भावना मोकळ्या करू शकतेस. तसं करायचं नसेल तर स्वतःच्या दैनंदिनीत याची नोंद करू शकतेस. दुसऱ्यासमोर मन मोकळे करण्याने अथवा डायरीत लिहिण्याने भावनेचा प्रभाव कमी होतो, मन हलके होते. गर्भावस्थेत मनःस्थिती बदलत राहणे ही सर्वसाधारण गोष्ट आहे, हे लक्षात ठेव. तरीसुद्धा स्वतःवर ताबा राहत नसेल तर डॉक्टरांची किंवा एखाद्या सल्लागाराची मदत घे.

सर्वांत महत्त्वाचे, शारीरिक व मानसिक स्तरावर जी उलथा-पालथ होत असते, त्याकडे बघायचं व सोडून द्यायचं. त्यात अडकून राहायचं नाही. एखाद्या रचनात्मक कार्यात स्वतःला गुंतवून घे. त्यामुळे तूही आनंदी होशील व मुलाच्या मेंदूची वाढ चांगली होईल. त्याच्यातही रचनात्मक गुण येतील.

मधू- काकू, याबाबत थोडी कल्पना द्या, की काय-काय करू शकते?

गायत्रीकाकू- हे बघ, असे बरेच हातांचे व बोटांचे व्यायाम असतात, ज्यामुळे आपल्या मेंदूचा डावा व उजवा भाग सक्रिय होतो. याला ब्रेनजिम एक्सरसाईज म्हणजे मेंदूचे कार्य व्यवस्थित चालण्यासाठी करण्यात येणारे व्यायाम असे म्हणतात. इंटरनेटवर याची बरीच माहिती, व्हिडिओ उपलब्ध आहे. ते पाहून तू सराव करू शकतेस. तसेच शब्दकोडे, वेगवेगळी कोडी सोडवू शकतेस. त्यामुळे बाळाच्या मेंदूची वाढही उत्तम होईल. कुटुंबातील सदस्यांबरोबर कॅरम, बुद्धिबळ, लुडो खेळू शकतेस. परिवाराबरोबर खेळण्यामुळे बाळालाही परिवाराचा हिस्सा असल्याचे जाणवेल.

शक्य असेल तर रोज सकाळी किंवा विशेषकरून रात्री झोपण्यापूर्वी बाळाला चांगली शिकवण देणाऱ्या गोष्टी वाचून दाखव. त्यामुळे बाळाची बुद्धी निर्मळ होईल व चांगल्या गुणांचा विकास होईल.

जेव्हा निराश वाटेल, उदासी येईल, तेव्हा मनपसंत गाणी ऐक. संगीत अशी उपचारपद्धती आहे, ज्याने मन शांत व प्रसन्न होते. कर्कश संगीत न ऐकता हलके फुलके संगीत किंवा भजनं ऐक. ज्या कलेत तुला रुची आहे, उदाहरणार्थ, चित्रकला, संगीत, बागकाम, चांगल्या पुस्तकांचे वाचन, आत्मकथांचे वाचन, ते कर. आपल्या आवडीनुसार रचनात्मक कार्य करण्यासाठी बाह्य कारणांची आवश्यकता नसते. स्वतःच आनंदी राहण्याने त्या प्रसन्नतेचा परिणाम बाळावर सकारात्मक होतो.

तरीसुद्धा एखादेवेळी काहीच करू नये असे वाटले, मन उदास झाले, तर आवडत्या मैत्रिणीला फोन करून तिच्याशी गप्पा मार. त्यामुळे मन मोकळे होईल न आनंद जाणवेल.

मनन बिंदू :

- गर्भावस्थेत आपल्या शरीराची ढब, उठण्या-बसण्याच्या, चालण्या-फिरण्याच्या पद्धतीकडे पूर्णपणे लक्ष द्या. लक्ष देऊन प्रत्येक काम करा.

- हार्मोन्समध्ये होणाऱ्या बदलामुळे गर्भावस्थेत मनःस्थिती सारखी बदलत राहते. त्यात अडकून न पडता परिस्थितीचा स्वीकार करा.

- जर भावनिक उलथा-पालथ सांभाळण्याच्या पलीकडे गेली तर डॉक्टर, सल्लागार किंवा आपल्या एखाद्या शुभचिंतकाची मदत घ्या.

- शरीर व मन आनंदी व संतुलित ठेवण्यासाठी मनपसंत रचनात्मक कार्य करा. परिवाराबरोबर बुद्धिबळासारखे खेळ खेळा, कोडी सोडवा किंवा चांगले आत्मचरित्र वाचा.

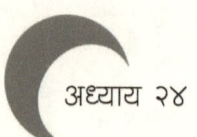

अध्याय २४

प्रसूतीची पूर्वतयारी

आवश्यक योजना तयार करा

कोणतेही कार्य व्यवस्थित पार पाडण्यासाठी आधी दोन गोष्टींची गरज असते. एक म्हणजे ते कार्य पार पाडण्यासाठी योग्य समज व दुसरी- कार्य सुरू करण्याआधी पूर्वतयारी. जो खेळाडू पूर्ण तयारीनिशी मैदानात उतरतो, त्याची यश मिळण्याची शक्यता बळावते.

याउलट, 'आधी सुरुवात करू... मग बघू काय होते...' असा विचार करणाऱ्या माणसांना काम करत असताना मुख्य अडचणी येतात. त्या अशा- अधून-मधून आत्मविश्वास ढासळणे, घबराट, भीती, चिंता, निराशा, बेचैनी येत राहते. त्यांना सतत वाटत राहते, 'काम कसे होईल? पूर्ण होईल ना? यश येईल की अपयश?'

हीच गोष्ट प्रसूतीची! प्रसूतीसंदर्भात बऱ्याच रूढी, प्रथा-परंपरा, गर्भवतीच्या कानावर पडतात. त्यामुळे तिला आधीच भीती वाटू लागते. प्रसूतीची वेळ जस-जशी जवळ येईल, तशी तिची भीती, चिंता वाढणे स्वाभाविक आहे. काय होईल? कसे होईल? अचानक काही उलट-सुलट झाले तर सावरता येईल का? अचानक प्रसूतीकळा सुरू झाल्या तर? शेवटच्या घडीला दवाखान्यात पोहोचू शकू ना? दवाखान्यात पोचण्यापूर्वीच प्रसूती

झाली तर? प्रसूती नॉर्मल होईल का सीझर?

असे न जाणो किती पण, परंतु, जर-तरचे प्रश्न गर्भवतीच्या मनात पिंगा घालत असतात व तिची मनःस्थिती बिघडवून टाकतात. अशीच परिस्थिती मधूची झाली होती. कारण आता तिचे दिवस भरत आले होते. दोन दिवसांनी तिची आई तिच्याकडे येणार होती. आज तिला थोडी भीती वाटत होती. तशा अवस्थेतच ती गायत्रीकाकूंकडे शिकवणीसाठी आली होती.

गायत्रीकाकू- काय झालं मधू? इतकी का घाबरली आहेस?

मधू- काकू, एक-दोन दिवसांपासून सतत प्रसूतीचे विचार मनात येतात. सर्व काही ठीक होईल ना, याची भीती वाटते. मी इंटरनेटवर प्रसूतीसंदर्भात असलेले काही लेख वाचले. मला वाटलं काही ज्ञान मिळेल, समज वाढेल व त्यामुळे आत्मविश्वास वाढेल पण झालं उलटंच. त्यामध्ये कठीण प्रसूतीसंदर्भात लिहीले होते व त्यामुळे मला भीती वाटू लागली आहे. माझ्याही बाबतीत असं घडलं तर काय होईल, या शंकेनं मन बेचैन झालं आहे.

गायत्रीकाकू- आता एक सांग. तुला श्वास घेण्याची आता भीती वाटते का?

मधू- नाही. श्वास घेण्यासाठी का घाबरायचं?

गायत्रीकाकू- मग एकदा इंटरनेटवर जाऊन या शहराच्या हवेमध्ये असलेले प्रदूषण व त्यामुळे होणारे दुष्परिणाम याबाबत वाच, म्हणजे श्वास घ्यायची सुद्धा भीती वाटू लागेल. प्रत्येक श्वास विषासमान वाटेल.

काकू हसत-हसत म्हणाल्या.

असेच पॅरासिटेमॉल सर्वांत सुरक्षित औषध मानले जाते. ताप, अंगदुखी असेल तेव्हा हे घेतले जाते व डॉक्टरांच्या चिठ्ठीशिवाय ते दुकानात मिळते. पण एकदा इंटरनेटवर जाऊन या औषधाचे दुष्परिणाम वाचलेस ना, की तुझ्या लक्षात येईल, की हे खूप भयानक औषध आहे. मला तुला घाबरवण्याचा उद्देश नाही. पण इतकंच सांगायचंय, की इंटरनेटवर ज्याला जे वाटतं, तो ते लिहीत असतो. सगळ्याच गोष्टी बरोबर असतात असे नाही व त्या वाचायला पाहिजेत असं नाही. डॉक्टरांना शरीराबद्दल माहिती असणे जितके आवश्यक असते, तितके सर्वसामान्यांना आवश्यक नसते. गरजेपेक्षा जास्त माहिती असणे नुकसानदायक असते.

प्रसूतीकाळ कठीण असतो हे खरे. पण सध्या वैद्यकीय सुविधा मुबलक

आहेत. तरीही आपल्या शरीराच्या बाबतीत, तयारीबाबतीत जागरूक असायला हवं. मनात भीती निर्माण होईल असे लेख वाचू नकोस. हजारांत एखादीला ही समस्या आली तरी बाकीच्या ९९९ प्रसुती सुखरूप झाल्या ना? आणि तू ९९९ मधील एक आहेस.

सलोनी- काकू, तुम्ही योग्य तेच सांगत आहात. पण प्रसूतीबाबत मलाही भीती वाटते.

गायत्रीकाकू- भीती वाटते याचाच अर्थ, तुमची प्रसूतीपूर्व तयारी झाली नाही. प्रसूतीकाळ येण्यापूर्वी ही तयारी करून ठेवायला हवी. तीही तीन पद्धतीने. शारीरिक , मानसिक व साधनांसहित. तयारी पूर्ण झाली की भीती वाटत नाही, आत्मविश्वास वाढतो.

मधू- शारीरिक, मानसिक, साधनांसहित प्रसूतीची तयारी?

गायत्रीकाकू- शारीरिक पूर्वतयारी म्हणजे स्वतःचे शरीर प्रसूतीसाठी तंदुरुस्त ठेवणे, सक्रिय ठेवणे. शरीरात पोषक तत्त्वांची उदाहरणार्थ, कॅल्शियम, आयर्न, व्हिटामीन, मिनरल्स मात्रा भरपूर असावी. प्रसूतीसाठी शरीर पूर्णपणे तयार असावं.

मानसिक तयारी म्हणजे मनात प्रसूतीविषयी कोणतीही भीती, चिंता, तणाव व पूर्वग्रह नसावा. याउलट आत्मविश्वास, सकारात्मकता असावी. उत्साह व आनंद असावा. कारण हीच ती शुभ वेळ असते जेव्हा तुम्ही तुमच्या बाळाला पहिल्यांदा पाहणार असता. काही तंत्र, विधी यांचा आधार घेऊन मनाला प्रसूतीसाठी तयार करता येतं व विनाकारण वाटणारी भीती कमी करता येते. याविषयी आपण नंतर बोलू.

साधनांची तयारी म्हणजे प्रसूतीपूर्वी लागणाऱ्या सर्व गोष्टी एकत्र गोळा करून ठेवणे. प्रसूतीकाळात व नंतर उपयोगी असणारी सर्व माहिती जाणून घेणे. सगळी तयारी योजनाबद्ध असावी म्हणजे प्रसूतीच्या कळा सुरू झाल्यावर गडबडीत काही राहू नये. डॉक्टरांनी प्रसूतीची जी तारीख दिलेली असते त्याच्या १५ दिवस आधी दोन बॅगा तयार ठेवायच्या. एक स्वतःसाठी व दुसरी बाळासाठी. दवाखान्यात जाताना या दोन्ही बॅगा बरोबर न्याव्यात. दवाखान्यात लागणारे सर्व जरुरी सामान या बॅगेत भरून ठेवावे.

सर्वांत प्रथम दवाखान्यात लागणाऱ्या गोष्टींची यादी तयार करावी व त्यानुसार बॅग भरावी. उदाहरणार्थ, गाऊन, चप्पल, मोजे, चादर, टूथब्रश, टुथपेस्ट इत्यादी

दररोज लागणाऱ्या गोष्टी ठेवाव्यात. बाळाच्या बागेत कपडे, टोपडे, मोजे, तेल, क्रिम, डायपर (लंगोट), शाल, छोटी गादी, चादर, मऊसुत सुती कपडे, टिश्यु वाईप्स इत्यादी.

ज्या दवाखान्यात प्रसूती होणार आहे, तो आधी पाहून यावा. तिथे जाऊन व्यवस्थेचा आढावा घ्यावा. शक्यतो जवळचा दवाखाना निवडावा व डॉक्टरांशी आधीच बोलून ठेवावे, म्हणजे दवाखान्यात जायला काही त्रास होणार नाही. दवाखान्यात लागणारी आवश्यक कागदपत्रे उदाहरणार्थ, ओळखपत्र, फोटो, वैद्यकीय तपासणी अहवाल इत्यादी एका ठिकाणी एकत्र करून बरोबर घ्यावीत.

आरोग्य विमा उतरतला असेल तर तोही समजून घ्या. यामध्ये तुम्हाला मिळणाऱ्या स्वास्थ्य सुविधांविषयी जाणून घ्या. तसेच बाळासाठीही ही योजना लागू करता येईल का ते बघा. त्यासाठी जी प्रक्रिया आवश्यक आहे ती आधीच समजून घ्या. बाळाच्या जन्मानंतर त्याचे जन्म प्रमाणपत्र तयार होते. त्यासाठी आवश्यक असणारी सर्व कागदपत्रे व औपचारिकता वेळेआधीच पूर्ण करा म्हणजे काही त्रास होणार नाही.

प्रसूतीसाठी दवाखान्यात जाण्यापूर्वी घरातही सर्वतयारी करून ठेवा. उदाहरणार्थ, बाळाला झोपवण्याची व्यवस्था, त्याची कॉट, मच्छरदाणी, आंघोळीसाठी टब, लंगोट, कपडे, स्नानासाठी लागणाऱ्या गोष्टी व इतर आवश्यक गोष्टी वेगळ्या कपाटात किंवा एखाद्या टेबलाच्या खणात ठेवा. बाळाचे सामान एका ठिकाणी ठेवल्यामुळे दवाखान्यातून घरी आल्यानंतर कोणतीही उणीव भासणार नाही. सर्व गोष्टी एकाच ठिकाणी सापडतील.

शक्य असेल तर घरात महिनाभर पुरेल इतके किराणा सामान व इतर अत्यावश्यक गोष्टी आधीच आणून ठेवाव्यात. म्हणजे महिनाभर बाजारात जाण्याची आवश्यकता भासणार नाही. जितकी तयारी आधी करून ठेवता येईल तेवढे चांगले. प्रसूतीनंतर आपल्याबरोबर कोणी राहावे याची व्यवस्था आधीच करून ठेवा. परिवारातील कोणी सदस्य असेल तर चांगले, नाहीतर एखादा वेतनबद्ध मदतनीसही ठेवू शकता. तुमची आई किंवा सासू तुमच्या व बाळाच्या देखभालीमध्ये व्यस्त असतील म्हणून त्यांच्यावर इतर कामांचा ताण येणार नाही याची काळजी घ्या. बाळामुळे त्यांच्या झोपण्याची, उठण्याची वेळ बदलेल. त्यामुळे घर सांभाळण्याची जबाबदारी त्यांच्यावर टाकू नका.

मधू- वा काकू! तुम्ही आज खूप महत्त्वाच्या गोष्टी सांगितल्या. या तयारीविषयी मी कधी विचारच केला नव्हता. आजपासूनच मी व मनीष या कामाला सुरुवात करतो.

सलोनी- पण मनाच्या तयारीचे काय काकू?

गायत्रीकाकू- अगं तेही सांगेन. अजून तुझ्या प्रसूतीला अवकाश आहे. गायत्रीकाकू चष्टेच्या सुरात बोलल्या, त्यावर तिघी हसू लागल्या.

🍃 मनन बिंदू :

- मनात भीती निर्माण होईल असे प्रसूतीसंदर्भातील लेख अथवा माहिती वाचू नये. मनात काही शंका असतील तर डॉक्टरांशी किंवा एखाद्या जाणकार व्यक्तीशी बोला.

- प्रसूतीसाठी दवाखान्यात जाण्यापूर्वी खूप तयारी करून ठेवावी लागते जेणेकरून त्यावेळी काही गडबड होऊ नये व घाबरून जाऊ नये.

- प्रसूतीची तारीख जवळ येण्यापूर्वी योग्य दवाखान्याची निवड करून ठेवा. आई, बाळ व घर यांसाठी लागणारे आवश्यक सामान आधीच खरेदी करा व ते व्यवस्थित ठेवून द्या.

- प्रसूतीच्या वेळी व दवाखान्यातून घरी आल्यावर लागणाऱ्या मदतनिसाची व्यवस्था, घरातील किराणा सामान व इतर आवश्यक गोष्टींची व्यवस्था आधीच करून ठेवा.

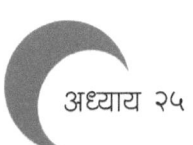

अध्याय २५

प्रसूतीसाठी मनाची पूर्वतयारी

मनाच्या सहकार्यासाठी सराव

गर्भवती स्त्री व तिच्या परिवारासहित प्रसूतीकाळात जर कोणाला जास्त तयार करण्याची गरज भासते तर ती मनाला! मन अशी चिमणी आहे, की ती सारखी चिवचिवत असते. याचा परिणाम गर्भवती स्त्रीच्या शरीरावर जास्त होतो. परिवारातील इतर सदस्यांच्या मनातील विचारांचा परिणामही तिच्यावर होत असतो. हा परिणाम सकारात्मक असू शकतो अथवा नकारात्मक. म्हणून मनाला शिकवण द्यायला हवी, की त्याने चांगले बोलावे म्हणजे त्याचा परिणाम चांगला होईल.

मागच्या भागात सांगितलेल्या गोष्टींकडे लक्ष दिले व साधनांची तयारी आधीच करून ठेवली, आवश्यक गोष्टींची माहिती संग्रहित केली तर शेवटच्या क्षणी होणारी धावपळ वाचते. पण मनाचा काही भरवसा नसतो. कोणत्याही गोष्टीमुळे ते घाबरते. प्रसूतीपूर्वी मानसिक तयारी कशी करायची, भीती वाटली, नकारात्मक विचार आले तर कोणते उपाय करून त्यावर नियंत्रण आणायचे यावर गायत्रीकाकू बोलू लागल्या. तेवढ्यात विशाल व मनीषही तेथे आले.

मधू- काकू, समजा मी प्रसूतीच्या बाबतीत सकारात्मक विचार केले,

पण आजूबाजूला असणाऱ्या लोकांचे काय? ते कधी-कधी असे काही बोलतात, असे अनुभव सांगतात, की पुन्हा भीती वाटू लागते.

मनीष- हो काकू. चार दिवसांपूर्वी माझी आत्या आमच्या घरी आली होती व तिने असे किस्से सांगितले, की मीसुद्धा घाबरलो. उदाहरणार्थ, तिच्या ओळखींच्यापैकी एकजण गर्भवती स्त्रीला प्रसूतीकळा सुरू झाल्यावर कारमधून घेऊन जात होता पण वाहतूक ठप्प झाल्यामुळे रस्त्यावरच प्रसूती होईल की काय असे वाटू लागले. दुसऱ्या उदाहरणात दवाखान्यात खोलीच उपलब्ध नव्हती तर तिसऱ्या डॉक्टर बेजबाबदारीने वागला वगैरे... आपल्यावर अशी वेळ येऊ नये असा विचार रात्रभर माझ्या मनात सुरू होता. सगळ्यांना इतकी समज नसते, की गर्भवती स्त्रीसमोर अशा गोष्टी बोलू नयेत. असे लोक संपर्कात आले तर काय करायचे?

गायत्रीकाकू- आजकाल लोकांचा हा स्वभावच बनलाय. शंभरात एखादी वाईट गोष्ट घडली, की तिच उगाळत बसतात. वाईट गोष्टी वारंवार उच्चारून, त्यावर लक्ष केंद्रित करून ते त्या गोष्टी आकर्षून घेतात, हे त्यांच्या लक्षातही येत नाही. आता तुमची आत्या ज्या गोष्टी सांगत होती, त्यामध्ये त्या शहरात अजून कितीतरी प्रसूती सुलभरीत्या पार पडल्या असतील, त्या गोष्टी आत्यांच्या खिजगणतीतही नाहीत, त्यावर त्या काही बोलल्या नाहीत. फक्त नकारात्मक घटना सांगत राहिल्या. अशा लोकांपासून लांब राहणे कधीही चांगले. कोणतेही कारण काढून गर्भवती स्त्रीला अशा लोकांपासून लांब ठेवावे किंवा आपण सकारात्मक गोष्टी सांगून त्यांच्या बोलण्याचा रोख बदलून टाकावा.

अशा ऐकीव किंवा वाचनात आलेल्या गोष्टींमुळे प्रसूतीबाबत मनात भीती, अस्वस्थपणा किंवा शंका उपस्थित झाल्या तर असे काही विधी अथवा सराव आहेत, ज्यांचा आधार घेऊन त्या दूर करू शकतो. मनात भीती नसली तरी प्रसूतीपूर्वी असा सराव करावा म्हणजे नंतरही भीती वाटणार नाही. मन नेहमी सकारात्मक राहील. मी तुम्हाला अशा काही उपयोगी पद्धती सांगेन. तुम्हाला ज्या योग्य वाटतील, सुविधाजनक वाटतील, काळाची गरज आहे, असे वाटेल. त्या प्रकारे तुम्ही त्यांची मदत घेऊ शकता.

सर्वांनी होकारार्थी मान हलवली व काकूंचे बोलणे लक्ष देऊन ऐकू लागले. काकूंच्या परवानगीने मनीष त्यांच्या बोलण्याचे व्हिडीओ शूटिंग घेऊ लागला.

गायत्री काकू- पहिली पद्धत संगीतोपचार- जी सर्वांत सोपी पद्धत आहे. पण

त्यासाठी कोणते संगीत निवडायचे? संगीत असं हवं, की जे ऐकल्याने मनातील भीती, अस्वस्थता, संशय, चिंता दूर होतील. सर्व ठीक होईल, असा विश्वास स्वतःवर व ईश्वरावर बसेल. असे संगीत दिव्य संगीत असते, भक्तीसंगीत, प्रार्थनासंगीत असते. ते ऐकताच तुमचा परमचेतनेशी ताळमेळ जुळतो.

ईश्वराच्या ज्या रूपावर तुमची श्रद्धा असेल, त्याच्याशी संलग्न असा एखादा जप, मंत्र, भजन, प्रार्थना, गुरुवचन किंवा दोहे ऐका. ज्या भजनांशी, प्रार्थनांशी तुमच्या भावनांचा मेळ बसेल ते ऐका व स्वतः गुणगुणा. असे केल्याने मन शांत होत असल्याचे, त्याची हरवलेली लय पुन्हा गवसल्याचे, 'ईश्वर आपल्याबरोबर आहे व तो सर्वकाही व्यवस्थित करणार आहे.' असा विश्वास निर्माण झाल्याचे तुम्हाला जाणवेल.

दुसरी पद्धत - शुभ्र प्रकाश ग्रहण करणे. ही पद्धत खूप परिणामकारक आहे. यामध्ये आपल्याला ईश्वराची दिव्य कृपा व स्वास्थ्य (उपचार व आशीर्वाद) पांढऱ्या शुभ्र किरणांच्या रूपात बघायची आहे. जेव्हा मन घाबरेल, तेव्हा डोळे बंद करून बसा व कल्पना करा की ईश्वरीय दिव्य पांढराशुभ्र प्रकाश आपल्यावर पडत आहे. त्या प्रकाशात दिव्य सुरक्षा, स्वास्थ्य व आशीर्वाद आहे. पावसाप्रमाणे किरणांचा वर्षाव तुमच्यावर होत आहे. त्यामुळे तुम्ही व तुमचे बाळ त्या वर्षावात चिंब भिजून गेला आहात. तुमची व तुमच्या बाळाची पेशी-न-पेशी तो दिव्य प्रकाश ग्रहण करत आहे. किरणांच्या वर्षावाने तुम्हा दोघांची चेतना वाढत आहे व सारी नकारात्मकता, चिंता, बेचैनी दूर होत आहे. त्या प्रकाशाच्या कवचासोबत तुम्हाला ईश्वराकडून पूर्ण सुरक्षा, स्वास्थ्य व सकारात्मकता मिळत आहे. तुमचे रोम रोम या कृपावर्षावासाठी ईश्वराला धन्यवाद देत आहे. धन्यवाद... धन्यवाद... धन्यवाद.

'समजलं का?' गायत्रीकाकूंनी सर्वांना विचारताच सर्वांनी मान डोलावली. त्यानंतर त्यांनी सर्वांकडून शुभ्र प्रकाश ग्रहण करण्याचा सराव करून घेतला.

मधू- वा! खूप छान वाटतंय. मन एकदम शांत व सकारात्मक झालं आहे. ईश्वराला धन्यवाद दिले जात आहेत.

सर्वजण मधूच्या मताशी सहमत होते.

गायत्रीकाकू- ईश्वरीय कृपांचा वर्षाव आपल्यावर सतत होतच असतो. फक्त आपल्याला ग्रहणशील बनायचे आहे. ग्रहणशीलतेमुळे कृपा होते व त्याचा परिणाम जीवनावर दिसू लागतोच. चला, आता तिसरी पद्धत पाहू.

तिसरी पद्धत आहे–आत्मसूचना देणे. स्वतःच्या अंतर्मनाला आत्मसूचना देणे. आत्मसूचनेचा अर्थ, आपल्याला जे पाहिजे ते वाणीद्वारे स्वतःच ऐकणे म्हणजे ती वाणी, ते विचार थेट आपल्या अंतर्मनात जातात. अंतर्मनात पोहोचलेल्या सूचना विश्वासवाणी बनते व आपल्या जीवनात त्याचा परिणाम दिसू लागतो. ज्या आत्मसूचना अंतर्मनापर्यंत पोहोचतात, त्या वास्तव बनून समोर येतात.

उदाहरणार्थ, एखाद्या आजारी माणसाने वारंवार स्वतःशीच म्हटले, दिवसागणिक मी निरोगी होत आहे, माझी तब्येत सुधारत आहे' (day by day I am getting better and better) तर हा विश्वास त्याच्या अंतर्मनापर्यंत जाईल व वास्तवात तो बरा होऊ लागेल. त्याचप्रमाणे एखादा निरोगी माणूस सारखा म्हणू लागला, आत्मसूचना देऊ लागला, मला बरं वाटत नाही. काहीतरी गडबड आहे. मग काही काळानंतर त्याची तब्येत बिघडू लागते. म्हणून वडीलधारी मंडळी नेहमी बजावतात, समजून–उमजून, विचार करून बोला. वाईट बोलू नका. कारण जे बोललं जातं ते अंतर्मन ग्रहण करत व वास्तवात उतरवतं.

आत्मसूचना देण्याचं काम तुम्ही कधीही, कोणासाठीही करू शकता. उदाहरणार्थ, स्वास्थ्य, यश, समृद्धी, नाती–गोती, सद्‌गुण, सवयी इत्यादी. गर्भावस्थेत तुम्ही स्वतः साठी व बाळासाठी आत्मसूचना देऊन स्वास्थ्य, चांगले गुण, चांगल्या सवयी आकर्षित करू शकता. प्रसूती सुलभ होण्यासाठीसुद्धा आत्मसूचना देता येतात.

* जो ईश्वर जगातील सर्व जीवांची काळजी घेत आहे, तो माझी व माझ्या बाळाचीही काळजी घेत आहे. मी व माझे बाळ ईश्वराच्या सुरक्षाकवचात आहोत व सुरक्षित आहोत.
* मी व माझे बाळ ईश्वराची संपत्ती आहे. कोणतीही वाईट घटना आम्हाला स्पर्श करू शकत नाही.
* माझे बाळ दिव्य संतान आहे व ईश्वराच्या छत्रछायेखाली पूर्णपणे सुरक्षित आहे. ते या जगात प्रेम व आनंदाचे वरदान घेऊन जन्म घेणार आहे. त्याच्या/तिच्या अभिव्यक्तीसाठी लागणाच्या सर्व सुख–सुविधा त्याला/तिला मिळत आहेत. त्याचा जन्म सहजपणे, सुखरूप होणार आहे.

अशा प्रकारच्या शुभ व सकारात्मक आत्मसूचना तुम्ही स्वतःच्या व बाळाच्या अंतर्मनापर्यंत पोहोचवा. त्यामुळे प्रसूतीबाबत वाटणारी असुरक्षितता, भीती व शंका दूर होतील. ज्या नकारात्मक भावनेत मन तुम्हाला अडकवेल, त्याला नष्ट करणारी

आत्मसूचना पूर्ण विश्वासाने व दृढपणे वारंवार उच्चारा. त्यामुळे नकारात्मक भावना नाहीशी होईल.

सलोनी- वा काकू! माझंच मन माझं किती नुकसान करत होतं, हे आज लक्षात आलं. आज मी पक्कं ठरवलं आहे, की आजपर्यंत माझं मन जे उलट-सुलट बोलून, बडबड करून मला बिथरवून टाकत होतं, घाबरवत होतं, त्याला लगाम घालणार आहे व त्याला नेहमी चांगलं बोलायला भाग पाडणार आहे.

गायत्रीकाकू- अगदी बरोबर सलोनी. आत्तापासूनच मनाचे लगाम हातात घे. नेहमी सुखी राहशील व मुलाचेही भले होईल. कारण आज तू जे काही शिकत आहेस ते गर्भस्थ बाळही शिकत आहे ना? हा तर दुप्पट फायदा झाला.

काकू हसू लागल्या. त्यांच्याबरोबर सगळे हसू लागले.

उद्या रविवार आहे. मनीष व विशाललाही सुट्टी असेल. उद्या मी अजून काही चांगल्या पद्धतींविषयी सांगेन. त्याचा उपयोग फक्त प्रसूतीकरताच नसून आयुष्यभर त्या तुमच्या उपयोगी पडतील.

सर्वांनी सहमती दर्शवली. गर्भसंस्काराची शिकवणी आटोपून आज शिकवलेल्या पद्धतींचा अवलंब करण्याचे वचन देऊन सर्वजण बाहेर पडले.

मनन बिंदू :

- मनाला प्रसूतीबाबतच्या नकारात्मक चिंतनापासून बाजूला करून सकारात्मक चिंतनाकडे न्यायचे आहे.
- मनाला सकारात्मक चिंतन शिकवणे खूप आवश्यक आहे, कारण मन वारंवार, तीव्रतेने ज्याचा विचार करते ते अंतर्मनात पोहोचते व ते वास्तवात उतरण्याची शक्यता असते.
- मनाला योग्य दिशा देऊन फक्त नकारात्मक चिंतन करण्यापासून दूर करायचे नाही तर त्याला आपल्या जीवनात चांगल्या गोष्टी उदाहरणार्थ, सुलभ प्रसूती, स्वास्थ्य, यश, समृद्धी, सद्गुण आणण्यासाठी निमित्त बनवायचे आहे.
- त्यासाठी शुभ्र प्रकाश ग्रहण, आत्मसूचना यांसारख्या पद्धतींचा वापर करायचा आहे.

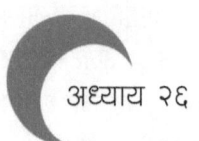

अध्याय २६

कल्पनाशक्तीचा वापर व नाभी ओम् ध्यान

वर्तमानात राहण्याचे तंत्र

आज रविवार होता. आज चौघेही गायत्रीकाकूंबरोबर सोसायटीच्या बागेत आले. निसर्गाच्या रम्य, मनोरम छायेत बसून मनाचे सहयोगी ध्यान तंत्र त्यांना शिकायचे होते. काल सांगितलेल्या पद्धतींमुळे त्यांना खूप फायदा झाल्याचे जाणवले. सर्वांचे विचार सकारात्मक झाले, मन शांत झाले व आत्मविश्वास वाढला. गायत्रीकाकूंनी मनाला साध्य करून घेण्याची चौथी पद्धत सांगण्यास सुरुवात केली.

गायत्रीकाकू- चौथी पद्धत आहे काल्पनिक दृश्य पाहणे (व्हिज्युलायझेशन) म्हणजे डोक्यात चालू असणाऱ्या क्रियेचे किंवा घटनेचे चित्र पाहणे. जसं, आपण पूर्वी घडलेली घटना एखाद्या चित्रपटाप्रमाणे पुन्हा पाहतो किंवा भविष्याची काही कल्पना करतो तसं पाहणे. अशा प्रकारे एखादी क्रिया योग्य पद्धतीने, कौशल्याने व यशस्वीपणे होत आहे असे चित्र पाहणे किंवा कल्पना करणे. आत्मसूचनेमध्ये जे काम तुम्ही वाणीद्वारे करता, ते काल्पनिक चित्र पाहण्याचे काम तुम्ही फोटोद्वारे किंवा घटना घडत असल्याचे पाहत करता. म्हणजे तुम्हाला जे हवं आहे ते तुम्ही कल्पनाचित्राद्वारे अंतर्मनाकडे पोहोचवता. तुम्ही तुमच्या अंतर्मनाला - भविष्याचे चित्र दाखवता व ते सत्य आहे, असे समजून अंतर्मन त्याला वास्तवात उतरवते.

विशाल- काकू, माझ्या ऑफीसमध्ये या तंत्राच्या अनुषंगाने एक कार्यशाळा आयोजित केली होती. त्यात सांगितलं होतं, की यशस्वी लोक जेव्हा एखादे महत्त्वपूर्ण काम करण्यास सुरुवात करतात, तेव्हा त्यांच्या डोक्यात आधीच पूर्ण प्रक्रियेचे चित्र तयार असते. ते असे कल्पनाचित्र तयार करतात की ते हसत-खेळत ते काम करायला निघाले आहेत, तिथे वेळेवर पोहोचले आहेत, तिथे सर्वकाम सुनियोजितपणे व त्यांच्या मनासारखे होत आहे. कुठेही अडथळा नाही, सर्वांचे सहकार्य लाभले आहे. काम अतिशय चांगल्या प्रकारे संपन्न झाले व ते आनंदाने परत आले आहेत. आम्हाला सर्वांना सांगण्यात आलं, की कोणतेही नवीन काम सुरू करण्यापूर्वी, ग्राहकाला भेटण्यापूर्वी अशा पद्धतीने कल्पनाचित्र उभं करायचं आहे म्हणजे यश मिळेल.

गायत्रीकाकू- हो अगदी बरोबर. हेच आहे ते कल्पनाचित्र बघण्याचे तंत्र. याचा उपयोग पूर्ण परिवाराने सुलभ प्रसूती व्हावी यासाठी करायला पाहिजे. जसं, तुम्ही हसत, आनंदात दवाखान्यात जात आहात, तिथे तुम्हाला सर्व व्यवस्था उत्तम प्रकारे उपलब्ध आहे, डॉक्टर, नर्स दयाळू आहेत, ते तुमच्याकडे नीट लक्ष देत आहेत, कुशलतेने सुलभ प्रसूती झाली आहे व निरोगी संतसंतानाचा जन्म झाला आहे. आई व बाळ दोघेही स्वस्थ व खूश आहेत व आनंदाने घरी आले आहेत.

तुमच्या अंतर्मनाला जाणीवपूर्वक असे कल्पनाचित्र दाखवा. नाहीतर कधी-कधी डोक्यात उलटे भीतीदायक कल्पनाचित्र तयार होते. उदाहरणार्थ, नेमकी वेळेला गाडी बंद पडली तर... दवाखान्यात जागा मिळाली नाही तर... वाहतूक ठप्प झाली तर... प्रसूतीदरम्यान काही अडचण उद्‌भवली तर... इत्यादी. अशाप्रकारे लोक स्वतःच्या डोक्यात संघर्ष व अडचणी यांचे चित्र तयार करतात व तेच त्यांच्यासमोर वास्तव बनून येतं. त्यावर त्यांची प्रतिक्रिया असते, 'मला माहीतच होतं, माझ्याबाबतीत नेहमी असंच घडतं.' खरोखर! जर त्यांच्या लक्षात आलं, की त्यांची कल्पनाच वास्तव रुपात प्रकट होते किती चांगलं होईल? म्हणून आजपासूनच तुम्ही सर्वजण वाणीद्वारे कल्पनाचित्रांद्वारे अंतर्मनाला योग्य सूचना देण्यास सुरुवात करा. स्वतःवर व ईश्वरावर विश्वास ठेवा. सर्वकाही नीट होणार आहे, घाबरण्याचे काही कारण नाही.

त्यानंतर गायत्रीकाकूंनी चौघांकडून सुरक्षित व सुलभ प्रसूतीचे कल्पनाचित्र उभं करण्याचा सराव करून घेतला. त्यामुळे सर्वांना छान वाटले.

गायत्रीकाकू- आपण जेव्हा मनाला भूतकाळात किंवा भविष्यकाळात भटकण्याची संधी देतो तेव्हा मन भरकटते. ते वर्तमानात टिकून राहत नाही. जे मन वर्तमानात राहते ते जास्त संतुलित असते. कारण आपले जीवन वर्तमानातच सुरू असते ना! आपण ना भूतकाळात असतो ना भविष्यकाळात. जे जीवन जगतो ते या क्षणी आहे, वर्तमानात आहे.

वर्तमानात केंद्रित झालेल्या मनाचे योगदान १००% असते. वर्तमानात असलेल्या केंद्रित मनामध्ये प्रचंड शक्ती असते, ऊर्जा असते. मनाला वर्तमानात ठेवून तुम्ही तुमचे प्रत्येक कार्य पूर्ण ऊर्जेने व दक्षतेने करू शकता. नाहीतर अर्ध्यापेक्षा जास्त ऊर्जा भूतकाळातील गोष्टी आठवण्यामध्ये किंवा भविष्याची चिंता करण्यामध्ये नष्ट होते. म्हणून मी आज तुम्हाला अशी ध्यानपद्धती सांगणार आहे, ज्याने तुमचे संपूर्ण जीवन ध्यान बनेल. तुम्ही चालता-फिरता, उठता बसता प्रत्येक क्षणी ध्यानात राहाल.

या ध्यानाचा प्रभाव तुमच्या बाळावरही पडेल. ते तुम्हाला ध्यानी बनवण्यास निमित्त ठरेल. त्याच्यातही ध्यानाचे संस्कार जातील. या ध्यान पद्धतीद्वारा तुम्ही जितके वर्तमानात राहाल, तितके चिंतामुक्त राहाल व ऊर्जेने परिपूर्ण व्हाल. प्रत्येक काम दक्षतेने होईल. तसेच या ध्यानाचा सराव केल्याने त्याचा फायदा मुलाचे संगोपन करण्यामध्ये होईल. कारण त्या वेळी संयम, सहनशीलता, चिंतामुक्त असण्याची खूप गरज असते. ती ध्यानाद्वारे मिळते.

मधू- आम्ही वर्तमानात राहण्यासाठी तयार आहोत काकू. काय करायचे ते सांगा.

गायत्रीकाकू- ध्यानी, योगी ओमच्या ध्वनीला ध्यानाचा आधार मानतात. आपल्याला या ध्यानामध्ये नाभीला आधार मानायचे आहे. कारण नाभी असा भाग आहे, जिथे गर्भस्थ शिशू नाळेद्वारे आईशी जोडलेला असतो. बाळ व तुम्ही यामध्ये नाभी हा संपर्कबिंदू आहे. बाळ पोटात असताना आईचे लक्ष वारंवार बाळाकडे म्हणजे पोटाकडे जाते. तिथे तिला बाळाची हालचाल जाणवते. पोटात बाळ असल्याची जाणीव होते.

आता या ध्यानात सजगता द्यायची आहे. नाभीकडे लक्ष द्यायचे आहे. पोटाच्या आत किंवा बाहेर नाही. श्वास घेताना काय होते? पोट बाहेर येते. श्वास सोडताना पोट आत जाते. पोटाच्या या हालचाली नाभीवर लक्ष केंद्रित केल्यावर

जाणवतात. या ध्यानाला तुम्ही ओम नाभी ध्यान (OM - objective of Meditation) असेही म्हणू शकता. कारण तुम्ही नाभीचा आधार घेऊन त्याचा ओमप्रमाणे लाभ घेत असता. हे ध्यान तुम्हाला वर्तमानात राहण्यासाठी निमित्त बनेल. तुमच्या या प्रयत्नांचा परिणाम नाभीशी जोडल्या गेलेल्या बाळावर होईल. चला तर, हे ध्यान टप्प्या-टप्याने समजून घेऊ. नंतर तुम्ही तुमच्या उपलब्ध वेळेनुसार ते करू शकता.

ओम नाभी ध्यान

१) वेळ निश्चित करून ध्यानासाठी बसायचं आहे. त्या वेळी शरीराची हालचाल करू नये. फक्त पोटाची हालचाल श्वासाद्वारे जाणायची आहे.

असा विचार करायचा आहे, की नाभीद्वारा श्वास येत आहे व जात आहे. संपूर्ण लक्ष नाभीवर केंद्रित करून नाभीतून श्वासोच्छ्वासाची जाणीव करायची आहे. हे काम जागरूक राहून करायचे आहे.

२) अधून-मधून मन भरकटेल, शरीरावर संवेदना जाणवतील. एखादा विचार भरकटवून टाकेल पण त्यामुळे त्रासून जायचे नाही तर एक स्मितहास्य करून पुन्हा ध्यान (OM) करायचे आहे. ध्यान करताना येणाऱ्या अडथळ्यांमुळे तुम्ही अडकलात तर ध्यानाची शक्ती कमी होईल. म्हणून त्यात अडकू नका. हसून पुन्हा ध्यान करा. अडथळे म्हणजे सुस्ती येणे, झोप येणे किंवा डोक्यात काही विचार येणे.

३) आपले ध्यान भरकटत आहे, हे लक्षात येताच शरीर सैल सोडा, स्मितहास्य करून पुन्हा ध्यान (OM= नाभी) करा. कोणत्याही प्रकारचा ताण किंवा दबाव येऊ देऊ नका. अशा तऱ्हेने मनाला आराम देत हळू-हळू वर्तमानात राहायला शिकाल.

४) सुरुवातीला काही वेळ बसून याचा सराव करा. मग जेव्हा मनाला वर्तमानात राहण्याचा सराव होईल, तेव्हा चालता-फिरता सुद्धा तुम्ही हे ध्यान करू शकाल. जेवढी जास्त सजगता राहील तेवढे जास्त तुम्ही वर्तमानात राहाल.

५) नुसते ऐकून कदाचित तुम्हाला या ध्यानाचे फायदे लक्षात येणार नाहीत. पण जेव्हा तुम्ही स्वतः हे ध्यान करू लागाल, तेव्हा याचे विलक्षण परिणाम दिसू लागतील. तुमच्यामध्ये अनेक गुण विकसित होतील. उदाहरणार्थ, तुम्ही ऊर्जावान, सहनशील, शांत, स्थिर व प्रसन्नचित्त३ व्हाल. तुमची निर्णायक

शक्ती वाढेल. काही गोष्टी स्पष्टपणे समजतील. तुम्हाला कोणत्याही प्रकारची भीती, चिंता, तणाव सतावणार नाही.

सलोनी- काकू तुम्ही सांगताहात तर हे ध्यान आम्ही नक्की करू. ध्यानाचे नावही किती छान आहे. 'ओम नाभी ध्यान.' ऐकूनच एक वेगळे तरंग अनुभवत आहोत.

गायत्रीकाकू- खरंच! या ध्यानामुळे तुम्हाला कसे वाटले, काय फायदे झाले हे नक्की सांगा. असे बोलून काकूंनी शिकवणी संपवली,

🍃 **मनन बिंदू :**

- एखाद्या कामाविषयी किंवा प्रसूतीविषयी भीती किंवा चिंता वाटत असेल तर काल्पनिक दृश्य तंत्र वापरा.

- या पद्धतीमध्ये आपल्या डोक्यात आधीच त्या पूर्ण प्रक्रियेचे चित्र तयार करा. ज्यामध्ये ते काम कौशल्याने, सहजपणे यशस्वीरीत्या व अपेक्षित परिणामांसहित पूर्ण होत असल्याचे पाहा. हे चित्र वारंवार पाहा.

- वर्तमानात राहण्यास शिकणाऱ्या मनात भीती, चिंता, घाबरण्याचे विचार निर्माण होत नाहीत.

- मनाला वर्तमानात ठेवण्यासाठी ओम नाभी ध्यानाचा सराव करायचा आहे.

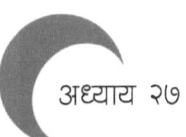
अध्याय २७

प्रसूतीमुळे स्त्रीचा नवीन जन्म
आईचे नवे रूप भाग-१

मधूला नववा महिना लागला होता. गायत्रीकाकूंनी सांगितल्याप्रमाणे तिने पूर्वतयारी केली होती. त्यामुळे प्रसूतीसाठी ती तन, मन व साधन यांसहित पूर्णपणे तयार होती. आतापर्यंत काकूंनी सलोनीला व मधूला सर्व गोष्टी समजावून सांगितल्या होत्या. त्यामुळे आता त्या शिकवणी घेणार नव्हत्या. पण तरीही त्यांनी दोघींना कधीही गरज वाटल्यास मदत करण्याचे आश्वासन दिले होते. आज अचानक दोघीजणी काकूंच्या घरी आल्या. त्यांना महत्त्वाचे काही सांगायचे होते.

मधू- आज मी तपासणीसाठी डॉक्टरांकडे गेले होते. माझे सर्व रिपोर्ट पाहून त्यांनी मला सिझेरीयन करावे लागणार असे सांगितले. असे का करावे लागणार हेही त्यांनी मला समजावून सांगितले. तुम्ही माझी इतकी मानसिक तयारी करून घेतली असल्याने मला काही भीती वाटली नाही. मी कोणतीही परिस्थिती स्वीकारायला तयार आहे. माझे मनसुद्धा शांत, स्थिर व आनंदी आहे. तुमचे आभार मानण्यासाठी मी आले आहे. तुमच्यामुळे माझी ही तयारी होऊ शकली.

गायत्रीकाकू- हे ऐकून मला खूप बरं वाटलं. परंतु गर्भस्थ बाळालाही

थोडं तयार करायचं आहे. कारण हे आपल्या वेळेनुसार, योजनेनुसार होणार नाही. बाळाला वेळेआधीच बाहेर आणावे लागत आहे.

मधू- त्यासाठी काय करायचे?

गायत्रीकाकू- जास्त काही नाही. डॉक्टरांनी जे तुझ्या बाबतीत केले तेच करायचे आहे. डॉक्टरांनी जसं तुला समजावलं, की हे तुमच्या भल्यासाठीच करावे लागणार आहे तसे तूही बाळाला समजावून सांग. बाळाला सांग, 'जे घडत आहे ते तुझ्या चांगल्यासाठीच आहे. तू कोणतीही चिंता करू नकोस, घाबरू नकोस. संपूर्ण परिवार तुझ्या स्वागतासाठी तयार आहे, वाट पाहत आहे. सर्वजण तुझ्यावर प्रेम करतात. ते तुझी चांगली काळजी घेतील. डॉक्टर व नर्स तू सुखरूपपणे बाहेर यावास याची काळजी घेतील. तू सुरक्षित आहेस. बाहेरचे वातावरण खूप चांगले आहे. आपण दोघे एका वेगळ्या, अद्भुत व सुखद वातावरणाचा अनुभव घेऊ. आपण दोघे एकमेकांना पूरक आहोत. या संपूर्ण प्रक्रियेत आपण सहयोगी आहोत.' अशा प्रकारे त्याला रोज संदेश द्यायचा आहे, शुभभावना पोहोचवायची आहे.

मधू- होय काकू, नक्की करेन. वडीलधाऱ्या माणसांच्या तोंडून नेहमी ऐकायला मिळतं, की प्रसूतीनंतर बाळाच्या बरोबरीने स्त्रीचाही नवीन जन्म होतो. ही गोष्ट मला नेहमी खटकते. नवीन जन्म का? प्रसूतीच्या वेळी मृत्यूचा धोका असल्यामुळे असे म्हटले जाते का?

गायत्रीकाकू- धोका हा शब्दच मुळात नकारात्मक विचार आहे. जीवन निरंतर चालूच असते. जे घडत असतं त्याला काहीजण जीवनाचा भाग (Part of life) समजतात तर काहींच्या मते जीवनात पावलापावलावर धोका आहे. धोका तर प्रवासात, गाडी चालवताना असतोच ना! तुम्ही अगदी मोकळ्या मैदानात उभे असलात तरी आकाशातून वीज अंगावर पडण्याचा धोका असतोच ना! सांगायचं तात्पर्य, अशा नकारात्मक गोष्टींमध्ये अडकायचं नाही. ईश्वराच्या छत्रछायेत सुरक्षित आहोत, यावर विश्वास ठेवायचा आहे. ही सृष्टी प्रसूतीमुळे पुढे जात आहे. प्रत्येक जीव पुढच्या पिढीला जन्म देऊन या जगात आणत आहे. ही संपूर्णपणे नैसर्गिक प्रक्रिया आहे. यात धोका कसला?

वास्तविक बाळाबरोबर स्त्रीचाही नवीन जन्म होतो असे म्हणतात. त्यामागे काहीतरी योग्य समज असावी. जेव्हा स्त्री बाळाला जन्म देते तेव्हा ती आई होते. म्हणजे स्त्री आईचे रूप घेते. तसं पाहिलं तर बाळाच्या जन्माबरोबर स्त्री नवीन जन्म

घेत नाही तर नऊ जन्म घेते म्हणजे तिची नऊ रूपे असतात. जरी स्त्री जागरूक नसेल तरी बाळाच्या जन्मानंतर निसर्ग तिचे नऊ जन्म घडवतो, परंतु तुझ्यासारखी जागरूक स्त्री गर्भधारणेनंतरच नऊ जन्म घेते.

सलोनी- गर्भधारणेबरोबर नऊ जन्म? ते कसे काकू?

गायत्रीकाकू- सांगते. जसं स्त्रीला समजतं, की ती गर्भवती आहे, तसा तिचा नवीन जन्म होतो, प्रेमा-प्रेम+माँ च्या रूपात. प्रेमाचा अर्थ विशुद्ध, पवित्र, निःस्वार्थ प्रेम. स्त्रीची तिच्या बाळाबद्दल अशीच भावना होते ना? ती स्वतः प्रेम व भक्तीची पराकाष्ठा होते. 'प्रेमा'चा अवतार असल्याशिवाय का स्त्री मुलाला प्रेम व ध्यान देऊ शकते?

यानंतर दुसरे रूप असते संकल्पिनी आई. संकल्प म्हणजे दृढता, धारणा. या अवतारात ती मुलाला शुद्ध संकल्प व संस्कार देते. इतके दिवस तुम्ही दोघी जे गर्भसंस्काराबद्दल ऐकत आहात, ते बाळाच्या प्रेमापोटी. ते संस्कार तुम्हीसुद्धा ग्रहण करत आहात. हे तुमच्या भक्ती व संकल्पाचेच रूप आहे. मुलाच्या योग्य पालन-पोषणासाठी भक्ती व संकल्पशक्ती हे अतिशय आवश्यक असे गुण आहेत. एक समजूतदार स्त्री आई होताच या गुणांचा अंगीकार करते.

आईचे तिसरे रूप आहे- श्रावणी. श्रावणी म्हणजे श्रवण करणारी. आई होण्याच्या भूमिकेतून ती अनेक गोष्टी ऐकून शिकते, समजून घेते, जेणेकरून बाळाचे संगोपन व्यवस्थित व्हावे, त्याची उत्तमप्रकारे काळजी घेता यावी. जसं, तुम्ही दोघींनी गर्भसंस्कार जाणून घेतले, बाळासाठी डॉक्टरांकडून, जाणकार व्यक्तींकडून माहिती गोळा केली. अशा प्रकारे गर्भधारणबरोबर स्त्री श्रावणीचे रूप धारण करते.

श्रवणक्रिया खूप शक्तिशाली आहे. ती कोणतीही सूचना अंतर्मनापर्यंत पोहोचवते. ही शक्ती लक्षात घेऊन आपल्या पूर्वजांनी पुढच्या पिढीला उच्च संस्कार देण्याच्या हेतूने चांगल्या गोष्टी रचल्या, मंत्र तयार केले. आपले पौराणिक ग्रंथ, कथा यांचा उद्देश हाच आहे, की ऐकता-ऐकता लोकांवर संस्कार व्हावेत, त्यांची विवेकबुद्धी जागृत व्हावी, चूक-बरोबर ओळखता यावे व ते दिव्य गुणांनी परिपूर्ण व्हावेत. त्यांच्यात संयम, मर्यादा, प्रामाणिकपणा, नैतिकता, करुणा, निःस्वार्थीपणा, प्रेम यांसारखे गुण असावेत. श्रवण करता-करता एका पिढीकडून दुसऱ्या पिढीकडे संस्कार आपोआप, सहजपणे पोहोचावेत. पिढ्यान्पिढ्या असे घडत आहे.

ध्रुव बाळ, भक्त प्रल्हाद, आरुणी, श्रीराम, श्रीकृष्ण यांच्या कथा आजही नवीन पिढीला संस्कार देत आहेत. आधी आई ऐकते व आईच्या माध्यमातून बाळ ऐकते. तुला तर माहीत आहे एखादी गोष्ट वारंवार ऐकली की त्यावर विश्वास बसतो व ती आपल्या अंतर्मनात स्थापित होते.

श्रवण असं संगीत आहे, जे अंतर्मनात रुजतं म्हणून आईचे श्रावणी रूप खूप महत्त्वाचे आहे. आईने चांगले, सकारात्मक ऐकण्यासाठी कान सतत उघडे ठेवायला पाहिजेत. स्वतःसाठी व बाळासाठी ऐकलेले ग्रहण केले पाहिजे. कोणत्या गोष्टी ऐकायच्या नाहीत, हासुद्धा सार्थक श्रवणाचा भाग आहे. आजकाल टी.व्ही. रेडिओ, इंटरनेट प्रत्येक ठिकाणी प्रामुख्याने नकारात्मकताच पाहायला मिळते. म्हणून श्रावणीच्या रूपातील आईने काय ऐकायचे नाही याचीसुद्धा खबरदारी घ्यायला पाहिजे. माझा तुमच्या दोघींवर पूर्ण विश्वास आहे. अयोग्य गोष्टी तुम्ही ऐकणार नाही.

सलोनी-खरंच काकू. आमच्याद्वारे आमच्या बाळांना चांगल्याच गोष्टी ऐकायला मिळत आहेत.

सलोनीचे बोलणे ऐकून सगळे हसू लागले.

मनन बिंदू :

- प्रसूती जर आधीच म्हणजे शस्त्रक्रियेद्वारे केली जाणार असेल तर गर्भस्थ शिशूशी संभाषण करा. त्याला वेळेआधी येण्यासाठी तयार करा. त्याला शुभ संदेश व शुभभावना पोहोचवा, जेणेकरून त्याला सुरक्षित वाटेल.
- प्रसूतीनंतर स्त्रीचा नवीन जन्म होत नाही तर ती नऊ रूपात जन्म घेते. ही नऊ रूपे ती गर्भधारणेनंतर कधीही होऊ शकते.
- आईच्या तीन रूपांपैकी पहिली तीन रूपे आहेत-प्रेमा-प्रेमाची पराकाष्ठा, संकल्पिनी- मुलाला चांगले संस्कार देण्याचा संकल्प करणारी आई, श्रावणी - श्रवणाद्वारे स्वतःमध्ये व बाळामध्ये शुभपरिवर्तन घडवणारी आई.

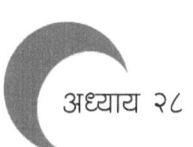

अध्याय २८

आई तुझी किती रूपे
आईचे नवे रूप- भाग २

गायत्रीकाकूंनी मधूला व सलोनीला गर्भावस्थेतील स्त्रीद्वारे घेतल्या जाणाऱ्या वेगवेगळ्या रूपांच्या बाबतीत सांगायला सुरुवात केली.

गायत्रीकाकू- आईचे चौथे रूप असते मननी. मननी म्हणजे जी आई मनन करू शकते. मनन करणे खूप महत्त्वाची क्रिया आहे. तुम्हाला जी माहिती कळते, मग ती श्रवणाच्या माध्यमातून असो व दर्शनाच्या माध्यमातून असो, जोपर्यंत त्यावर मनन होत नाही तोपर्यंत ती गोष्ट जीवनात उतरत नाही. तुमच्या वागण्यात, करण्यात ते दिसून येत नाही. मननाशिवाय हिरेसुद्धा कोळशासमान आहेत. जे कर्म करत आहात त्यावरही मनन होणे गरजेचे आहे. त्यामुळेच जीवनात परिवर्तन घडून येते. जीवनाला योग्य दिशा मिळते.

उदाहरणार्थ, एखाद्याने दिवसभर जर टी.व्ही. समोर बसून वेळ घालवला तर त्या वेळी त्याला छान वाटते पण टी.व्ही. बंद झाल्यावर त्याच्या मनात विचार येतात, 'आज मी काय केले? एकही काम केले नाही. टी.व्ही. बघितला नसता तर काही नुकसान झाले असते का? टी.व्ही. बघितला नसता तर काय-काय करता आले असते?' अशा प्रकारे दिवसभराच्या क्रियेवर त्याने मनन केल्यानंतर त्याला त्यातली व्यर्थता लक्षात आली.

त्यानंतर त्याचे मनन होऊ लागले, की वेळ वाया घालवण्यापेक्षा व चांगले काय-काय करू शकतो, ज्याने माझा फायदा होईल. मननामुळे त्याच्या जीवनाला दिशा मिळाली. जसं, तुम्ही दोघींनी मनन केलं की काही नवीन शिकण्यासाठी, बाळाला संस्कार देण्यासाठी गर्भावस्था ही संधी ठरावी. अशा कितीतरी स्त्रिया आहेत, ज्यांच्या मनात असे विचारसुद्धा येत नाहीत.

मधू- हो काकू, माझ्याबाबतीत असंच घडलं. मनीष ऑफीसमध्ये गेल्यावर थोडेसे काम आटोपून मी मोबाईल घेऊन बसायची. सामाजिक माध्यमात इतका वेळ निघून जायचा की तो लक्षात येत नव्हतं. गर्भधारणेनंतर वाटायला लागलं, की मोबाईल बघत बसण्यात वेळ निरर्थक वाया जातो. मी असं केलं तर माझा मुलगाही तेच शिकेल. माझा कुठे-कुठे वेळ वाया जातो यावर मनन केल्यानंतर लक्षात आलं, की दैनंदिन जबाबदाऱ्यांशिवाय मी वेगळं, चांगलं असं काहीच करत नाही. माझ्या या मननानेच मला तुमच्या गर्भसंस्कारच्या शिकवणीत पोहोचवलं व मला खूप काही शिकायला मिळालं. फक्त मलाच नाही तर माझ्या परिवाराला येणाऱ्या बाळालासुद्धा व जे आम्हाला नेहमीच उपयोगी पडेल.

गायत्रीकाकू- ज्या दिवशी तू सार्थक मनन केलंस त्या दिवशी तुझा मननीच्या रूपातील आईचा जन्म झाला असं समज.

गायत्रीकाकू हसत म्हणाल्या.

आईचा पाचवा जन्म असतो सेवानी. एखादी स्त्री जेव्हा आई होते तेव्हा मुलापुढे तिला तिचे जीवन गौण वाटू लागते. ती व्यक्तिगत स्वार्थ बाजूला ठेवून दरवेळी मुलाच्या सेवेसाठी सज्ज होते. कोणताही स्वार्थ, लालसा मनात न ठेवता ती मुलाच्या फायद्यासाठी काम करत राहते. आईच्या सेवाभावामुळे आईचे प्रेम निःस्वार्थीपणा व भक्तीचे रूप मानले जाते. आई इतकी मुलाची सेवा इतर कोणी करू शकत नाही. त्याचबरोबर तिच्यात सहनशीलताही येते. मुलासाठी ती कोणतेही दुःख, त्रास हसत-हसत सहन करते. स्वतःवर कसलीही वेळ आली तरी मुलाच्या संगोपनात काही कमी पडू देत नाही. हळूहळू हा सेवाभाव तिच्या स्वभावाचाच एक भाग होतो व तो कायमस्वरूपी टिकून राहतो.

आईचे सहावे रूप असते संतोषी माँ. जवळजवळ सर्वच स्त्रियांचा अनुभव असतो की गर्भधारणेपूर्वी त्या खूप महत्त्वाकांक्षी असतात. व्यक्तिगत आयुष्यात करीयर घडवण्यात खूप अपेक्षा असतात, स्वप्न असतात. गर्भधारणा होताच तिचे

सगळं लक्ष बाकीच्या गोष्टींवरून दूर होऊन फक्त बाळावर एकवटतं. स्वतःच्या व्यक्तिगत आयुष्यात ती सहजपणे समझोता करते, पण बाळाच्या संगोपनात कशाचीही उणीव ठेवत नाही. बाळाचे आगमन तिचा संतोष वाढवतं, तिला संतोषी बनवतं. बाळाच्या निमित्ताने तिच्या लक्षात येतं, की खरं सुख महत्त्वाकांक्षांची पूर्तता करण्यात नाही तर संतोष मानण्यात व सेवेत आहे. त्यानंतर तिचे भाव, विचार, वाणी व क्रिया एकरूप होऊन त्यानुसार कर्म घडू लागतात. तिच्याकडून सेवा करवून घेतली जाते व संतुष्टी प्राप्त होते.

त्यानंतर सातवा जन्म होतो साक्षी माँच्या रूपात. साक्षी म्हणजे फक्त उपस्थित राहणे, निर्णयात्मक न होता फक्त बघणे. आई झाल्यावर स्त्री वर्तमानात राहून जीवनाकडे बघायला शिकते. जसं, तुम्ही शिकलात तिच्या गर्भामध्ये जो अनुभव आहे, तो काय आहे याची ती जाणीव करून घेते, समजून घेते व त्या अनुभवाबरोबर राहते, चालते-फिरते, जागते, झोपते.

त्या अनुभवाची सतत जाणीव ठेवणं, त्याकडे साक्षी भावनेनं पाहणं, त्यानुसार आचरण करणं, आपली कर्म, विचार बदलणं... हे सर्व एक आईच साक्षी रूपानं करू शकते. तिला माहीत असतं, की गर्भकाल नऊ महिन्यांचा आहे. हा अवधी कमी अथवा जास्त करता येत नाही. जे जसं चालू आहे ते फक्त साक्षी भावनेनं बघायचे आहे, हे ती जाणून असते. मूल जन्माला आल्यानंतर हळूहळू त्याची वाढ होऊ लागते. त्यानंतरचे आईचे जीवन मुलाकडे साक्षी भावनेने बघत सुरू राहते. हा भाव झोपेतही जागृत असतो. झोपेतही तिला आपल्या मुलाची जाणीव असते. मग तो गर्भात असो वा बाहेर. म्हणून मुलाच्या जराश्या रडण्याने, हाका मारण्याने ती गाढ झोपेतूनही लगेच जागी होते. एका आईची प्रज्ञा नेहमी जागृतावस्थेत असते. ही जागृतीची भावनाच तिचा साक्षी भाव आहे.

मुलामुळे आई जो साक्षीभाव प्राप्त करते तो एक योगी, ध्यानी किंवा भक्त ईश्वरीय अनुभव जाणून प्राप्त करतो. ज्याप्रमाणे आईची चेतना मुलाच्या चेतनेशी जोडली जाते त्याप्रमाणे योगी किंवा भक्ताची चेतना परमचेतनेशी जोडली जाते, तो नेहमी सजग असतो, त्या अनुभवात असतो. जो अनुभव आईला मुलामुळे येतो तो जर परमचेतनेबरोबर घेता आला तर ही गर्भावस्था तिच्यासाठी ईश्वराशी जोडले जाण्याचा मार्ग बनू शकते.

स्त्रीचे आठवे रूप असते मोक्षमा माँ. स्त्री आई झाल्यावर क्षमा करायला

शिकते. तेव्हा तिला मोक्षमा माँ म्हणतात. बाळाचं आगमन आईला करुणामय बनवतं, क्षमा करायला शिकवतं. आईच्या या रूपात क्षमेबरोबर मोक्षही जोडलेला असतो. मोक्ष म्हणजे मुक्ती. गर्भसंस्कारमध्ये तुम्ही शिकलात की क्षमा करण्यामुळे किंवा क्षमा मागण्यामुळे इतरांबरोबर बांधल्या गेलेल्या बंधनातून आपण मुक्त होतो. द्वेष, पश्चात्तप, राग, ईर्ष्या, हेवा, तक्रारी यांचे बंधन किंवा आसक्ती, मोह, अनुराग यांच्या बंधनातून मुक्ती म्हणजेच मोक्ष आहे. क्षमासाधना आईला बंधनातून मुक्त करते, तिची बंधने तोडून टाकते, तिला मोक्षाची योग्य समज देते.

स्त्रीचे नववे रूप आहे धर्मा माँ. या रूपात आई मुलाच्या निमिताने आपल्या मूळ स्वभावात ('स्व'मध्ये) पोहोचते. ती आपल्या अंतरंगातील स्रोताशी जोडली जाते. हा स्रोत आपल्या आतही आहे व बाहेरही. ज्याला परमचैतन्य, ईश्वर, अल्ला, ब्रह्म इत्यादी नावांनी ओळखले जाते. स्रोतापाशी प्रेम, शांती, आनंद व मौन आहे. ज्या गोष्टी तुम्ही गर्भसंस्कारात शिकला आहात जर त्या आचरणात आणल्या तर स्त्री धर्मा माँ बनते. धर्मा माँ म्हणजे धर्मानुसार (स्वधर्म-'स्व'चा धर्म) वागणारी, चांगल्या गोष्टी आचरणात आणणारी. जसं, यशोदा, बालभक्त ध्रुवाची आई सुमतीराणी तसेच कौसल्याराणी वगैरे...

सलोनी- खरंच काकू, अगदी बरोबर आहे. आम्हाला वाटतं आम्ही मुलांना जन्म देतो, त्याला शिकवतो, त्याचे संगोपन करतो पण प्रत्यक्षात याच्या विपरीत असतं. वास्तविक बाळ आम्हाला नव्या रूपात जन्माला घालते, आम्हाला शिकवते, विकास घडवून आणते.

गायत्रीकाकू- बरोबर ओळखलंस. हेच तर घडतं. मला खूप आनंद वाटतो की तुम्ही दोघींनी मनापासून गर्भसंस्कार ऐकलेत श्रावणीच्या रूपात येऊन. मननी होऊन त्यावर मनन केलंत, लोकांना क्षमा करायला शिकलात, मोक्षमा होऊन, सेवा व संतोष अंगीकारून नवीन रूप धारण केले.

प्रसूतीनंतर तुम्ही आजीवन धर्म माँ बनून स्वतःची व स्वतःच्या परिवाराची उन्नती कराल यावर माझा पूर्ण विश्वास आहे. आज जगाला अशा रूपात आईची गरज आहे म्हणजे जास्तीत जास्त संतसंतान जन्माला येतील. जगात सर्व ठिकाणी प्रेम, शांती, सद्भावना, करुणा यांसारख्या गुणांचा वास असेल. कोणालाही स्वर्गाची लालसा नसेल कारण ही पृथ्वीच स्वर्ग बनेल. योग्य गर्भसंस्कार घेऊन आईलाच हे काम करायचे आहे.

याबरोबर गायत्री काकूंनी त्यांची शेवटची गर्भसंस्काराची शिकवणी समाप्त केली. दोन संतसंतानांचे लवकरच पृथ्वीवर आगमन होणार होते. त्यांच्या स्वागताची पूर्ण तयारी झाली होती.

मनन बिंदू :

- आईच्या नऊ रूपांपैकी सहा रूपे या प्रकारची आहेत.

१) मननी माँ - प्रत्येक गोष्टीवर मनन करून त्यातून योग्य ते शिकणारी व ती आचरणात आणणारी आई.

२) सेवानी माँ-मुलाची निःस्वार्थपणे सेवा करून सेवाभाव जागृत ठेवणारी आई.

३) संतोषी माँ - व्यक्तिगत स्वार्थ सोडून संतोष धारण करणारी आई.

४) साक्षी माँ - वर्तमानात राहून प्रत्येक अनुभव साक्षी भावनेने बघणारी आई.

५) मोक्षमा माँ- सर्वांना क्षमा करून, सर्वांची क्षमा मागून, स्वत:साठी व मुलासाठी मुक्तीचा मार्ग तयार करणारी आई.

६) धर्मा माँ- गर्भावस्थेला निमित्त बनवून आत्मसाक्षात्कार प्राप्तीच्या दिशेने जाणारी आई.

परिशिष्ट

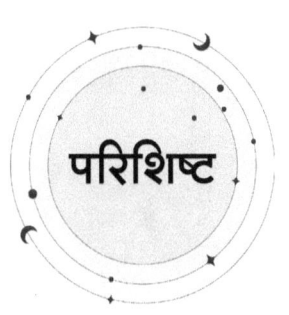

परिशिष्ट १
प्रश्नोत्तरे

प्रश्न १ – आम्ही तीन भाऊ व एक बहीण आहोत. सर्वांचे संस्कार व स्वभाव एकदम वेगवेगळे आहेत. एकच परिवार व एकाच आई-वडिलांच्या पोटी येऊनही असे का होते? हे वेगवेगळे संस्कार आईवडिलांकडून येतात की जगात पदार्पण केल्यानंतर विकसित होतात?

उत्तर – एकाच आईच्या पोटी जन्म घेतला तरी सर्वांचा एकाच वातावरणात किंवा एकाच परिस्थितीत जन्म होत नाहीत. सर्वांची वेळ वेगवेगळी असते. तसेच आईची अवस्थाही प्रत्येक वेळी वेगवेगळी असते. हे गोष्टीरूपाने समजून घेऊ

मदालसा नावाची एक राणी होती. तिला तीन मुले होती. तिने तिघांना संत संस्कार दिले. त्यामुळे तिघांपैकी एकही राजा होण्यास तयार नव्हता. राजा त्यामुळे खूप त्रासून गेला. राजा राणीला चिंतेच्या स्वरात म्हणाला, ''जर मुलांपैकी कोणीच राजा होणार नसेल तर मोठे संकटच येईल. निदान एकाने तरी राजाची गादी सांभाळायला हवी.'' पुढच्या वेळी जेव्हा राणी गर्भवती झाली तेव्हा तिने ठरवले या मुलाला तरी राजनीतीची आवड असावी. म्हणून राणीने गर्भावस्थेत असताना स्वतःच राजनीतीत

सक्रिय भाग घेण्यास सुरुवात केली.

यावरून लक्षात येईल, की आई एकच असली तरी परिस्थिती वेगळी होती. सामान्यतः लोक सांगतात, ''पहिला मुलगा झाला तेव्हा आम्हाला आर्थिक समस्या होती, दुसऱ्या मुलाच्या वेळी वेगळ्याच समस्या होत्या, तिसऱ्या मुलाच्या वेळीसुद्धा काही अडचणी आल्या.'' म्हणजे प्रत्येक मुलाच्या जन्माच्या वेळी परिवाराची आर्थिक स्थिती, आई-वडिलांची मानसिक अवस्था, स्वास्थ्य वेगवेगळे होते. त्याचप्रमाणे गर्भावस्थेत आईच्या आजूबाजूला असणारे लोक कशा प्रकारचे होते, याही गोष्टी महत्त्वाच्या आहेत. त्या कालावधीत समजा एखादा चुकीचे विचार असणारा माणूस अवती-भवती असेल, एखाद्या गोष्टीवरून भांडण-तंटे करत असेल तर आईसाठी ते नऊ महिने नरकासमान असतात. आजूबाजूच्या लोकांची गर्भवतीशी वागण्याची पद्धत बदलली तर परिस्थिती बदलते. कारण त्या वेळी ज्या भावना असतात त्याचा परिणाम खोलवर होतो.

त्याखेरीज आईवडिलांच्या वृत्ती, त्यांच्या स्वतःच्या इच्छा याचेही महत्त्व आहे. समजा, एखाद्याला दोन मुले असतील व आई-वडील काही कारणवश एकाकडे जास्त लक्ष देत असतील तर दुसऱ्याला वाटतं, माझ्याकडे लक्ष दिलं नाही. मग त्याचे हेच विचार काम करू लागतात. परिणामी लोकांचे त्याच्याकडे लक्ष जात नाही.

एखाद्याचा भाऊ आजारी असेल तर आई-वडील त्याची काळजी घेण्यात व्यस्त राहतात व दुसऱ्याकडे जास्त लक्ष देऊ शकत नाहीत. मग त्याला वाटते आई-वडील माझ्यापेक्षा जास्त प्रेम त्याच्यावर करतात. भावाच्या आजारपणामुळे असे होत आहे याकडे त्याचे लक्ष नसते. अशा अनेक प्रकारच्या घटना घडत असल्याने प्रत्येक मुलाच्या मनात वेगवेगळे विचार सुरू असतात, त्याचा परिणाम त्याच्या स्वभावावर व विचार करण्याच्या पद्धतीवर होतो.

जेव्हा माणूस ज्ञान प्राप्त करून सत्य जाणू लागतो, तेव्हा त्याला समजते, की त्याचे विचार चुकीचे होते. कारण सत्संगात विचारांचा शोध घेण्यास शिकवले जाते. शोधाअंती त्याला समजते, की 'मी माझ्या मान्यकथेत (सत्य नसूनही खरी वाटते अशी कथा) अडकलो होतो. माझ्या भावाइतकेच प्रेम माझे आई-वडील माझ्यावर करतात.' अशा प्रकारच्या मान्यकथा जेव्हा संपतात, तेव्हा लोक यातून मुक्त होतात.

प्रश्न २– एक शरीर तयार होण्यासाठी काही निश्चित वेळ ठरलेली असते का? का आम्ही ठरवू शकतो की ते शरीर गर्भात तयार करायचे की नाही?

उत्तर – तुमच्याकडे नेहमी सर्वश्रेष्ठ निवड करण्याचा पर्याय असतो. वेगवेगळे ऋतू, घरातील परिस्थिती, पति–पत्नीची मानसिक अवस्था यांतून सर्वश्रेष्ठची निवड करायला हवी. स्वतःकडून गर्भाधान संस्कारची तयारी करा व योग्य वातावरण तयार करून ठेवा. उदाहरणार्थ, पति–पत्नीला जर एखाद्या महत्त्वाच्या मुद्दयावर बोलायचे असेल तर त्यासाठी चांगले वातावरण निवडायला हवे.

लग्नाचा मुहूर्त काढण्यासाठी बाह्य गोष्टींकडे नेहमी लक्ष दिले जाते पण आंतरिक गोष्टींकडे दुर्लक्ष केले जाते. लग्नाची तारीख ठरवताना लोक विचार करतात, की मुलांच्या शाळेला सुट्टी असायला हवी, मोठ्या माणसांना ऑफीसम धून सुट्टी मिळायला हवी, ऋतुमान चांगले हवे, लग्नाच्या दिवशी पावसाचे संकट येऊ नये इत्यादी. या सर्व बाह्य गोष्टी आहेत. आंतरिक गोष्टींमध्ये लग्नसमयी वधू–वराची मानसिक स्थिती कशी आहे, त्यांना आर्थिक किंवा भावनिक समस्या नाही ना, हे जाणून घेणे. पण या गोष्टींना जास्त महत्त्व दिले जात नाही.

प्रश्न ३ – मुलाचा जन्म होताच मुलाची नाळ कापली जाते. परंतु त्याच्या अवचेतन मनात ती नाळ आयुष्यभर आईशी जोडलेली राहते. त्यामुळे आई व मुलामध्ये ऊर्जेचे आदान–प्रदान नेहमी चालू असते. जास्त करून आईकडून म ुलाकडे ऊर्जा जात असते. मुलगा आईपासून लांब असला आणि आईच्या मनात काही नकारात्मक भाव निर्माण झाले तर ते मुलाला समजते. आई व मुलाचे संबंध चांगले नसतील तरी काहीही न बोलतासुद्धा मुलाला चीड जाणवते. मग ती नाळ अवचेतन मनात तोडता येते?

उत्तर – हा आई–वडिलांकडून आलेल्या वृत्तींपासून मुक्तीचा विषय आहे. वास्तविक मुलगा जेव्हा ज्ञान प्राप्त करतो, तेव्हा आई–वडिलांकडून आलेल्या वृत्तींचा परिणाम संपुष्टात येतो. आई व मुलाच्या या अदृश्य बंधनावर विज्ञान आजही काम करत आहे. वैज्ञानिक नाळ संभाळून ठेवतात. कारण त्यापासून पुढे उपचारांसाठी मदत मिळू शकते. याला स्टेमसेल टेक्नीक म्हणतात. या तंत्रज्ञानात भ्रूण मूळ पेशी रेफ्रिजरेट करून ठेवल्या जातात, जेणेकरून पुढे मुलाला काही आजार झाला तर स्टेमसेलच्या मदतीने त्याच्यावर उपचार करता येतात. स्टेमसेलम

ळे प्राणघातक आजारही बरे होऊ शकतात, असे सांगितले जाते. नाळ हा आई व मुलामधील दुवा असल्यामुळे विज्ञान ती सांभाळण्याचा प्रयोग करत आहे. नाळ मुलाच्या केंद्रस्थानी जोडलेली असल्याने त्याची भूमिका खूप महत्त्वाची आहे.

प्रश्न ४ – काही मुले रागीट व हिंसक प्रवृत्तीची असतात. कितीही चांगले वागले तरी त्यांचा हिंसकपणा तसाच राहतो. अशा मुलांना कसे सांभाळायचे? मुलाला जन्म देण्यापूर्वी यावर काम करता येते का?

उत्तर – हो नक्कीच. म्हणून तर तुम्हाला हे सांगितलं जात आहे. जर आईच्या मनात संयम विकसित झाला तर मुलावर त्याचा पणिाम होणारच. वास्तविक आईला हा गुण विकसित करण्यासारखे वातावरण मिळत नाही किंवा तिला याबाबतचे ज्ञान नसते. घरा-घरातील परिस्थिती वेगळी असते. ज्या घरात सासू-सुनांमध्ये मतभेद असतात तिथे त्याचा परिणाम आईवर होतोच व पुढे मुलावरसुद्धा होतो. म्हणून संपूर्ण परिवाराने होणारे मूल कसे असावे, हे एकत्र मिळून ठरवलं तर ते सोपं होतं. याचा मुलाला खूप फायदा होतो.

प्रश्न ५ – काही विशिष्ट मंत्रांच्या उच्चारामुळे गर्भस्थ शिशूवर काय परिणाम होतो? मंत्र नक्की काय करतात? त्यात नेमके कोणत्या प्रकारचे तरंग असतात?

उत्तर– मंत्र, संगीत, कविता, भजन इत्यादी सकारात्मक तरंग आहेत, ते वाचताना, गाताना किंवा बोलताना आईच्या शब्दांचा, सांगण्याचा, संकेतांचा, कल्पनांचा गर्भस्थ शिशूवर खूप खोलवर परिणाम होतो. कारण शब्दांत खूप मोठी शक्ती असते. जर वयस्कर लोकांवर शब्दांचा परिणाम खोलवर होतो तर मग छोट्या बाळावर कसा परिणाम होऊ शकतो, हे तुम्ही स्वतःच समजू शकता. म्हणून आईच्या सोयीसाठी अशा मंत्रांची निवड केली जाते, ज्यामुळे सकारात्मक तरंग निर्माण होतील. तसे तरंग सर्व शब्दांचे असतात. तुम्ही कोणतीही वाक्यं म्हणा, त्याचे स्वतःचे तरंग असतातच. फक्त आपल्याला इतक्या प्रबळपणे जाणवत नाहीत.

उदाहरणार्थ, एक सर्वसाधारण वाक्य आहे, ‘अमूक माणसाने मला कबूल केले होते, की मी उद्या तुम्हाला भेटायला येईन पण तो आला नाही. या वाक्याचे तरंग नकारात्मक आहेत पण कमी आहेत. हेच वाक्य जर अशा पद्धतीने म्हटले, की अमूक माणसाने मला कबूल केले होते की मी उद्या तुम्हाला भेटायला येईन

पण त्याने मला धोका दिला, तो आलाच नाही.' शब्दांच्या थोड्याफार फरकाने या वाक्यातील नकारात्मक तरंग जास्त आहे, हे तुम्हाला जाणवले असेल.

सर्वसाधारणपणे लोक नकळत असे शब्द उच्चारत राहतात व सामान्य गोष्टीला नकारात्मकता जोडतात. 'तो माणूस आला नाही' हे सत्य आहे पण त्याने न येऊन धोका दिला असं म्हणणं म्हणजे माणसाचे अज्ञान आहे. मनाने तयार केलेली कथा आहे, जी नकारात्मक भावनेतून जन्म घेते. इथे 'धोका' हा शब्द वापरून माणूस स्वतःच त्यात अडकतो. जर हेच वाक्य असे म्हटले, 'अमूक माणसाने मला कबूल केले होते, की मी उद्या तुम्हाला भेटायला येईन पण तो आला नाही. असे करून त्याने माझ्या पाठीत सुरा खुपसला आहे.' जरा विचार करा, या वाक्यातील नकारात्मक तरंग अजून वाढल्याचे दिसेल. सांगण्याचे तात्पर्य, एका साधारण शब्दातही काहीना काही तरंग असतात, मग त्या शब्दाचा वापर एखाद्या कथनात किंवा वाक्यात केला जातो तेव्हा त्या वाक्याचे तरंगही त्यानुसार बदलतात.

शब्दांचे असे तरंग तुम्हाला थोड्या अनुभवानंतर जास्त तीव्रतेने जाणवतील. मान्यकथा बदलली की नकारात्मक परिणाम नाहीसा होतो. म्हणून प्रत्येकाने योग्य शब्दांचा वापर केला पाहिजे. मग ते सामान्य संभाषण असो वा मंत्र. जर आपण आपल्या दैनंदिन जीवनामध्ये सजगतेने योग्य शब्दांची निवड केली तर आपला प्रत्येक शब्द मंत्र बनेल.

प्रश्न ६ – गर्भावस्थेत स्त्रिया मंत्रांची कॅसेट लावतात व कधी ऐकता–ऐकता झोपी जातात. असे केल्याने काय होतं?

उत्तर– मंत्र ऐकल्यामुळे मुलाकडे सकारात्मक तरंग जातात. त्यामुळे मुलाला छान वाटते. जितके शुभ तरंग त्याला जाणवतील तितके त्याचे स्वास्थ्य वाढेल व नकारात्मक गोष्टींचा परिणाम कमी होईल. म्हणून मूल गर्भात असताना त्याला चांगले वा पोषक वातावरण उपलब्ध करून देणे आवश्यक असते. कारण त्याला कोणत्याही बाह्य गोष्टींचा आधार नसतो. वास्तविक रेकी व बाह्यस्पर्शामुळे थोडाफार आधार मिळू शकतो. गर्भातून बाहेर आल्यानंतर त्याला सर्वांत जास्त आधार मिळतो. कारण त्याला सर्वांचा स्पर्श अनुभवता येतो. लोक जेव्हा बाळाला मांडीवर घेतात, जेवण भरवतात तेव्हा ते त्यांच्या जास्त निकट असते. याउलट

गर्भात असतात आधार सीमित असतो. अशावेळी सकारात्मक तरंग उपयोगी पडतात. गर्भात असताना अचानक बाळाला नकारात्मक शब्द किंवा भाव यांचा झटका बसला तर ते आकुंचन पावते. याउलट सकारात्मक तरंग त्याला मुक्त करतात, त्याचा विकास घडवतात. पुढे संतसंतान होण्यासाठी त्याला मदत मिळते.

प्रश्न ७ – जर आम्ही ध्यान केले तर त्याचा परिणाम मुलावर होईल का?

उत्तर– हो नक्कीच. ध्यान केल्यामुळे आईला आरामदायी वाटेल व तिच्या शरीराला विश्रांती मिळेल. याचा फायदा मुलालाही होईल. ध्यान केल्यामुळे आईला समजते, की "मी शरीर नाही." ध्यानामुळे ही समज अजून दृढ होते. ही दृढता बाळाकडे संक्रमित होते, जी कोणत्याही क्षणी जागृत होऊ शकते. लहानपणी ज्या गोष्टी मुलांच्या मनामध्ये साठतात, त्या मोठे झाल्यानंतर बाहेर दिसू लागतात व अजून विकसीत होतात. ध्यानामुळे नंतर मुलाला संतसंतान बनण्यासाठी मदत मिळते.

प्रश्न ८ – मी इंटरनेटवर डॉक्टर एमोटो यांचा अहवाल वाचला होता. त्यांनी पाण्यावर एक प्रयोग केला होता. त्यावरून त्यांना समजले, की वेगवेगळ्या भावनांचा परिणाम पाण्याचे स्फटिक (बर्फ) तयार होताना घडतो. गर्भस्थ शिशू पाण्यातच असतो. मग त्याच्यापर्यंत भावना पोहोचवण्याचं माध्यम पाणी असतं का?

उत्तर – पाणी माध्यम नाही, पण त्याचा प्रभाव गर्भस्थ शिशूवर पडतो. वास्तविक अनेक गोष्टींचा प्रभाव बाळावर पडत असतो त्यातलेच एक पाणीही आहे. जसं, तुम्ही रोज पाणी पिता, ते स्वास्थ्यासाठी आवश्यक आहे पण नुसते पाणी पिऊन आरोग्य सांभाळता येत नाही ना? पाणी सर्व पोषक पदार्थांपैकी एक भाग आहे. पाण्याच्या माठावर एखादे सकारात्मक वाक्य लिहिले, तर त्याचा प्रभाव माठातील पाण्यावर सकारात्मक होतो. फक्त इतकंच लिहिलं, 'हे पाणी थंड, शुद्ध व स्वास्थ्यवर्धक आहे,' तरी पाण्याचा सकारात्मक प्रभाव वाढेल व ते शरीरासाठी अधिक शुद्ध असेल. गर्भातले मूल पाण्यात असते. जर आईच्या पोटावर हात ठेवून त्याच्यावर प्रेम केले तर पाण्यात सकारात्मक बदल होतात.

प्रश्न ९ – मी वाचलं होतं, की मुलामध्ये स्वतःचेच संस्कार असतात, जे २८ वर्षाचा होईपर्यंत त्याच्या जीवनात पूर्णपणे प्रकट होत नाहीत. पण जर अशी काही परिस्थिती मध्येच निर्माण झाली की जी ते संस्कार सक्रिय करेल तर ते

प्रकट होतात व परिपक्वता नसल्याने मुलगा ते सांभाळू शकत नाही. ते संस्कार मुलाच्या नियंत्रणात नसतात म्हणून अशा परिस्थितीत ते अधिक दृढ होतात व पुन्हा दुसऱ्यांदा त्याच्या जीवनात प्रकट होतात, हे खरं आहे का?

उत्तर– असा कोणताही अवधी ठरवता येत नाही, किंवा ठामपणे असे म्हणता येणार नाही, की 'अमूक एका अवधीमध्ये, अमूक वयापर्यंत असं काही होईल किंवा होणार नाही.' पण एक गोष्ट मात्र खरी आहे, की माणसाचे स्वास्थ्य, त्याचे आजार, गुण, अवगुण, वृत्ती सर्व त्याच्या आतच असतात. मुलात चांगले गुण अधिक असतील तर ते जास्त प्रकट होतील. मुलांमधील गुण प्रकट होण्याची संधी मिळावी यासाठी गर्भसंस्कारांना इतके महत्त्व दिले गेले आहे.

काही लोकांना भीती प्रकट होण्याची संधी जास्त मिळते. त्यांच्यासमोर अशी परिस्थिती निर्माण होते, की भीती प्रकट होते, याचा अर्थ त्यांच्यावर असे गर्भसंस्कार झाले आहेत.

अशा तऱ्हेने काहीजण लहान-सहान गोष्टींवरून चिडतात, काहीजणांना लवकर राग येतो. हे सर्व त्यांच्या संस्कारांचं प्रकटीकरण आहे. म्हणजे शरीराच्या माध्यमातून त्या संस्कारांना बाहेर येण्याची संधी मिळते

उदाहरणार्थ, एक खोली आहे व त्यात पाणी भरले आहे व खोलीला चहूबाजूने दरवाजे आहेत. आता कोणता दरवाजा उघडायचा हे तुमच्या हातात आहे. म्हणजे सर्व उपलब्ध आहे, फक्त संधी मिळायचाच अवकाश आहे. आजारांना अनुकूल वातावरण मिळालं, की ते बाहेर येतात व माणसाला जखडतात. जर अनुकूल वातावरण मिळालं नाही तर आजार सुप्तावस्थेत राहतात. मुलाच्या स्वभावासाठी त्याच्या संगोपनाला जबाबदार धरले जाते. कारण गर्भसंस्कारानंतर मुलाचे व्यक्तिमत्त्व घडवण्याची भूमिका यामध्ये पालन-पोषण, संगोपन महत्त्वाचे ठरते. संगोपन करताना ज्या गोष्टींना बाहेर येण्याची संधी मिळते, मग त्या सकारात्मक असो वा नकारात्मक, पुढचे जीवन त्यानुसार ठरते.

प्रश्न १० – चित्रपटातून दाखवले जाते, की नायिका गर्भवती असते ती आपल्या बाळाशी बोलते. कधी-कधी बाळाला नकारात्मक गोष्टी सांगते. असं करणं खऱ्या आयुष्यात योग्य आहे का? गर्भस्थ बाळाला आपल्या अडचणी सांगणं योग्य आहे का?

उत्तर– नाही. त्यामुळे नकारात्मक परिणाम होऊ शकतो. जर आईला आपल्या मुलाला काही सांगायचेच असेल तर ते वेगळ्या पद्धतीने ती सांगू शकते. जसं, 'तुझी आजी मला आज असे म्हणाली. मला वाईट वाटलं. खरं तर वाईट वाटण्याचं कारण नाही. त्यांनी माझ्या चांगल्यासाठीच सांगितलं पण तरी ते मला आवडलं नाही.' त्यानंतर मुलासमोर पूर्ण घटनेचे चित्र उभे करा म्हणजे पूर्ण तपशील सांगा, त्यातले सत्य सांगा, फक्त स्वतःचे दुःख सांगू नका. त्यामुळे मुलावर याचा नकारात्मक परिणाम होणार नाही. गर्भस्थ शिशूबरोबर संवाद साधणे ही फार चांगली गोष्ट आहे. कारण त्यामुळे आई आपल्या भावना त्याच्यापर्यंत पोहोचवू शकते. फक्त आईचे सकारात्मक भाव असायला हवेत म्हणजे मुलावर सकारात्मक परिणाम होतील.

प्रश्न ११– गर्भसंस्काराद्वारे ज्या भावना मुलापर्यंत पोहोचवल्या जातात त्या पुढे आधार ठरतात. पण जर एखाद्या मुलाला नकारात्मक भावना मिळाल्या असतील तर नंतर त्यात सुधारणा करता येते का?

उत्तर– हो, नक्कीच सुधारण्याच्या अनेक संधी असतात. मुलाचे संगोपन करत असताना सुधारण्याची संधी मिळते. तुम्हाला माहीत आहे, मडके कच्चे असताना त्यात बदल करता येतो पण एकदा का ते पक्के झाले की त्यात बदल करण्यासाठी जास्त प्रयत्न करावे लागतात.

प्रश्न १२– मुले ईश्वराची अभिव्यक्ती करण्यासाठी आली आहेत ही समज अजून खोलवर कशी आत्मसात करता येईल? ज्यामुळे मुलांच्या मोहात न अडकता त्यांच्याशी जास्त जवळीक ठेवू शकू?

उत्तर – याबाबत संतसंतान किंवा दिव्य संतानची धारणा लागू पडते. मुलाला अशा प्रकारे तयार करायला हवं, की त्यात ईश्वर जागृत व्हावा. यासाठी स्वतःला तयार करावं लागतं. जेव्हा आई अव्यक्तिगत विचार करेल, तेव्हा ती ते संस्कार मुलाला देऊ शकेल. जर तिची इच्छा असेल, की 'माझा मुलगा जेव्हा माझ्यासाठी सून घेऊन येईल व ती मला मदत करेल तेव्हा मला फायदा होईल.' तर ती मुलावर तसे संस्कार करू शकणार नाही. जेव्हा आई मुलाला ईश्वराच्या अभिव्यक्तीसाठी तयार करेल तेव्हाच हे शक्य होईल.

प्रश्न १३ – ज्यांच्या माध्यमातून खूप लोकांच्या जीवनात बदल घडून येईल, अशा

मुलाला मला जन्म द्यायचा असेल तर हे शक्य होईल का?

उत्तर- हो नक्कीच. हे शक्य आहे. जितक्या जास्त लोकांमध्ये ही समज विकसित होईल तितके जास्त लोक तुमच्या प्रयत्नांना साथ देतील. त्यासाठी तुम्हाला तुमच्या परिवाराला सांगावं लागेल, की 'आम्ही एक अव्यक्तिगत कार्य करणार आहोत. विश्वासाठी एक असा परिवार तयार करायचा आहे की ज्याच्या माध्यमातून लोकांच्या जीवनात सकारात्मक बदल घडेल.' त्यावर त्यांची इच्छा जाणून घ्यावी लागेल, त्यांचे सहकार्य मिळणार का, हे बघावं लागेल. कारण त्यांनाही हे कार्य चांगलं वाटायला हवे. तुम्हाला ही समज आहे म्हणून तुम्ही हे कार्य करणार आहात. परिवारातील इतर लोकांनाही असेच वाटत असेल तर असं घडणं शक्य आहे. सध्या तुम्हाला इतरांचे सहकार्य नसले तरी स्वतःला यापासून वंचित ठेवण्याची आवश्यकता नाही. तुम्ही याची सुरुवात स्वतःपासून करू शकता. त्यासाठी तुम्ही तुमच्यातील शक्यता मुक्त करा.

प्रश्न १४- वासना व कामना याबाबत काही सांगा.

उत्तर – कामना याचा अर्थ असा, की लग्नानंतर घरात आनंदी वातावरण असेल... आमचा एक परिवार असेल... घराची सर्व कामे सुलभतेने होतील... आम्हाला मानसिक, सामाजिक, आर्थिक मदत मिळेल... इत्यादी.

वास्तविक वासना माणसाची जैविक गरज पूर्ण करण्यासाठी असते. पण लोक लग्न करताना याच्या पुढचा विचार करू शकत नाहीत. फक्त या गरजा भागवण्यासाठी मूल जन्माला घालणार असाल तर गर्भधानचा पहिला संस्कारच चुकीचा जात आहे. एखाद्याची इच्छा असेल तर तो यात सुधारणा व विकास करू शकतो.

प्रश्न १५ – ही सुधारणा कशी करता येईल?

उत्तर- सुधारणा करण्यासाठी गर्भधारणेच्या बाबतीत साऱ्या स्थितींची विस्तृतपणे तपासणी केली पाहिजे. तुम्हाला कसे मूल हवे या उद्देशाचे पावित्र्य मनात ठेवायला हवे. शुद्ध मनाने पुढे जाल तर तसे परिणाम येतील. सध्या विज्ञानाने खूप प्रगती केली आहे. म्हणून या गोष्टी सोप्या झाल्या आहेत. जर एखाद्या दाम्पत्याला हा उद्देश पूर्ण करण्यासाठी संयम राखायची गरज पडली व तो उद्देश पूर्ण करता आला तर याचा अर्थ पहिला संस्कार योग्य झाला.

प्रश्न १६ – एखादी स्त्री पूर्णवेळ नोकरी करत असेल व इच्छा असूनही तिला गर्भसंस्कारांचे पालन करता आले नाही, कारण ऑफीसचा ताण, घराची जबाबदारी, वेळेचे नियोजन यात अडकून तिला काही करता आले नाही, इच्छा नसूनही ताण येत असेल, नोकरी सोडाविशी वाटली तरी घरातील आर्थिक परिस्थितीमुळे तसे करता येत नसेल, पतीचे सहकार्य नसेल तर अशा परिस्थितीत काय करायचे?

उत्तर – सूक्ष्मपणे पाहिलं तर गर्भसंस्कारांचे सारं ज्ञान व समज तुमच्या विचारांनुसार व भावनांनुसार काम करते. त्यासाठी थांबण्याची, बसून काही कर्मकांड करण्याची गरज नाही. केवळ दृष्टिकोन बदलून, व्यस्तता असूनही चालता-फिरता गर्भाला व स्वतःला संस्कार देऊ शकता. आता राहिली गोष्ट ताणतणावाची, तर ज्या अर्थी ताण आहे, त्या अर्थी भावनिक किंवा वैचारिक स्तरावर काहीना काही चुकीच्या मान्यता आहेत. एखादा चुकीचा विचारसुद्धा आयुष्यभर तणावात ठेवू शकतो.

जसं, एखाद्याला वाटलं, 'मी सुंदर नाही,' तर केवळ हा विचार आयुष्यभर तिला संकुचित ठेवतो. त्यामध्ये वेगवेगळ्या बाधा, तणाव निर्माण होऊन त्याचा परिणाम नात्यांवर होऊ शकतो. सांगण्याचं तात्पर्य, मूळ समस्येवर आघात केला पाहिजे. ती समस्या आहे-योग्य समज नसणे. त्यासाठी परमज्ञान (महाआसमानी शिबिर)चा लाभ घेऊन मूळ समस्या विलीन करून टाका. बाह्य परिस्थिती कशीही असो, तुम्ही आतून आनंदात असाल.

प्रश्न १७– गर्भावस्थेमध्ये शारीरिक इच्छा कशा सांभाळायच्या? गर्भावस्थेत वासनांचे विचार असतील तर मूल संत कसे होईल? वासना व कामना यातील फरक सांगा.

उत्तर– आधी हे समजून घ्या, की यौनेच्छा ही नैसर्गिक इच्छा आहे. ही सर्व जीवांमध्ये असते व माणूसही याला अपवाद नाही. जे नैसर्गिक आहे, ते चुकीचे कसे असेल? म्हणून यौनेच्छेकडे तुच्छतेने बघू नका. ही इच्छा मुलाच्या संत बनण्यामध्ये, त्याच्या विकासामध्ये, तुमच्या विकासामध्ये बाधा ठरत नाही. जर तुम्ही आनंदी असाल, सुखी असाल, तर त्याचा सकारात्मक प्रभाव तुमच्या बाळावर पडेल.

एक सामान्य यौनेच्छा समस्या कधी बनते तर जेव्हा ती वासनेचे रूप

घेऊन तुमचे विचार जखडून टाकते, मनावर ताबा मिळवते. असं झालं तर तुमची विवेकबुद्धी क्षीण होते व मर्यादांचे उल्लंघन होते. परिणामी तुमचं चारित्र्य, मानसिक व शारीरिक स्वास्थ्य घसरतं व त्याचा नकारात्मक प्रभाव बाळावर होतो.

जसं, अती भोजन, अती निद्रा, अती काम वा सुस्ती नुकसानदायक असते जसं अती मैथुन क्रियाही नुकसानदायक ठरू शकते. म्हणून अतीपासून बचाव करा, आवश्यक काळजी घ्या. तुमच्या डॉक्टरांचे यासाठी मार्गदर्शन घ्या व सहजतेने जीवनाच्या प्रत्येक पैलूचा आनंद घ्या, या गोष्टींची चिंता करू नका.

या भागात सत्यसाधकांद्वारे 'गर्भसंस्कार' या विषयावर सरश्रींना विचारले गेलेले प्रश्न संकलित केले आहेत. त्यावर प्राप्त झालेल्या मार्गदर्शनामुळे हा विषय सखोलपणे समजून घेण्यात फायदा होईल.

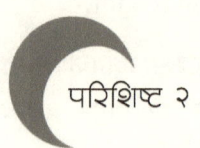

परिशिष्ट २

गर्भावस्था व योग

गर्भावस्थेमध्ये हालचालींची काळजी घेणे खूप महत्त्वाचे आहे. चुकीच्या सवयी गर्भवतीसाठी व गर्भासाठी हानिकारक ठरतात. पण सावधगिरी बाळगून या अवस्थेतसुद्धा काही हलके व्यायाम करता येतात.

साधारणपणे गर्भावस्थेचा काळ नऊ महिन्यांचा असतो. हा तीन भागात विभाजित करता येतो. सुरुवातीचे तीन महिने, मध्यकालचे तीन व शेवटचे तीन महिने. पहिल्या तीन भागात गर्भाची अवस्था व विकास विशेषकरून होत असतो. गर्भवती स्त्रीच्या शरीरात बदल घडत असतो. अशावेळी काही व्यायामप्रकार करता येतात व काही व्यायाम प्रकार पूर्ण नऊ महिने करता येतात. उदाहरणार्थ, चालणे (Walking Excercise) चालणे हा व्यायाम प्रकार सर्वांत सोपा व गर्भावस्थेच्या सर्व महिन्यात करता येतो. यामध्ये मांडया व नितंब यांचे स्नायू मजबूत होऊन लवचीकपणा येतो. त्यामुळे प्रसूती सुलभ होण्यास मदत होते.

सकाळी चालणे जास्त फायद्याचे असते. जर त्या वेळी जमत नसेल तर दिवसभरात कधीही (दुपारी जेवणानंतरची वेळ सोडून) चालण्याचा व्यायाम करू शकता. चालण्याची गती जास्त किंवा कमी नसावी. गर्भाचे वजन लक्षात

घेऊन चालण्याची गती ठेवावी. सुरुवातीच्या तीन महिन्याच्या काळात कमीत-कमी १५ मिनिटे, मधल्या तीन महिन्यांत ३० मिनिटे व शेवटच्या तीन महिन्यात ४५ मिनिटे चालण्याचा व्यायाम करा

सुखासन, पद्मासन, वज्रासन

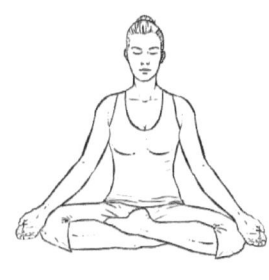

हे बैठक स्थितीतील व्यायाम आहेत. यामुळे कमरेत लवचीकपणा येतो. आकुंचन व प्रसरणाची क्षमता वाढण्यास मदत होते. प्राणायाम करताना सुखासन किंवा पद्मासनाचा फायदा होतो. भाजी चिरणे, पोळ्या करणे, लिहिणे इत्यादी कामे खुर्चीवर बसून किंवा उभे राहून करण्यापेक्षा सुखासनात किंवा पद्मासनात बसून केली तर जास्त फायदा होतो.

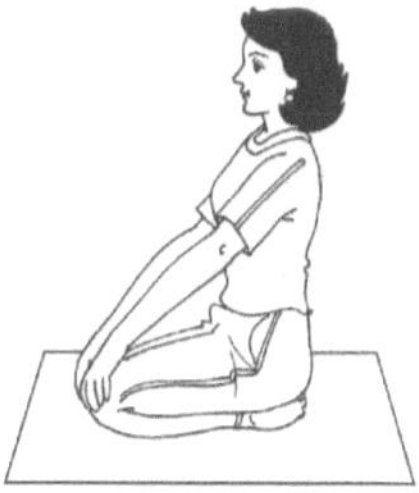

वज्रासनामुळे पाय, मांड्या व कमरेच्या स्नायूंना व्यायाम होतो. जेवणानंतर वज्रासनात बसल्यामुळे पचनक्रियेत सुधारणा होते. दिवसभरात अधून-मधून वज्रासनात बसणे गर्भावस्थेत फायदेशीर असते.

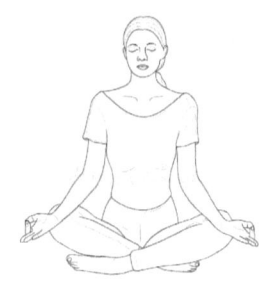

सुखासन – या आसनात मांडी घालून आरामात बसा. आता डावा पाय दुमडून उजव्या मांडीखाली व उजवा पाय दुमडून डाव्या मांडीखाली ठेवा.

✻ खांदे व पाठ कोणताही ताण न घेता सरळ ठेवा.

✻ डोळे बंद करून केंद्रबिंदूकडे लक्ष था.

✻ शरीर सैल सोडा. दीर्घ श्वास घ्या. दहा मिनिटे या अवस्थेत राहा.

सुखासनाचे फायदे व घ्यायची काळजी

✻ या आसनामुळे रक्तप्रवाह सुरळीत सुरू राहतो.

✻ या आसनामुळे मानसिक ताण दूर होतो. झोप चांगली लागते. तरी आपल्या क्षमतेनुसार हे आसन करा.

✻ सुखासनात बसल्यावर गुडघे जमिनीवर टेकवा. त्यामुळे आसन करणे सोपे जाईल.

दीर्घश्वसन – सामान्यपणे माणूस वरवर श्वास होतो. गर्भावस्थेत पोटाचे वजन जास्त असल्यामुळे गर्भवती महिलेला दीर्घश्वास घेणे जड जाते. परंतु पोटाचे स्नायू मजबूत राहण्यासाठी गर्भवतीने दीर्घश्वसन करणे आवश्यक आहे. सकाळी उठल्यावर अंथरुणावर बसूनच कमीतकमी पाच मिनिटे दीर्घश्वसन करून दिवसाची सुरुवात करता येते.

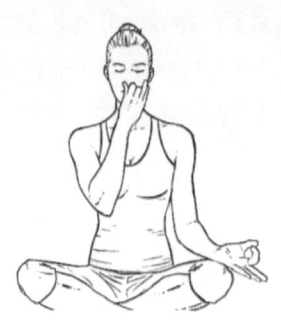

प्राणायाम – गर्भवतीला जास्त ऑक्सिजनची गरज असते. ऑक्सिजनची योग्य मात्रा मिळाल्याने गर्भाची वाढ चांगल्या प्रकारे होते व थकवा जाणवत नाही. तिचे मन शांत राहते. नैराश्य, राग यांसारख्या विकारांपासून मन मुक्त होते. झोप शांत लागते.

दीर्घश्वसन व प्राणायाम एकाचवेळी करावे. दीर्घश्वसनामुळे भरपूर प्रमाणात ऑक्सिजन मिळतो व प्राणायामामुळे प्राणवायू व अपानवायू दोहोंचे कार्य सुसंबद्ध पद्धतीने होते. परिणामस्वरूप सुरुवातीच्या तीन महिन्यात होणारा उलटी, मळमळ, ॲसिडीटी यांसारखा त्रास कमी होतो. प्राणायामामुळे युरीनरी सिस्टीमचे कार्य नियंत्रणात राहते व प्रसूती सुलभ होण्यास मदत होते. प्राणायम करणे जरी आवश्यक असले तरी जर ते चुकीच्या पद्धतीने केले तर त्याचे दुष्परिणामही होऊ शकतात. म्हणून तज्ज्ञाच्या मार्गदर्शनाखाली प्राणायाम करणे उचित आहे.

प्राणायम करताना आजूबाजूची जागा स्वच्छ, शांत व मोकळी हवा असलेली हवी. त्यामुळे मन प्रसन्न राहते व श्वासाकडे लक्ष देणे सोयीचे होते.

दीर्घश्वसन व प्राणायाम करण्यामुळे गर्भवतीला थकवा जाणवत नाही व प्रसूतीच्या वेळी वेदना सहन करण्याची शक्ती वाढते. प्राणायाम करताना श्वास सोडण्याच्या प्रक्रियेमुळे (रेचक) स्नायूंचा लवचीकपणा वाढतो व प्रसूती नॉर्मल होण्यास मदत मिळते.

ॐकार – हा प्राणायामातील उत्तम प्रकार आहे. नियमितपणे ॐ कारचा जप केल्याने प्राणायामाचे सर्व लाभ तर मिळतातच, त्याचबरोबर गर्भावरही चांगले संस्कार होतात. त्यामुळे मूल प्रज्ञावंत व बुद्धिमान होण्यास सहायता मिळते.

शवासन व योगनिद्रा – गर्भावस्थेतील नऊ महिन्यांच्या कालावधीत करता येऊ शकतील असे हे व्यायामप्रकार आहेत. गर्भावस्थेतील सतत होणाऱ्या बदलामुळे

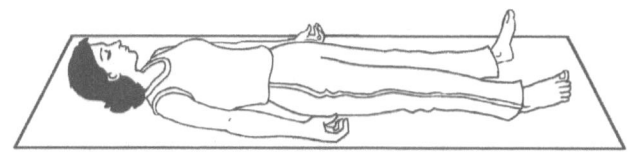

गर्भवतीचे शारीरिक व मानसिक संतुलन बिघडू शकते. मन शांत ठेवण्यासाठी, हार्मोन्सचे संतुलन राखण्यासाठी श्वसन व योगनिद्रा महत्त्वाची भूमिका बजावतात. गर्भाची वाढ झाल्यामुळे गर्भवतीची हालचाल कमी होऊ लागते. खांद्यांमध्ये, कमरेत वेदना जाणवू लागतात. अशावेळी श्वसन व योगनिद्रा व्यायामप्रकाराचा फायदा होतो. त्यामुळे प्राणशक्ती व रक्ताभिसरण चांगले होते. गर्भाला प्राणशक्तीचा व रक्ताचा पुरवठा व्यवस्थित होतो. सर्वांत महत्त्वाचे म्हणजे यामुळे गर्भवतीचा रक्तदाब नॉर्मल राहतो.

गर्भावस्थेत चालणे, प्राणायाम याबरोबरीने खाली सांगितलेले व्यायामप्रकारही करता येतात.

आसन करण्यापूर्वी काही गोष्टींची काळजी घेणे आवश्यक आहे. उदाहरणार्थ,

१) प्रार्थना करणे.

२) जास्त हवेच्या जागी आसने करू नयेत.

३) पोट जास्त भरलेले नसावे.

४) कोठा साफ असावा.

५) सैलसर, सुती कपडे वापरावेत.

  ही आसने तज्ज्ञ मार्गदर्शकाच्या मार्गदर्शनाखाली करावीत.

शक्तिसंचारण :

अ. सुखासनात बसा व दोन्ही हात मांड्यांवर ठेवा

ब. श्वास घेत दोन्ही हात १३५ चा कोन करत वर घ्या. अंगठे वरच्या दिशेला ठेवा व मूठ सैल सोडा.

क. दीर्घ श्वास घ्या. २० ते ३० सेकंद दीर्घश्वास घेत राहा.

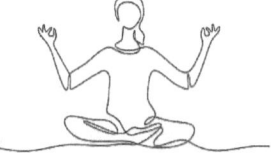

ड. दीर्घ श्वास घेऊन हात नमस्काराच्या मुद्रेत आणा. श्वास सोडा.

इ. दीर्घ श्वास घ्या. श्वास सोडत-सोडत हात खाली आणा.

आसन करताना हात दुखू लागला तर पटकन खाली आणू नका. हळूहळू वर सांगितलेल्या क्रमानुसार हात खाली आणा.

फायदे- छाती, हात व पाठीचे स्नायू मजबूत होतात. शरीरात प्राणवायू व ऊर्जेचा संचार होतो.

संतुलनक्रिया (बटरफ्लाय) : गर्भावस्थेच्या सुरुवातीच्या तीन महिन्यात हे आसन करा.

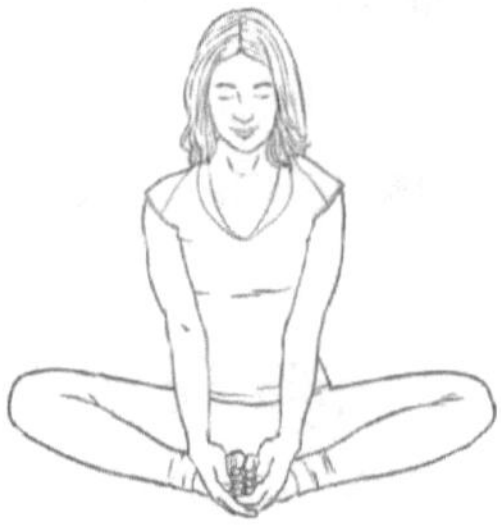

अ. सुखासनात बसा.

ब. दोन्ही पाय एकमेकांजवळ घ्या. दोन्ही हात गुडघ्यावर ठेवा

क. या अवस्थेत ३० सेकंद राहा. हळुवार श्वास घेत राहा. हळूहळू दोन्ही पाय सरळ करा.

गर्भावस्थेच्या चौथ्या महिन्यापासून या आसनप्रकारात थोडा बदल करा.

अ. सुखासनात बसा.

ब. दोन्ही पाय पावलापाशी जुळवा

क. दोन्ही हातांनी पावले पकडा.

ड. हळुवारपणे गुडघे व पाय फुलपाखराच्या पंखांप्रमाणे वरखाली करा. गुडघे खाली घेताना श्वास सोडा व वर नेताना श्वास घ्या. गुडघे वरखाली करताना झटका देऊ नका व घाई करू नका. सर्व क्रिया हळुवारपणे करा.

एक ते दीड मिनिटे ही आसनक्रिया करा. सरावाने हे आसन जमू लागेल व गुडघे जमिनीला टेकवता येतील.

फायदे- नितंबांच्या स्नायूंचे आकुंचन-प्रसरण सहजपणे होईल. मांड्या, नितंब व पायाचे स्नायू मजबूत होतील. याचा उपयोग प्रसूती सुलभ होण्यासाठी होईल.

हृदयचक्र उम्मीलनः

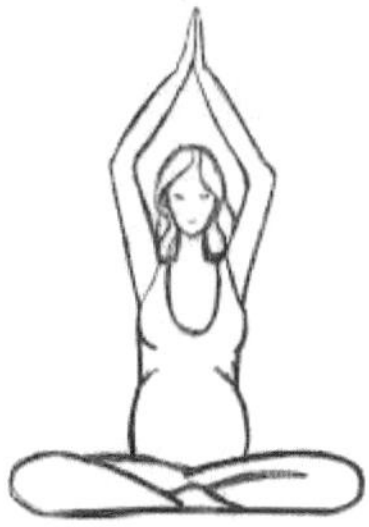

या आसनामुळे हृदयचक्र क्रियाशील राहते. छातीच्या स्नायूंच्या आकुंचन-प्रसरणामुळे फुप्फुसांची कार्यक्षमता वाढते व स्नायू मजबूत होतात.

अ. सुखासनात किंवा वज्रासनात बसा

ब. चेहऱ्यासमोर दोन्ही हात नमस्कारच्या स्थितीत जोडा. दोन्ही कोपर जमिनीशी समांतर ठेवा. श्वास सोडा.

क. श्वास घेत दोन्ही हात जोडलेल्या स्थितीत कानाच्या दिशेने वर न्या.

ड. श्वास सोडत पूर्वस्थितीत या.

ही क्रिया दहा वेळा करा. शेवटी श्वास घ्या व हळूहळू सोडत हात गुडघ्यावर ठेवा.

काकबैठक: या आसनामुळे कमरेच्या स्नायूंना व्यायाम होतो. कंबर, नितंब, मांड्या, गुडघे, पोटरीच्या स्नायूंमध्ये शक्ती येते. सुलभ प्रसूती होण्यामध्ये याचा फायदा होतो. गर्भावस्थेच्या सुरुवातीच्या तीन महिन्यांच्या कालावधीत हे आसन करू शकता. ही आसनपद्धती पुढीलप्रमाणे -

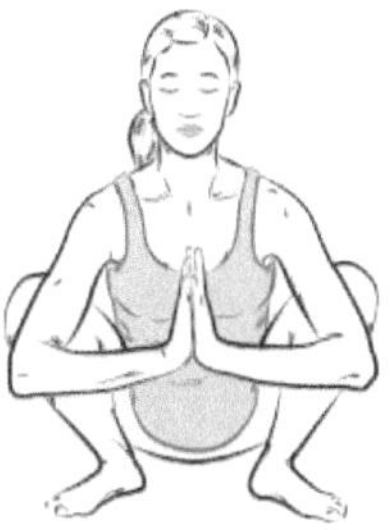

अ. सुखासनात बसा. दोन्ही पाय सरळ ठेवून त्यात ४ सें.मी. अंतर ठेवा.

ब. हाताचे तळवे जमिनीवर ठेवून पाय गुडघ्यात वाकवा.

क. हात नमस्काराच्या स्थितीत आणून हळूहळू श्वास घ्या.

ड. नंतर उलट्या क्रमाने पुन्हा सुखासनात या.

चौथ्या महिन्यापासून हे आसन अशा प्रकारे करा -

अ. आधार घेऊन उभे राहा.

ब. दोन्ही पायात २० ते २५ सेंमी चे अंतर ठेवा.

क. श्वास सोडत पुन्हा मूळ स्थितीमध्ये या.

मेरुतरंग : या आसनामुळे प्रसूतीच्या वेळी पाठीवर येणारा ताण सहन करण्याची शक्ती

वाढते, स्नायूंचे आकुंचन-प्रसरण चांगले होते. हे आसन गर्भावस्थेच्या चौथ्या महिन्यापासून करता येते.

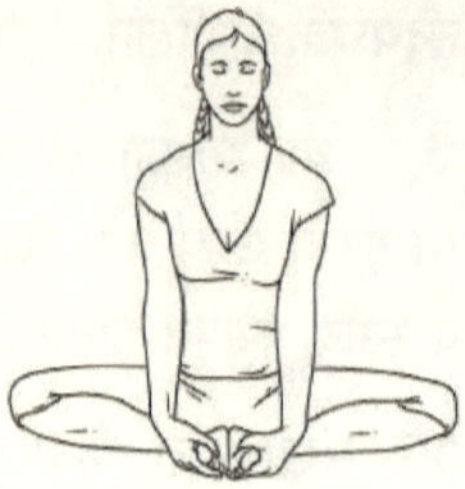

अ. सुखासनात बसा.

ब. दोन्ही पायांचे घोटे हातांनी घट्ट पकडा.

क. दोन्ही हातांचे अंगठे वरच्या दिशेला बाकी बोटे जमिनीला टेकवा.

ड. पाठीच्या कण्याच्या खालच्या भागाकडे लक्ष देऊन श्वास घ्या.

श्वास सोडताना तो सैल सोडा. या आसनात पाठीचा कणा थोडा वाकवा. श्वास घेत पाठ सरळ करा. हातांनी घोटे पकडल्यामुळे व मान ताठ ठेवून कमरेच्या स्नायूंचे आकुंचन प्रसरण केल्याने फक्त कमरेच्या खालच्या भागाला व्यायाम मिळतो.

मार्जारासन : जमिनीवर हाताचे पंजे व गुडघे टेकवून मांजरासारखी स्थिती घ्या.

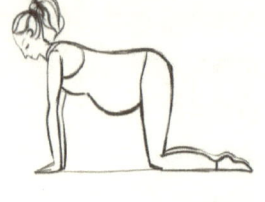

* दोन्ही हात व पाय स्थिर ठेवून मान मागे झुकवा.
* श्वास घेत पाठ तिरकी करा.
* श्वास सोडत हनुवटी छातीजवळ आणा व पाठीच्या कण्याला वरच्या दिशेने उंच करून बाक आणा.
* या मुद्रेत काही वेळ स्थिर राहून नंतर पूर्वस्थितीत या. हीच क्रिया पुन्हा करा.
* थोडा वेळ विश्रांती घेऊन पुन्हा करा.

या व्यायामामुळे कंबर व नितंबाचे स्नायु मजबूत होतात. गर्भावस्थेत होणाऱ्या पाठीच्या दुखण्यात आराम मिळतो. प्रसूतीमध्ये मदत होते व प्रसूती सुलभ होते.

हलके व्यायाम – स्ट्रेचिंग: पाठीवर झोपा.

क्रिया १ – श्वास घेऊन पाय बाहेरील बाजूने जमिनीच्या दिशेने खेचा. श्वास सोडून पुन्हा पाय सरळ ठेवा.

क्रिया २ – दोन्ही पायांचे घोटे घड्याळाच्या दिशेने व घड्याळाच्या विरुद्ध दिशेने फिरवा. त्याचबरोबर हाताची मनगटेही तशाच पद्धतीने फिरवा.

क्रिया ३ – हात वरच्या दिशेने व पाय खालच्या दिशेने (म्हणजे जणूकाही कोणी

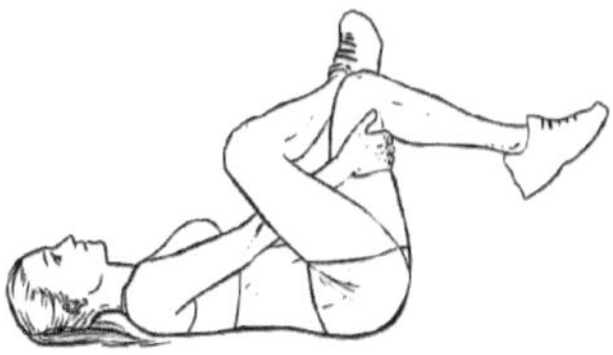

तुम्हाला दोन्ही बाजूने खेचत आहे) खेचा. श्वास सोडा व शांतपणे पडून राहा.

क्रिया ४ – एक पाय दुमडून गुडघा पोटाच्या दिशेने आणा. श्वास सोडून सरळ करा.

क्रिया ५ – दोन्ही गुडघे दुमडून पोटाच्या दिशेने आणा. श्वास सोडून सरळ करा.

क्रिया ६ – ही क्रिया उभे राहून करा. दोन्ही पायात १०-१२ सेंमीचे अंतर ठेवा. पाठीच्या बाजूने दोन्ही हातांची बोटे मिळवा. श्वास सोडून मागच्या बाजूने हात खेचा. श्वास घेऊन पूर्वस्थितीत या. स्ट्रेचिंगमुळे रक्ताभिसरण वाढते व स्नायू मजबूत होतात.

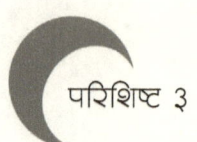

परिशिष्ट ३

गर्भसंस्कार - चिकित्सा

प्रसूतीमध्ये चार टप्पे असतात.

१. गर्भावस्थेपूर्वी

२. गर्भावस्थेत असताना- ज्याला प्रसवपूर्वकाळ असेही म्हणतात.

३. प्रसूतीच्या वेळी

४. प्रसूतीनंतर

१. गर्भधारणेपूर्वी

बाळ जन्माला घालण्याचे ठरवल्यानंतर सुरुवातीला डॉक्टर किंवा स्त्रीरोगतज्ज्ञांना दाखवावे. डॉक्टर खालील माहिती विचारतात व त्यानुसार सल्ले देतात.

a- गर्भवती स्त्रीला जर एखादा आजार असेल तर तो जाणून सर्व माहिती गोळा करणे, ज्यामुळे गर्भावस्थेवर परिणाम होऊ शकतो.

b- स्त्रीच्या मासिक पाळी संदर्भात जाणून घेणे.

c- स्त्रीची शारीरीक तपासणी, वजन, रक्तदाब इ. तपासणे

d- हिमोग्लोबीन, रक्तशर्करा तसेच कॅल्शियमची शरीरातील मात्रा जाणून घेणे.

आवश्यकतेनुसार यावर उपचार केला जातो.

२. **गर्भावस्था सुरू असताना– प्रसवपूर्व कालावधी**

या अवस्थेला तिमाही (Trimester) म्हटले जाते. नऊ महिन्यांचा कालावधी तीन–तीन महिन्यात विभागला जातो.

अ) पहिली तिमाही- ०-३ महिने - ० ते १२ आठवडे

- स्त्रीची मासिक पाळी थांबली की त्यानंतर १० दिवसांनी गर्भावस्थेचे परीक्षण प्रयोगशाळेत करायला सांगितले जाते.
- गर्भावस्थेत सहा आठवड्यानंतर अल्ट्रा सोनोग्राफीद्वारा तपासणी करून गर्भधारणा झाल्याचे निश्चित होते. त्यासाठी डॉक्टरांना भेटावे.
- डॉक्टर गर्भवतीला तीन महिने फोलीक ॲसिडच्या गोळ्या घ्यायला सांगतात. तसेच उलट्या, मळमळ यांसारख्या त्रासांवर औषध दिले जाते.

ब) दुसरी तिमाही (सेकंड ट्रायमेस्टर) ३-६ महिने - १३ ते १८ आठवडे. या अवधीत गर्भवतीची नियमित तपासणी, वजन व रक्तदाब मोजण्यासाठी डॉक्टरांकडे जावे लागते.

१८ ते २० या आठवड्यांमध्ये भ्रूण (Foetus) सामान्य आहे ना, हे पाहण्यासाठी सोनोग्राफी करणे आवश्यक असते.

त्याचबरोबर आयर्न, कॅल्शियम, प्रोटीन पावडर घ्यायला हवी.

क) तिसरी तिमाही ७ - ९ महिने- २९ ते ४० आठवडे. ७ ते ८ महिना सुरू असताना गर्भवतीने दर १५ दिवसांनी व ९वा महिना लागल्यावर दर आठवड्यात डॉक्टरांकडे तपासणीसाठी जाणे आवश्यक आहे. त्यामुळे नियमित तपासणी, वजन, रक्तदाब, गर्भस्थ शिशूच्या हृदयाचे ठोके यांची तपासणी केली जाते.

त्याचबरोबरीने गर्भस्थ बाळाच्या हालचालींवर पूर्णपणे लक्ष देण्याचा सल्ला दिला जातो.

सर्व प्रकारच्या तपासण्या, ३६ आठवड्यानंतर सोनोग्राफी केली जाते. गर्भावस्थेत डॉक्टर स्त्रीला सल्ले देतात -

१) प्रसवपूर्व व्यायाम करणे

२) संतुलित आहार घेणे

३) चालण्याचा व्यायाम करणे.

४) सैलसर, सुती कपडे वापरणे.

५) स्वतःला आनंदी ठेवा, ध्यान करा.

३. प्रसूतीपूर्व काळात डॉक्टरांशी कधी संपर्क करायचा हे महत्त्वाचे आहे.

a) वाढणाऱ्या प्रसूतीकळा

b) पाण्याची पिशवी फाटली तर

c) रक्तस्राव होत असल्यास

d) गर्भस्थ बाळाची हालचाल कमी झाली आहे असे वाटल्यास दवाखान्यात दाखल झाल्यानंतर डॉक्टरांनी दिलेल्या सूचनांचे पालन करा.

४. प्रसूतीनंतर

प्रसूतीनंतरच्या ४ ते ६ आठवडे या कालावधीस प्रसवोत्तर अवधी म्हटले जाते. सूचना -

a) मुलाला योग्य पद्धतीने स्तनपान देणे.

b) आवश्यकतेनुसार लहान मुलांच्या तज्ज डॉक्टरांना दाखवणे.

c) एक महिना आयर्न कॅल्शियम घेणे.

वरील ४ टप्प्यांमध्ये गर्भवतीचे लक्ष स्वतःकडे, बाळाकडे व डॉक्टरांच्या सूचनेकडे असायला हवे. इतरांचे सल्ले किंवा इंटरनेटवर उपलब्ध असणारी माहिती ऐकू नका. कारण त्यामुळे भ्रमित होण्याची शक्यता वाढते.

प्रसूतीकाळात पतीचे योगदान :

जर पतीला प्रसूतीकाळात पत्नीबरोबर राहायचे असेल तर त्यासाठी त्याने प्रसूतीपूर्व व्यायाम क्लासमध्ये प्रवेश घेऊन तिथे काही गोष्टी शिकून घ्यायला हव्यात, समजून घ्यायला हव्यात.

१) प्रसवपूर्व व्यायाम क्लास- प्रसूतीमध्ये पतीने पत्नीला आधार देणे आवश्यक

आहे. या क्लासमध्ये पती काही सैद्धांतिक भाग व नियम शिकतो. त्याचबरोबर इथे शरीररचनाशास्त्र (Anatony) व शरीरक्रियाशास्त्र (Physiology) याचे ज्ञान दिले जाते.

२) प्रसूतीकाळ - जर पतीने प्रसवपूर्व व्यायाम क्लासमध्ये जाऊन प्रशिक्षण घेतले असेल तर त्याला प्रसूतीकाळात पत्नीबरोबर राहण्यास परवानगी दिली जाते.

३) वेळेची मर्यादा- प्रसूतीकळा येण्यास सुरुवात झाल्यापासून प्रसूती होईपर्यंतचा अवधी २ तास ते २० तासापर्यंत असू शकतो. हे निर्धारित करता येत नाही. या कालावधीत पती पत्नीबरोबर राहून तिला मानसिक दृष्ट्या आधार देऊ शकतो.

४) प्रसववेदना- प्रसववेदना सुरू असताना गर्भवतीस आरामदायक स्थितीत राहण्यास सांगितले जाते तसेच तिचे लक्ष दुसरीकडे वळवले जाते. अशा वेळी पतीची मदत होऊ शकते. अंतरा-अंतराने येणाऱ्या प्रसुतीकळा सहन करण्यासाठी पती तिला मानसिक आधार देऊ शकतो.

५) प्रसूतिपीडा होत असताना - पत्ती शारीरिक दृष्ट्या पत्नीच्या पाठीला आधार देऊ शकतो किंवा पाठीला मालीश करू शकतो. वास्तविक अशा अवस्थेत पत्नीबरोबर पतीने उपस्थित राहणे हाच मोठा आधार असतो.

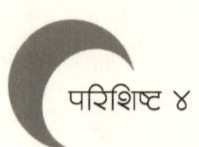

परिशिष्ट ४

गर्भावस्थेतील आहार

गर्भावस्था हा स्त्रीच्या आयुष्यातील अनोखा प्रवास असतो. गर्भावस्थेपूर्वी व गर्भावस्थेत पुरेसे पोषण आवश्यक असते. आई व बाळ यांच्यावर त्याचा प्रभाव पडतो.

गर्भात वाढणाऱ्या बाळाच्या विकासासाठी अनेक पोषकतत्त्वांची आवश्यकता असते. आईकडून ती त्याला मिळतात. त्यासाठी गर्भवती स्त्रीच्या आहारात सर्व पोषकतत्त्वांचा समावेश असायला हवा.

संतुलित आहारामध्ये पुरेशा प्रमाणात धान्ये, कडधान्ये, दूध व दुधाचे पदार्थ, हिरव्या पालेभाज्या, फळभाज्या, फळे यांचा समावेश असतो.

गर्भावस्थेत स्त्रीच्या शरीरात अनेक बदल घडतात. त्यासाठी आहाराकडे लक्ष देणे आवश्यक ठरते. यामध्ये स्त्रियांना एक प्रश्न नेहमी भेडसावतो, की काय आणि किती खायचे? आज आपण याविषयी बोलणार आहोत.

सर्वांत आधी हे लक्षात घेतले पाहीजे, की गर्भावस्थेत पोषक तत्त्वांची गरज आधीपेक्षा जास्त वाढते व गर्भावस्थेच्या प्रत्येक टप्प्यात ती वेगवेगळी असते. जस-जसे महिने बदलतात, तसतशी ऊर्जेची जास्त गरज भासू लागते.

गर्भवतीने दिवसाला ३०० अतिरिक्त कॅलरीज घेतल्या पाहिजेत. आहारात दोन पोळ्या व एक वाटी वरण वाढवून ती गरज भागवता येते.

गर्भावस्थेमध्ये प्रोटीन, व्हिटामिन, खनिज, लोह व इतर बाळाच्या स्वास्थ्यासाठी व वाढीसाठी आवश्यक तत्त्वे महत्त्वाची भूमिका निभावतात. यांचे कार्य व स्रोत याविषयी जाणून घेऊ.

१. **प्रोटीन** : गर्भावस्थेत प्रोटीनची गरज वाढते. प्रोटीन शरीराला ऊर्जा देते, त्याचबरोबर हाडे, स्नायू व त्वचा तयार करण्यास मदत करते. हे शरीराच्या विकासासाठी व रक्षणासाठीही आवश्यक असते. त्यामुळे गर्भावस्था निरोगी राहते. तसेच गर्भस्थ बाळाची वाढ योग्य पद्धतीने होते. गर्भवतीला २२ ग्रॅम जास्त प्रोटीनची गरज असते. याची गरज आहारातून, दूध व दुधापासून बनवलेले दही, पनीर यांच्या सेवनाने भागवता येते. मांसाहारात अंडी, मासे, चिकन यांचा समावेश केला जाऊ शकतो.

२. **फॉलिक ॲसीड** : फॉलिक ॲसिड रक्त तयार होण्यासाठी व पेशींच्या वाढीसाठी आवश्यक असते. गर्भस्थ बाळाची वाढ होण्यासाठी तसेच काही जन्म जात दोष रोखण्यासाठी गर्भावस्थेच्या पहिल्या आठवड्यात याची जास्त गरज असते. गर्भावस्थेच्या पहिल्या तीन महिन्यांत फॉलिक ॲसिडची मात्रा जास्त घेण्यास सांगितले जाते. गर्भ धारण करण्याचा विचार करणाऱ्या स्त्रियांसाठीसुद्धा फॉलिक ॲसिडची जास्त मात्रा घेण्याचा सल्ला दिला जातो.

३. **आयोडीन** : गर्भस्थ बाळाच्या मेंदूच्या वाढीसाठी व विकासासाठी पुरेशा मात्रेत आयोडीन सेवन करणे आवश्यक असते. वास्तविक मासे, सी फूड, दूध यांमध्ये आयोडीन असते, परंतु गर्भावस्थेतील जास्त गरज हे अन्न पूर्ण करू शकत नाही. प्रसूतीपूर्वी व्हिटॅमीन, मिनरल्स व पोषक तत्त्वांचा खुराक वाढवला पाहिजे.

४. **व्हिटॅमीन डी** : शरीराद्वारे कॅल्शियम शोषून हाडे तयार करण्यासाठी व्हिटॅमीन डीची आवश्यकता असते. तेलयुक्त मासे, अंडी, दूध यांच्यात व्हिटॅमीन डीची मात्रा सीमित असते. उन्हामुळे त्वचेत व्हिटॅमीन डी तयार होते. ज्या स्त्रिया आपल्या शरीराचा भाग कपड्यांनी झाकून टाकतात किंवा जास्त काळ घरात राहतात, त्यांच्या शरीरात व्हिटॅमीन डीची मात्रा कमी असण्याचा धोका अधिक असतो. याचा परिणाम बाळाच्या हाडांच्या वाढीवर होऊ शकतो. यासाठी डॉक्टरांच्या सल्ल्याने औषधे घेणे आवश्यक असते.

५. **लोह (आयर्न)** : महिलांना विशेषतः गर्भवती महिलांना याची दुप्पट गरज असते. लाल रक्तपेशी वाढण्यासाठी याची आवश्यकता असते. आयर्नची मात्रा कमी झाली की ॲनिमियाचा धोका उद्‍भवतो, जो गर्भवती स्त्री व बाळ दोघांसाठी धोकादायक असतो.

६. **कॅल्शियम** : गर्भस्थ शिशूच्या विकसित होणाऱ्या दातांसाठी व हाडांसाठी कॅल्शियम आवश्यक असते. त्याचबरोबर स्नायू, हृदय व नसांच्या स्वास्थ्यासाठी हे आवश्यक असते. गर्भावस्थेत आईने पुरेशा प्रमाणात कॅल्शियम घेतले नाही तर आईच्या शरीरातील कॅल्शियम मुलाला मिळते व नंतर आईची हाडे कमकुवत होण्याचा धोका निर्माण होतो.

७. **ओमेगा ३ फॅटी ॲसिड :** गर्भावस्थेत ओमेगा ३ फॅटी ॲसिडचे सेवनाने वेळपूर्व प्रसूतीचा धोका कमी होतो. गर्भावस्थेचा कालावधी ३८ ते ४२ आठवडे असतो. वेळेपूर्वी प्रसूती झाल्यास बाळाच्या आरोग्यावर परिणाम होतो. ओमेगा ३ फॅटी ॲसिड बाळाच्या मेंदूच्या व डोळ्यांच्या वाढीसाठी आवश्यक असते. त्याचबरोबर ते आई व मुलाची प्रतिकारक क्षमता वाढवण्यास कारणीभूत असते. याच्या सेवनाने गर्भपाताचा धोका टळतो. जवस, अक्रोड व मोहरीचे तेल यामध्ये ओमेगा ३ फॅटी ॲसिड असते.

आता जाणून घेऊ, की दैनंदिन जीवनात वेगवेगळे अन्नपदार्थ आपल्या आहारात कसे समाविष्ट करायचे व कोणती सावधगिरी बाळगायची –

१. थोड्या प्रमाणात पण अनेक वेळा जेवण करा. उपवास करू नका, उपाशी राहू नका. गर्भावस्थेत पुरेशा प्रमाणात कॅलरीज घ्या. त्या पुरेशा प्रमाणात मिळत आहेत ना हे तपासा. कारण याचा उपयोग पुढे स्तनपानामध्ये होतो.

२. धान्य- अतिरिक्त ऊर्जेची आवश्यकता पूर्ण करण्यासाठी दररोज याची मात्रा दुप्पट करा.

३. प्रोटीनयुक्त आहारः दूध व दुधाचे पदार्थ खा. उदाहरणार्थ, दही, पनीर, चीज आवश्यक प्रमाणात खा. त्याचबरोबर वेगवेगळी कडधान्ये, फुटाणे, शेंगदाणे, सुका मेवा (बदाम, अक्रोड, मखाणा) यांचा रोजच्या आहारात समावेश करा. धान्य व डाळी यांच्या एकत्रित सेवनाने प्रोटीनची वाढती गरज भागवता येते. दिवसभरातून कमीत-कमी दोन वेळा डाळींचा समावेश आपल्या आहारात

करा. सोयाबीनमध्ये प्रोटीनचे प्रमाण जास्त असते. यापासून बनवलेले दूध व पनीर यामध्ये भरपूर प्रमाणात प्रोटीन असते.

मांसाहारातून चांगल्या प्रमाणात प्रोटीन मिळते. चिकन, अंडी, मटण व मासे हे प्रोटीनचा स्रोत आहेत.

४. तुमच्या आहारात भरपूर प्रमाणात कॅल्शियम असावे. गर्भावस्थेत हाडांमध्ये कमकुवतपणा (osteomalasia) येऊ नये, यासाठी कमीत-कमी ३ ग्लास दूध पिणे आवश्यक आहे. शरीराची रोजची कॅल्शियम गरज दूध, चीज, दही, ब्रोकोली, सोयाबीन, हिरव्या पालेभाज्या, तीळ, किसमिस, टोफू इत्यादी पदार्थांच्या सेवनाने भागवली जाते.

५. गर्भावस्थेत ॲनिमिया होऊ नये यासाठी लोहयुक्त आहाराचे सेवन करायला हवे म्हणजे बाळाचीही आयर्नची गरज भागते. हिरव्या पालेभाज्या, वेगवेगळी फळे, सुका मेवा यामध्ये लोह असते. मांस, अंडी, मासे यामध्ये आयर्न भरपूर मात्रेत उपलब्ध असते.

शाकाहारी अन्नपदार्थात त्यामानाने कमी प्रमाणात आयर्न असते. मांसाहार घेतल्याने त्याची कमतरता पूर्ण करता येते. व्हिटॅमीन सीयुक्त फळे. उदाहरणार्थ, आवळा, पेरु, संत्री, मोसंबी, डाळिंब इत्यादी, लोहाचे शोषण करण्यास मदत करतात. हिरव्या पालेभाज्यांमध्येही लोह भरपूर प्रमाणात असते. जेवताना किंवा जेवणानंतर लगेचच चहा, कॉफी पिऊ नये, कारण या पेयांमुळे लोहाचे शोषण होण्यास अडथळा निर्माण होतो. गर्भावस्थेत आयर्न व कॅल्शियम यांची पूरक मात्रा घेण्याची आवश्यकता असते. डॉक्टरांच्या सल्ल्यानुसार ती अवश्य घ्यावी.

६. आहारात तंतुमय पदार्थाचा समावेश असावा. त्यामुळे पोट साफ होते. सामान्यपणे गर्भावस्थेत पोट साफ न होण्याची तक्रार उद्भवते. त्यामुळे दिवसभरातील आहारात ५-६ भाज्या व ताजी फळे यांचा समावेश असावा.

७. आहारात पुरेशा प्रमाणात मिठाचीही आवश्यकता असते. जर शरीरावर किंवा पायावर सूज येत असेल तर मिठाचे सेवन कमी प्रमाणात करा.

८. दिवसभरात भरपूर पाणी प्या, म्हणजे आतड्यांचे कार्य व्यवस्थित सुरू राहील. पाणी किंवा पातळ पदार्थ भोजनापूर्वी किंवा भोजनानंतर घ्या. भोजन करताना नको.

९. चहा कॉफी जास्त प्रमाणात घेऊ नका. थंड शीतपेये घेऊ नका.

१०. उलटी, नॉशिया, गॅस यांसारखे त्रास होत असतील तर तेला-तुपात तळलेले, तिखट, मसालेदार पदार्थ खाण्याचे टाळा.

११. गर्भावस्थेत वजन कमी करण्याचा सल्ला देत नाही कारण याचा परिणाम बाळाच्या वाढीवर होतो.

गर्भवतीच्या आहारात कोणकोणत्या पदार्थाचा समावेश असावा, याचे काही पर्याय खाली दिले आहेत.

सकाळची न्याहरी- पोहे, उपमा, डाळ-पराठा, मेथी ठेपला, ओट्स, दलिया, इडली, डोसा, उत्तप्पा, ब्रेड सँडविच, पनीर पराठा, व्हिटफ्लेक्स +दूध+ ड्रायफ्रुटस्+ रागी (नाचणी) पॅनकेक, मिश्र पिठांचे थालीपीठ इत्यादी. दुपारचे व रात्रीचे जेवण - फुलके, पोळी, ज्वारी/बाजरीची भाकरी, नाचणीची भाकरी, भात, पुलाव, खिचडी, मोड आलेल्या कडधान्यांची बिर्याणी, दलिया, खिचडी+ मोड आलेली कडधान्ये इत्यादी. संध्याकाळचा आहार-१ कप दूध + खाकरा / मुरमुरे / चिवडा/ फुटाणे इत्यादी.

रात्रीचे जेवण दुपारच्या जेवणासारखे असावे. रात्री झोपताना एक कप दूध प्या.

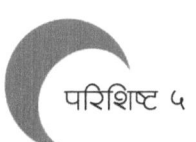

परिशिष्ट ५

रिसर्च सर्वेक्षण अहवाल

१०० गर्भवती महिलांपैकी ३९ % महिलांना गर्भसंस्काराच्या बाबतीत थोडी-फार माहिती होती. यांपैकी ४०% माहिती परिवारातील ज्येष्ठ सदस्यांकडून अथवा पुस्तकातून मिळाली. बाकी ६१% गर्भवती स्त्रियांना या गोष्टींबद्दल काही माहिती नव्हती.

जवळजवळ ३५% गर्भवती स्त्रियांनी गर्भसंस्कारावर विश्वास दर्शवला आहे व त्याच्या सकारात्मक परिणामांशी त्या सहमत आहेत. त्यांच्या मान्यतेनुसार गर्भसंस्काराच्या विविध पद्धतींमध्ये उदाहरणार्थ, जप (९%), दिव्य संगीत / भजन-कीर्तन (२२%), मंत्राचा जप (८%), होम-हवन, पूजा (२%) यांचा समावेश आहे.

वास्तविक या पद्धती गर्भसंस्कारांचा एक लहानसा भाग आहेत. त्या इतक्या प्रभावी नाहीत कारण गर्भस्थ बाळाला समोर ठेवून याचा अभ्यास केला गेला नाही.

जवळ-जवळ ६०% गर्भवती स्त्रियांना याबद्दल माहीत नाही. आधुनिक शिक्षण, व्यवसाय यामुळे मिळणारा अपुरा वेळ हे यामागचे कारण असू शकते.

गर्भसंस्कारांच्या पद्धतींचा गर्भस्थ शिशूवर परिणाम होतो. वैज्ञानिक याचे

समर्थन करतात. आधुनिक अभ्यासाद्वारे हे सिद्ध झाले आहे, की गर्भस्थ बाळ बाह्य उत्तेजनेवर (Stimulus) आपली प्रतिक्रिया (response) देते.

वास्तविक आईच्या विचारांमुळे सक्रिय झालेले हार्मोनल स्राव गर्भस्थ बाळावर परिणाम घडवून आणतात.

पारंपरिक रूपात असे मानले जाते, की मुलाचा मानसिक व भावनिक विकास गर्भातच सुरू होतो. कारण गर्भकाळात बाळ आईच्या भावनिक स्थितीमुळे प्रभावित होऊ शकतो. गर्भसंस्काराने आई शारीरिक व मानसिक दृष्ट्या सकारात्मक राहते.

आधुनिक प्रसवपूर्व (modern Pre-natal) प्रथांपैकी खाली काही प्रथा सांगितल्या आहेत.

आत्मसूचना व संमोहन :

ही ध्यानाची एक अशी पद्धत आहे, ज्यामध्ये मनाला एक सकारात्मक विचार दिला जातो व ज्याच्या वारंवार उच्चारणाने तो वास्तवात येतो.

रंगचिकित्सा :

यांमध्ये मनाचे संतुलन राखण्यासाठी रंग व प्रकाशाचा उपयोग केला जातो. काही रंग मनःस्थिती चांगली करतात व मनावर सकारात्मक परिणाम घडवून आणतात.

अरोमा थेरपी :

या चिकित्सापद्धतीत घ्राणशक्तीचा म्हणजे वास घेण्याच्या शक्तीचा उपयोग केला जातो. त्यामुळे इंद्रियांची शक्ती तीव्र होते. त्याचबरोबर शरीर व मन शांत होते. इसेंशियल ऑईल व इतर सुगंधित पदार्थांचा वापर करून गर्भवतीला तणावमुक्त करण्यासाठी याचा उपयोग केला जातो.

गर्भसंस्कारांचा दिशा निर्देश :

आयुर्वेदानुसार गर्भसंस्कार निरोगी मुलाला जन्म देणाऱ्या सर्वोत्तम पद्धतींपैकी एक आहे. हे विशेषकरून गर्भवतींसाठी आहे. त्यामुळे तिचे शारीरिक व मानसिक स्वास्थ्य चांगले राहते.

स्वास्थ्य देणाऱ्या आहाराची सवय :

आहारव्यवस्था ही गर्भावस्थेतील अनिवार्य गोष्ट आहे. कारण बाळाची वाढ

आईचे स्वास्थ्य व पोषण यावर अवलंबून असते. आयुर्वेदानुसार गर्भावस्थेत व्हिटॅमीन व खनिजयुक्त संतुलित आहार घेण्याचा सल्ला दिला जातो. आहारात कॅल्शियम, फोलिक ॲसिड, आयर्न यांची संतुलित मात्रा असावी. ताजे, पोषक तत्त्वांनी युक्त असे सात्त्विक जेवण असावे. गर्भवतीच्या आहारात गोड, खारट, तिखट, कडू व आंबट अशा सर्व चवींचा समावेश असावा.

प्राणायम व ध्यान याबरोबरीने हलका-फुलका व्यायाम सराव :

हलका-फुलका व्यायाम केल्याने लवचीकपणा वाढतो. रक्ताभिसरण सुधारते व गर्भावस्थेत जाणवणारी पाठदुखी कमी होते. प्राणायाम व श्वासोच्छवासाच्या व्यायामाने शरीर शांत राहते व शरीराला आराम मिळतो. त्याबरोबर प्रसूतीवेळी श्वासांवर नियंत्रण करण्याच्या हेतूने गर्भवतीला तयार केले जाते. विशिष्ट गर्भ संस्कार, योग, आसन, कमीत-कमी प्रसवपीडेबरोबर सुलभ प्रसूती होण्याची शक्यता वाढवतात.

ध्यान, गर्भसंस्काराचा महत्त्वाचा पैलू आहे. शरीरासाठी ध्यान आवश्यक असून ते मनाला तणावातून मुक्त करते. ते मनाला 'शून्य अवस्थेत' घेऊन जाते व त्यामुळे असीम शांतीचा अनुभव येतो. त्याचबरोबर एकाग्रता वाढते. ध्यान करताना येणाऱ्या बाळाची सुंदर कल्पना करण्याने व सकारात्मक विचार करण्यामुळे मुलाशी जास्त जवळीक जाणवते. तुमच्या व मुलाच्या मदतीसाठी ही खूप चांगली पद्धत आहे.

या दोन मुख्य प्रथांबरोबरीने इतर काही पद्धतींचा अवलंबही करता येतो. त्यामध्ये प्रार्थना करणे, मनाला प्रसन्न वाटणारे व शांत करणारे संगीत ऐकणे, आध्यात्मिक पुस्तके वाचणे यांचा समावेश करता येतो.

मन शांत, आनंदी ठेवणे तसेच स्वतःला सक्रिय ठेवणे, या सर्व गोष्टी गर्भवतीला गर्भावस्थेच्या काळात फायदेशीर ठरतात.

○ ○ ○

हे पुस्तक वाचल्यानंतर आपला अभिप्राय *books.feedback@tejgyan.org* कृपया या पत्त्यावर अवश्य पाठवा.

सरश्री - अल्प परिचय

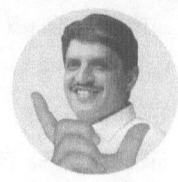

स्वीकार मुद्रा

सरश्रींचा आध्यात्मिक शोधाचा प्रवास त्यांच्या बालपणापासूनच सुरू झाला होता. हा शोध सुरू असतानाच त्यांनी अनेक प्रकारच्या पुस्तकांचं अध्ययन केलं. त्याचबरोबर या शोधकाळात त्यांनी अनेक ध्यानपद्धतींचा अभ्यासही केला. त्यांच्यातील या जिज्ञासेने त्यांना अनेक वैचारिक आणि शैक्षणिक संस्थांमध्ये जाण्यासाठी प्रेरित केलं. जीवनाचं रहस्य समजण्यासाठी त्यांनी **प्रदीर्घ काळ मनन करून आपलं शोधकार्य सातत्याने सुरू ठेवलं. या शोधातूनच त्यांना 'आत्मबोध'** प्राप्त झाला. आत्मसाक्षात्कारानंतर त्यांना जाणवलं, की **अध्यात्माचा प्रत्येक मार्ग ज्या शृंखलेने जोडलेला आहे, तो म्हणजे 'समज'** (Understanding). आत्मबोधप्राप्तीनंतर त्यांनी अध्यापनाचं कार्य थांबवलं आणि जवळ जवळ दोन दशकांहूनही अधिक काळ आपलं समस्त जीवन मानवजातीच्या कल्याणासाठी आणि आध्यात्मिक विकासासाठी अर्पण केलं.

सरश्री म्हणतात, ''सत्यप्राप्तीच्या सर्व मार्गांचा प्रारंभ जरी वेगवेगळ्या मार्गांनी होत असला, तरी सर्वांचा अंत मात्र एकच समज प्राप्त केल्याने होतो. ही **'समज'च सर्व काही असून ती स्वतःमध्ये परिपूर्ण आहे.** आध्यात्मिक ज्ञानप्राप्तीसाठी या 'समजे'चं श्रवणच पुरेसं आहे.'' ही समज प्रकाशमान करण्यासाठी आजपर्यंत त्यांनी आध्यात्मिक विषयांवर **तीन हजारांहून अधिक प्रवचनं दिली आहेत.** या प्रवचनांद्वारे ते अध्यात्मातील अतिशय गहन संकल्पना सहज, सुलभ आणि व्यावहारिक भाषेत समजावून सांगतात. समाजातील प्रत्येक स्तरावरील मनुष्य सरश्रींद्वारे सांगितल्या जाणाऱ्या या समजेचा लाभ घेऊ शकतो. त्यासाठी कोणत्याही धर्म, जात, उपजात, वर्ण, पंथ वा लिंग यांचं बंधन नसतं. विश्वाच्या प्रत्येक कानाकोपऱ्यांतील लोक आज 'तेजज्ञान'च्या अनोख्या ज्ञानप्रणालीचा लाभ घेत आहेत. याच व्यवस्थेचा आणखी एक महत्त्वपूर्ण भाग म्हणजे, **दररोज सकाळी आणि रात्री ९ वाजून ९ मिनिटांनी लाखो लोक विश्वशांतीसाठी प्रार्थना करत आहेत.**

सरश्री – अल्प परिचय

सरश्री तेजज्ञान
यूट्यूब चैनल

तेजज्ञान फाउंडेशन - परिचय

तेजज्ञान फाउंडेशन आत्मविकासातून आत्मसाक्षात्कार प्राप्त करण्याचा एक मार्ग आहे. यासाठी सरश्रींद्वारा एक अनोखी बोधप्रणाली (System for Wisdom) निर्माण झाली आहे. या प्रणालीला आंतरराष्ट्रीय प्रमाणपत्राद्वारे ISO 9001:2015च्या आवश्यकतेनुसार आणि निकष पडताळून सरळ, व्यावहारिक आणि प्रभावी बनवलं गेलं आहे.

या संस्थेच्या प्रबोधनपद्धतीच्या भिन्न पैलूंना (शिक्षण, निरीक्षण आणि गुणवत्ता) स्वतंत्र गुणवत्ता परीक्षकांद्वारे (Quality Auditors) क्रमबद्ध पद्धतीने पडताळलं गेलं. त्यानंतर या पैलूंना ISO 9001:2015 साठी पात्र समजून या बोधपद्धतीला हे प्रमाणपत्र प्रदान करण्यात आलं.

या फाउंडेशनचे लक्ष्य आहे नकारात्मक विचारांकडून सकारात्मक विचारांकडे वाटचाल. सकारात्मक विचारांकडून शुभ विचारांकडे म्हणजे हॅपी थॉट्सकडे प्रगती. शुभ विचारांकडून निर्विचार अवस्थेकडे मार्गक्रमण आणि निर्विचार अवस्थेच्या अंती आत्मसाक्षात्कार प्राप्ती. 'मी सर्व विचारांपासून मुक्त व्हावे' हा विचार म्हणजे शुभ विचार (हॅपी थॉट्स). 'मी प्रत्येक इच्छेपासून मुक्त व्हावे', अशी इच्छा म्हणजे शुभ इच्छा.

आपल्याला असे ज्ञान हवे आहे, की जे सामान्य ज्ञानापलीकडे आहे, जे प्रत्येक समस्येवरील उत्तर आहे, जे प्रत्येक समजुतीपासून, गृहीत धारणांपासून आपल्याला मुक्त करते, ईश्वरी साक्षात्कार घडविते, अंतिम सत्यात स्थापित करते. आता वेळ आली आहे शाब्दिक, सामान्यज्ञानातून बाहेर येऊन तेजज्ञानाचा अनुभव घेण्याची!

तेजज्ञान फाउंडेशन - परिचय

हॅपी थॉट्स तेजज्ञान यूटयूब चैनल

महाआसमानी - अल्प परिचय

Self Delelopment to Self Realization

Towords Self Stabilizaion

तुम्हाला सर्वोच्च आनंद हवाय? असा आनंद, जो कोणत्याही बाह्य कारणावर अवलंबून नाही... जो प्रत्येक क्षणी वृद्धिंगत होतो. या जीवनात तुम्हाला प्रेम, विश्वास, शांती, समृद्धी आणि परमसंतुष्टी हवी आहे का? शारीरिक, मानसिक, सामाजिक, आर्थिक आणि आध्यात्मिक अशा आयुष्याच्या सर्व स्तरांवर यशस्वी होण्याची तुमची इच्छा आहे का? 'मी कोण आहे' हे तुम्हाला अनुभवाने जाणावंसं वाटतं का?

तुमच्या अंतर्यामी अशा सर्व प्रश्नांची उत्तरं जाणण्याची इच्छा आणि 'अंतिम सत्य' प्राप्त करण्याची तृष्णा असेल, तर तेजज्ञान फाउंडेशनतर्फे आयोजित 'महाआसमानी शिबिरा'त तुमचं स्वागत आहे. हे शिबिर सरश्रींच्या मार्गदर्शनावर आधारित आहे.

महाआसमानी परमज्ञान शिबिराचा उद्देश :

विश्वातील प्रत्येक मनुष्यानं 'मी कोण आहे', या प्रश्नाचं उत्तर जाणून तो सर्वोच्च आनंदाच्या अवस्थेत स्थापित व्हावा, हाच या शिबिराचा मुख्य उद्देश आहे. प्रत्येकाला असं ज्ञान प्राप्त व्हावं, जेणेकरून त्यानं प्रत्येक क्षणी वर्तमानात जगण्याची कला आत्मसात करावी. तो भूतकाळाचं ओझं आणि भविष्याची चिंता यांतून मुक्त व्हावा. प्रत्येकाच्या आयुष्यात कधीही न संपणारा आनंद आणि योग्य समज यावी. शिवाय, प्रत्येकानं समस्या विलीन करण्याची कला आत्मसात करावी. मनुष्यजन्माचा उद्देश सफल व्हावा.'मी कोण आहे? मी येथे का आहे? मोक्ष म्हणजे काय? या जन्मातच मोक्षप्राप्ती शक्य आहे का?' असे प्रश्न जर तुमच्या मनात असतील, तर त्यांवरील उत्तर आहे- 'महाआसमानी परमज्ञान शिबिर'.

महाआसमानी- अल्प परिचय

हैपी थॉट्स सरश्री (इंग्लिश) यूट्यूब चैनल

'सरश्रीं'द्वारा रचित पुस्तकांची माहिती

सरश्रींनी विविध विषयांवर १५० हून अधिक पुस्तकं लिहिली आहेत. त्यांपैकी 'विचार नियम', 'स्वसंवाद एक जादू', 'शोध स्वतःचा', 'स्वीकाराची जादू', 'निर्णय आणि जबाबदारी', 'निःशब्द संवाद एक जादू', 'संपूर्ण ध्यान' इत्यादी पुस्तकं बेस्ट सेलर झाली आहेत. ही पुस्तकं दहापेक्षा अधिक भाषांमध्ये अनुवादित असून, पेंगुइन बुक्स, हे हाउस पब्लिशर्स, जैको बुक्स, मंजुळ पब्लिशिंग हाउस, प्रभात प्रकाशन, राजपाल अँण्ड सन्स, पेंटागॉन प्रेस आणि सकाळ प्रकाशन इत्यादी प्रमुख प्रकाशन संस्थांद्वारे ती प्रकाशित झाली आहेत.

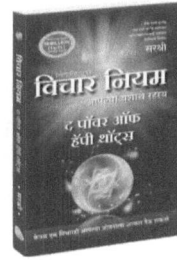

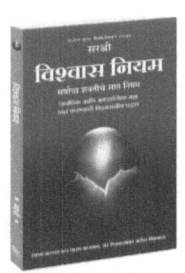

विचार नियम

आपल्या यशाचे रहस्य

विश्वास नियम

सर्वोच्च शक्तीचे सात नियम

पुस्तकं ऑर्डर करण्यासाठी लॉग इन करा

– www.gethappythoughts.org

पुस्तकांच्या अधिक माहितीसाठी संपर्क करा–

फोन नं.: 09011013210

तेजज्ञान फाउंडेशनच्या मुख्य शाखा

पुणे (रजिस्टर्ड ऑफिस) – विक्रांत कॉम्प्लेक्स, तपोवन मंदिराजवळ, पिंपरी, पुणे : ४११ ०१७. फोन : 020-27411240, 27412576

मनन आश्रम–सर्व्हे नं. ४३, सणस नगर, नांदोशी गांव,किरकटवाडी फाटा, तालुका हवेली, जि. पुणे: ४११०२४. फोन : 09921008060

- विश्व शांति प्रार्थना -

पृथ्वीवर शुभ्र प्रकाश (दिव्यशक्ती) येत आहे,
पृथ्वीतून सोनेरी प्रकाशाचा (चेतनेचा) उदय होत आहे.
विश्वातील सगळी नकारात्मकता दूर होत आहे.
सर्वजण प्रेम, आनंद आणि शांतीसाठी ग्रहणशील होत आहेत.

ही 'सामूदायिक अव्यक्तिगत प्रार्थना' तेजज्ञान फाउंडेशनचे सर्व सदस्य कित्येक वर्षांपासून सातत्याने करत आहेत. आनंदी लोकदेखील ही प्रार्थना करू शकतात. तसेच आजारी किंवा कोणत्याही समस्येमुळे त्रस्त असणारे लोकही ही प्रार्थना ग्रहण करून स्वास्थ्यलाभ घेऊ शकतात.

तुम्ही एखाद्या आजाराने वा समस्येने त्रस्त असाल, तर सकाळी अथवा रात्री ९ वाजून ९ मिनिटांनी ग्रहणशील होऊन शांत बसा. 'स्वास्थ्य आणि शांती यांचा शुभ्र प्रकाश प्रार्थना करणाऱ्या कित्येक लोकांद्वारे पृथ्वीवर येत आहे. त्या-चप्रमाणे तो माझ्यावरही कार्य करत आहे. जेणेकरून मी स्वस्थ आणि शांत होत आहे.' असं मनात म्हणा. त्यानंतर काही वेळ याच भावावस्थेत राहून सर्वांना धन्यवाद द्या आणि मगच उठा.

✷ **नम्र निवेदन** ✷

विश्वशांतीसाठी लाखो लोक दररोज सकाळी आणि रात्री ९:०९ मिनिटांनी वर दिलेली प्रार्थना करत आहेत. तसेच भारतीय वेळेनुसार दररोज सकाळी ६.१५, दुपारी ३.३० आणि रात्री ९.०० वाजता 'ध्यान प्रार्थना बीज' यूट्यूबच्या माध्यमातून प्रसारित केले जाते. कृपया आपणही यामध्ये सहभागी व्हा.

हॅपी थॉट्स परम ज्ञान
यूट्यूब चैनल

www.ingramcontent.com/pod-product-compliance
Lightning Source LLC
LaVergne TN
LVHW041709070526
838199LV00045B/1267
9789390607037